KB004101

YOGA
Anatomy
[요가 아나토미]

2015

YOGA ANATOMY / Leslie Kaminoff, Amy Matthews ; Illustrated by Sharon Ellis. – 2nd Edition.
Copyright ⓒ 2012, 2007 by The Breathe Trust
All rights reserved.

Korean Translation Copyright ⓒ 2015, 2011 by Prunsol Publishing Co.
The Korean language edition published by arrangement with
Human Kinetics Inc., Illinois, through Danny Hong Agency, Seoul.

이 책의 한국어판 저작권은 대니홍 에이전시를 통한 저작권사와 독점 계약으로 "푸른솔"에 있습니다.
신저작권법에 의해 한국 내에서 보호를 받는 저작물이므로 무단전재와 복제를 금합니다.

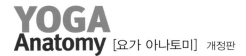

YOGA Anatomy [요가 아나토미] 개정판

2015년 4월 10일 1쇄 발행
2023년 1월 27일 6쇄 발행

저자 / 레슬리 카미노프·에이미 매튜스
역자 / 한유창·이종하·오재근

발행자 / 박흥주
발행처 / 도서출판 푸른솔
편집부 / 715-2493
영업부 / 704-2571
팩스 / 3273-4649
디자인 / 이산
주소 / 서울시 마포구 삼개로 20 근신빌딩 별관 302호
등록번호 / 제 1-825

값 / 24,000원

ISBN 978-89-93596-54-0 (93510)

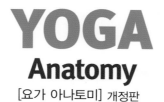

YOGA
Anatomy
[요가 아나토미] 개정판

해부학적으로 쉽게 배우는 요가

레슬리 카미노프·에이미 매튜스 지음
한규조·이종하·오재근 옮김
일러스트레이션: 샤론 엘리스

푸른솔

나의 스승님 데시카차르(T.K.V. Desikachar)께 내가 스스로 진리를 찾아야 한다고

변함없이 격려해주신 데 대해 감사의 마음으로 이 책을 헌정합니다.

나의 가장 큰 소망은 이 책으로 나에 대한 스승님의 신뢰가 옳았음이

입증될 수 있으면 하는 것입니다.

그리고 나의 철학 스승님 론 피사투로(Ron Pisaturo)께도 이 책을 헌정합니다.

스승님과의 수업은 결코 끝나지 않을 것입니다.

레슬리 카미노프

나와 인연이 있었던 모든 학생과 선생님께 감사드립니다...

특히 나의 학생, 선생님이자 친구였던 필립(Philip)에게.

에이미 매튜스

CONTENTS

머리말

《요가 아나토미》의 최신 개정 증보판에 머리말을 쓰게 되어 기쁘다. 가장 중요한 점은 이 개정판이 나의 동료이자 친구인 에이미 매튜스가 간직한 진정한 공저 의도를 정확히 반영한다는 것이다. 제1판에서 나는 에이미와 함께 한 작업을 내가 경험한 전문가로서의 관계 중에서도 가장 풍부하고 가장 보람 있는 관계의 하나라고 인정했다. 우리의 공저 작업 이래 수년이 흐른 이 시점에서 나는 앞의 말에서 '관계의 하나'를 '관계'라고 바꾼다. 에이미와 내가 함께 작업하면 그건 마치 각자의 지식과 관점이 분화되고 보완적인 뇌 반구를 이루고 두 반구가 결합되어 일종의 슈퍼브레인 역할을 하는 것 같다. 홀로일 경우보다 나를 기하급수적으로 더 똑똑하게 해주는 누군가와 공동 작업을 하는 것은 정말로 즐거운 경험이다. 여기에 탁월한 일러스트레이터인 샤론 엘리스의 재능과 아울러 브리딩 프로젝트에 소속된 창의적인 팀의 지지가 더해져 막강한 조합이 이루어진 셈이다.

2007년 여름《요가 아나토미》를 발간한 후 이 책의 성공에 모든 사람이 놀랐다. 이번 저술을 하는 시점에서《요가 아나토미》는 19개 언어로 번역되어 30만 부 이상이 팔렸으며, 미국에서 가장 잘 팔리는 요가 책의 하나로 남아 있다. 우리는 독자들로부터 긍정적인 피드백을 상당히 많이 받았으며, 그러한 독자들 중 많은 사람이 교육자로 이제《요가 아나토미》를 요가 강사 훈련 코스에 필수 교재로 포함시키고 있다. 정형외과 의사, 카이로프랙터, 물리치료사, 피트니스 트레이너와 필라테스 및 자이로토닉(gyrotonic) 강사 같은 다양한 전문가들도 이 책을 잘 활용하고 있다.

내가 받은 최고의 피드백 중 일부는 호흡과 척추에 역점을 둔 첫 두 장에 집중된다. 이들 장에서 나의 의도는 25년 전 내가 아사나 수행에서 호흡에 대해 나의 스승님이 취한 독특한 접근법의 해부학적 기초를 이해하려 하였을 때 이용할 수 있었으면 했던 정보를 제공하는 것이었다. 나는 이러한 정보가 아주 잘 수용되고 있어 특히 기쁘다. 또한 이번 제2판의 출간을 계기로 그림을 늘리고, 고유 평형에 관한 논의를 확대하며, 반다와 간략한 척추 진화의 역사를 추가하게 되어 행복하다. 이와 같은 내용은 제1판에서 지면 제약으로 인해 빠져 있었다.

아울러 에이미와 나는 다양한 분야에 종사하는 독자, 동료 및 권위 있는 전문가들로부터 중요한 피드백을 받았다. 이러한 피드백에 반응하는 과정에서 수많은 개정이 이루어졌는데, 그 중 가장 중요한 것은 골격계와 근육계에 관해 에이미가 새로 저술한 2개 장이다. 이들 장은 정교함과 단순성의 독특한 결합을 특징으로 한다. 이 2개 장의 추가로 독자들은 아사나 섹션들, 특히 관절 동작과 근육 작용에서 사용되는 해부학 용어들을 더 잘 이해할 수 있어《요가 아나토미》는 보다 유용한 책이 됐다.

제5장은 둘이 함께 새로 집필한 장으로 아사나에 관한 우리의 분석과 분석 대상의 선택에 대한 우리의 접근법을 제시한다. 여기서는 자세 분류, 호흡, 관절 동작 및 근육 작용에 있어 참신하고도 때로 논란이 있는 우리의 관점을 소개하기 때문에 이 장을 읽은 후에 구체적인 아사나들에 관한 설명을 읽어야 한다.

에이미는 아사나 섹션들을 완벽히 검토하고 수정했다. 그녀는 자의적이거나 혼란스러운 자세 분류, 용어 및 개념을 없앴으며, 근육 작용을 명확히 하고 전반적으로 설명의 일관성을 기하는 정보를 추가했다. 리디아 맨(Lydia Mann)은 이해하기 쉽게 수정된 데이터를 표로 정리함으로써 디자인에 도움을 줬다. 기타 개정사항으로는 아사나 응용자세의 추가, 구체적인 관절 및 근육의 그림에 대한 색인 추가, 책 전체에 걸친 그림의 정정과 명칭 재표기 등이 있다.

에이미와 나는 개정판《요가 아나토미》가 요가와 기타 모든 형태의 건강 운동에 종사하는 전문가와 강사들에게 계속해서 유용한 교재가 되리라 확신한다. 우리가 이 책을 만들면서 즐겼듯이 독자들도 이 책을 사용하면서 즐기기를 바란다. 아울러 독자들이 이 책을 사용하면서 얻는 경험을 계속해서 우리에게 알려주길 당부한다.

레슬리 카미노프

감사의 글

무엇보다도 먼저 나의 가족, 아내 우마(Uma)와 아들 사샤(Sasha), 제이(Jai) 그리고 숀 (Shaun)에게 감사를 표한다. 그들의 인내, 이해, 사랑과 지지로 나는 이 책을 구상하고 저술하며 편집하고 개정하는 긴 과정을 이겨낼 수 있었다. 또한 지난 50년 동안 아들의 색다른 관심과 경력을 지지해준 부모님께도 감사드리고 싶다. 자식이 인생에서 자신의 길을 찾도록 해주는 것은 아마도 부모가 줄 수 있는 최고의 선물일 것이다.

이 책은 정말로 협동적인 프로젝트가 낳은 결과물로, 유능하고 헌신적인 팀의 지속적인 성원이 없었다면 불가능하였을 것이다. 리디아 맨(Lydia Mann), 직책을 꼭 집어 말하자면 프로젝트 및 저자 관리자인 그녀는 유능한 디자이너이자 화가이고 이 프로젝트의 모든 단계로 나를 이끌어준 친구이다. 그녀는 이 책의 구성, 정리 및 편집을 맡았고, 대다수의 사진을 촬영하였으며(저자의 사진을 포함해), 표지를 디자인했다. 리디아의 협력이 없었다면 이 책은 아직도 내 머리와 하드디스크 사이의 공간 어딘가에서 방황하고 있었을 것이다.

샤론 엘리스(Sharon Ellis)는 능숙하고 통찰력이 있는 유연한 메디컬 일러스트레이터 (medical illustrator)로 입증된 전문가이다. 내가 온라인에서 샤론의 작품에 감명을 받아 그녀를 이 프로젝트에 처음으로 합류시켰을 때에는 요가에 익숙하지 않았으나, 곧 그녀는 산스크리트어 용어로 말하고 노련한 요가 수행자처럼 자세를 섭렵하기 시작했다.

스포츠 의학 전문 출판사인 휴먼 키네틱스(Human Kinetics)의 팀이 애초에 이 책을 구상하지 않았다면 이 책은 결코 존재하지 않았을 것이다. 마틴 바나드(Martin Barnard) 는 조사를 통해 내게 이 프로젝트를 제안했다. 리 키록(Leigh Keylock), 로라 포데스키 (Laura Podeschi)와 제이슨 무지닉(Jason Muzinic)의 편집 지도와 격려로 프로젝트가 순조롭게 진행됐다. 그들의 성원과 인내, 특히 그들의 인내에 무한한 감사를 표한다.

나의 저작권 대리인이자 좋은 친구인 밥 테비언(Bob Tabian)에게 각별한 감사를 보낸다. 그는 변함없이 이성과 경험에서 우러나온 목소리를 내는 사람이다. 그는 내게서 저자의 자질을 알아본 첫 번째 사람이며, 내가 실제로 저자가 될 수 있다고 굳게 믿었다.

작업이 진행되는 과정에서 가르침과 영감을 주고 코칭을 해준 스와미 비슈누 데바난다(Swami Vishnu Devananda), 린다 휴이(Lynda Huey), 리로이 페리 주니어(Leroy Perry Jr.), 잭 스콧(Jack Scott), 래리 페인(Larry Payne), 크레이그 넬슨(Craig Nelson), 게리 크라프트소우(Gary Kraftsow), 얀 드얀스키(Yan Dhyansky), 스티브 슈람(Steve Schram), 윌리엄 라사시에(William LaSassier), 데이비드 고먼(David Gorman), 보니 베인브리지 코헨(Bonnie Bainbridge Cohen), 렌 이스터(Len Easter), 길 헤들리(Gil Hedley)와 톰 마이어스(Tom Myers)에게 감사한다. 또한 내게 가장 일관되고 도전적인 스승이 되어준 과거와 현재의 내 모든 제자 및 수련생에게도 감사한다.

이 책의 그림을 위해 자세를 취해준 모든 모델에게 큰 감사를 드린다. 그들은 에이미 매튜스, 앨라나 콘펠드(Alana Kornfeld), 자넷 아슈케나지(Janet Aschkenasy), 마리코 히라카와(Mariko Hirakawa, 이 책의 표지 모델), 스티브 루니(Steve Rooney, 주요 촬영을 위해 국제사진센터의 스튜디오도 빌려주었다), 에덴 켈너(Eden Kellner), 엘리자베스 루켓(Elizabeth Luckett), 데렉 뉴먼(Derek Newman), 칼 호로위츠(Carl Horowitz), J. 브라운(J. Brown), 죠티 라슨(Jyothi Larson), 나디야 노팅검(Nadiya Nottingham), 리처드 프리먼(Richard Freeman), 아주나(Arjuna), 에디 스턴(Eddie Stern), 숀 카미노프(Shaun Kaminoff)

와 우마 맥닐(Uma McNeill)이다. 아울러 마하무드라 및 물라반다아사나 그림을 위한 참조용으로 크리쉬나마차르야(T. Krishnamacharya)의 사진을 사용하도록 허락해준 크리쉬나마차르야 요가 만디람(Krishnamacharya Yoga Mandiram)에게도 감사를 보낸다.

또한 브리딩 프로젝트(Breathing Project)의 젠 해리스(Jen Harris), 에댜 칼레브(Edya Kalev), 레안드로 윌라로(Leandro Willaro), 루디 바크(Rudi Bach), 제나 오브리엔(Jenna O'Brien)과 모든 강사, 직원, 학생 및 후원자도 이 프로젝트에 대해 귀중한 성원을 해주었다.

레슬리 카미노프

우선 레슬리의 관대한 마음에 감사한다. 그는 2003년 브리딩 프로젝트의 일원으로 나를 처음 초대해준 이래 나의 교습법을 변함없이 지지하였고, 나의 수업과 워크숍을 자신의 학생들에게 추천하였으며, 이 책을 공동으로 제작하도록 초대했다.

그가 내게 다가와 자신이 요가 아나토미에 관한 책에 대해 품고 있던 멋진 아이디어를 도와달라고 하였을 때, 일이 어떻게 돼갈지 나는 거의 감을 잡지 못했다. 초판과 이번 제2판을 제작하는 과정에서 그와 나는 많은 대화를 통해 서로의 생각에 대해 질문하고 이의를 제기하며 구체적으로 설명하면서 서로의 제안을 가다듬고 개선했다.

내가 지금처럼 교육자가 되게 해준 데 대해 우선 나의 가족에게 감사한다. 나의 부모님은 내가 질문하고 스스로 이해하도록 격려해주셨다. 아버지는 항상 내게 뭔가를 설명해주려 하셨고 어머니는 그것을 찾아봐서 알아내도록 격려하셨다. 두 분이 계셨기에 나는 스스로 연구를 하고 나름의 아이디어를 형성할 수 있었으며...아무리 사소한 말씀도 그냥 지나치지 않았다!

일을 이해하려는 나의 호기심과 열정을 격려해준 모든 선생님에게 감사한다. 요가 수업에서 탐구 및 연구 정신을 길러준 앨리슨 웨스트(Alison West), 내가 왜 강사인지에 대해 내가 이미 알고 있는 사실을 끊임없이 상기시켜 준 마크 윗웰(Mark Whitwell), 열정과 정확성으로 도움을 준 아이린 다우드(Irene Dowd), 자신은 아직도 모른다면서 여전히 배움에 몰두하는 길 헤들리(Gil Hedley), 그리고 자신과 학생들에게 열정과 연민의 모델이 되어 강사로서 뛰어난 재능을 보여준 보니 베인브리지 코헨(Bonnie Bainbridge Cohen)에게 감사드린다.

여러 분들이 제2판의 새로운 내용을 만드는 과정에서 중요한 역할을 하였다. 새로 추가된 장들의 초고를 모두 읽어주며 내가 직감적으로 확신하도록 해준 클로이 청 미스너(Chloe Chung Misner)에게 대단히 감사드린다. 미셸 게이(Michelle Gay)도 계속 더 알고자 하면서 정말로 유용한 질문들을 해줬다. 브리딩 프로젝트의 학생들은 계속해서 선생님으로서 내게 영감을 주었다. 브리딩 프로젝트의 직원, 특히 앨라나(Alana), 에댜(Edya), 앨리슨(Alyson)과 얼리셔(Alicia)는 이러한 과정으로 레슬리와 내가 지쳐 있을 때 계속 프로젝트를 진전시키는 일을 훌륭히 해냈다.

사라 바나비(Sarah Barnaby)는 소중한 동료로서 제2판에서 아사나의 내용을 개정하도록 도와주고, 그림을 위한 아이디어를 브레인스토밍해주며, 전반적으로 내가 하고자 할 말을 상기시켜 주었다. 또한 색인을 위한 자료를 준비하였고 그러한 과정의 매 단계에서 교정을 해주었다.

이 책을 제작하는 과정에서 나를 도와준 모든 분들에게 감사한다. 그들은 나의 가장 친한 친구 미셸(Michelle)과 아인슬리(Aynsley), 하계 BMC에서 부엌 식탁 동료였던 웬디(Wendy), 엘리자베스(Elizabeth)와 타리나(Tarina), 책에 대해 묻지 말라는 말을 들었던 키드니(Kidney)와 모든 사람, 그리고 나를 환영해주고 내게 피드백을 주었던 BMC 학생들, 특히 문섀도(Moonshadow), 레이븐-라이트(Raven-Light), 마이클(Michael), 로즈메리(Rosemary)와 제시(Jesse)이다. 그리고 나의 삶과 나의 가르침에 대해 내가 가능하다고 생각한 것 이상으로 개방적이고 창의적인 태도를 계속해서 고무시켜 주는 사라(Sarah)에게 나의 애정 어린 감사를 보낸다.

에이미 매튜스

서 문

이 책은 인체 해부학이나 방대한 요가 과학을 철저히 연구해 나온 결과물이 결코 아니다. 이는 책 한 권으로 가능한 일이 아니다. 두 분야를 거시적으로나 미시적으로 상세히 다루자면 거의 끝이 없다. 그 모든 것이 독자의 관심에 따라서는 끝없이 매력적이고 잠재적으로 유용하긴 하지만 말이다. 이 책을 쓰게 된 저자들의 의도는 학생이든 강사든 요가를 하는 사람들에게 가장 값진 해부학 정보를 자세히 소개하는 것이다.

진정한 자아는 신체화된 자아이다

요가에서는 우리의 내면 깊숙이 있는 어떤 것, 즉 진정한 자아를 탐구한다. 이러한 탐구의 목표는 흔히 신비로운(mystical) 용어로 기술되며, 이는 우리의 진정한 자아가 어떤 비물질적인 차원에 존재한다는 점을 암시한다. 이 책은 이와 반대의 입장을 취해 우리가 내면으로 깊숙이 들어가기 위해서는 우리의 육체 내에서 여행해야 한다고 본다. 우리가 거기에 이르면 우리의 해부학을 이해할 뿐만 아니라 요가의 핵심 개념이 기원하는 실재(reality)도 직접 경험할 수 있다. 그러면 영성(spirituality)이 진정으로 신체화된(embodied) 경험을 하게 된다. 우리는 신비성과 영성을 분명히 구분한다. 신비성은 어떤 초감각적인 방법에 의해 경험하는 초자연적인 실재에 대한 인식을 주장하는 것이며, 영성의 영어 단어는 호흡, 생기를 주는 것, 민감한, 또는 개인의 활력을 의미하는 라틴어 'spiritus'에서 유래한다.

이와 같이 요가와 해부학 사이에 서로의 이해를 돕는 관계가 있는 이유는 간단하다.

요가에서 가장 심층적인 원리들이 인체가 어떻게 구성되어 있는지를 세밀하고도 심오하게 이해하는 것에 기초하기 때문이다. 요가의 주제는 자아이며, 자아는 육체 안에 깃들어 있다.

수행, 분별과 복종

우리가 물려받은 고대의 가르침은 삶에 대해 그 모든 형태 및 표현에 있어 깨우친 관찰을 통해 개발됐다. 인간에 대한 능숙한 관찰은 파탄잘리(Patañjali, 요가의 철인)가 고전적으로 만들고 그 유명한 평온을 비는 기도문(serenity prayer)에서 라인홀드 니버(Reinhold Niebuhr)가 다시 기술한 요가 수행(kriya yoga)의 가능성을 열었다. 이러한 수행에서는 우리의 태도가 우리가 변화시킬 수 있는 일(tapah, 고행)과 우리가 변화시킬 수 없는 일(isvara pranidhana, 신에 대한 복종)을 구분하는 분별(swadhyaya tapah, 자아 탐구)을 지향하도록 한다.

이는 요가의 맥락에서 해부학을 연구하는 주요 동기부여가 되지 않을까? 우리는 우리의 내부에 무엇이 있는지를 알아 왜 일부는 변화시키기가 상대적으로 쉽고 다른 일부는 그렇게 어려운 것처럼 보이는지 이해할 수 있기를 바란다. 우리는 자신의 저항을 극복하는 데 얼마만큼의 에너지를 쏟아야 하는가? 언제 우리는 변화할 것 같지 않은 어떤 것에 복종을 고려해야 하는가? 두 경우 모두 노력을 요한다. 복종은 의지에 의한 행위이다. 두 경우는 영원히 끝날 것 같지 않은 질문으로 대답이 매일 변화하는 듯하다. 정확히 말하자면 왜 우리는 그러한 질문의 제기를 결코 멈춰서는 안 되느냐이다.

이러한 추구에서 약간의 해부학 지식은 큰 도움이 되며, 특히 우리의 질문에 호흡이란 주제를 포함시킬 경우에 그렇다. 무엇으로 인해 호흡은 요가에서 아주 강력한 선생님이 될까? 호흡은 수의적이면서도 자율적인 이중의 특성을 보이며, 이 때문에 호흡은 우리가 조절하거나 변화시킬 수 있는 것과 그럴 수 없는 것에 대해 영원히 질문하는 이유를 분명히 해준다. 우리는 모두 발전하고자 하면 어느 시점에선가 이러한 개인적이지만 보편적인 질문에 직면한다.

나의 실험실 방문을 환영한다

요가가 해부학 연구에 제공하는 맥락은 우리의 생명력이 어떻게 몸, 호흡과 마음의 움직임을 통해 발현되는지를 탐구하는 것에 근거한다. 고대의 비유적인 요가 언어는 수천 년에 걸쳐 수많은 수행자가 실시한 해부학적 실험에서 기원한다. 이 모든 수행자에게 공통적인 실험실은 자신의 인체였다. 이 책은 이 실험실로 여행을 안내하면서 장비의 기능과 아울러 통찰력을 제공하는 기본 절차를 설명한다. 이 책이 요가의 특정 체계를 수행하기 위한 매뉴얼이 되기보다는, 요가의 모든 체계에서 육체적 수행의 원리들에 대해 확고한 기초를 마련하는 기회가 되기를 바란다.

요가 수행은 호흡과 척추의 관계를 강조하기 때문에, 우리는 그러한 시스템들에 특별히 관심을 기울인다. 기타 모든 신체 구조물을 호흡 및 척추와의 관계라는 견지에서 보면, 요가는 해부학 연구를 위한 통합적 원리가 된다. 아울러 우리는 자세들에 대한 환원주의적 분석과 그들 자세의 이점에 관한 처방적 열거를 피함으로써 동적 상호연결이란 요가의 관점을 존중한다.

우리가 필요로 하는 모든 것은 이미 존재한다

고대의 요가 수행자는 인간이 사실 육체(physical body), 영체(astral body), 인과체(causal body) 등 3가지 신체를 가지고 있다고 보았다. 이러한 관점에서 보면 요가 아나토미는 그러한 3가지 신체의 층들(layers), 즉 덮개들(sheaths)을 통해 이동하는 에너지의 미묘한 흐름을 연구하는 것이다. 이러한 연구의 목적은 위와 같은 관점을 지지하는 것도 반박하는 것도 아니다. 우리는 독자가 이 책을 읽으면 현재 중력장(gravitational field) 안에서 숨을 들이쉬고 내쉬는 몸과 마음을 인식하게 된다는 관점을 제시할 뿐이다. 그러므로 독자는 보다 명료하게 생각하고 더 수월하게 호흡하며 보다 효율적으로 움직이도록 해주는 과정으로부터 대단히 유익한 효과를 볼 수 있다. 이는 사실 우리의 시작점이자 요가 수행에 대한 정의이다. 즉 요가 수행은 마음, 호흡과 몸의 통합이다.

고대의 또 다른 원리에 따르면 요가 수행의 주요 과제는 신체의 자연적인 기능을 방해하는 장애물을 제거하는 것이라고 한다. 이는 매우 단순하게 들리지만 우리의 문제는 결핍된, 즉 결여된 어떤 것에 기인한다는 흔한 생각과 배치된다. 요가가 우리에게 가르쳐줄 수 있는 것은 우리가 건강과 행복을 위해 필요로 하는 필수적인 모든 것이 이미 우리의 신체에 존재한다는 점이다. 우리는 그저 "둑을 터서 물이 필요로 하는 논으로 흐르도록 하는 농부처럼" 그러한 자연적인 힘이 작동하는 것을 방해하는 일부 장애물을 확인해 해소하기만 하면 된다. 이는 연령, 허약이나 경직에 상관없이 누구에게나 아주 좋은 소식인데, 호흡과 마음만 있다면 요가를 수행할 수 있기 때문이다.

요람에서 무덤까지

우리는 신체의 근육조직을 도르래와 지렛목으로 이루어진 장치로 보고 이러한 장치가 중력에 저항하는 힘으로 기능해야 한다고 생각하기보다는, 신체를 동적으로 연결된 일련의 나선형 관, 통로 및 방으로 보고 이들은 내부로부터 스스로를 지지한다고 생각한다.

이와 같은 지지의 일부는 근육조직의 작용 및 그 대사적인 요구와 관계없이 작동한다. 우리는 이러한 원리를 고유 평형(intrinsic equilibrium)이라고 부르며, 그 작용은 척추, 흉곽과 골반이 기계적 장력 하에 결합되어 있는 방식에서 관찰할 수 있다. 그러한 구조물들에 둘러싸인 강(腔)들은 압력차를 보여 장기들이 위로 흉곽에서 압력이 가장 낮은 신체 부위 쪽으로 끌리도록 한다.

깊숙이 있는 이러한 내부 지지 공급원을 이용하는 방법을 배우는 데에는 왜 연습이 필요할까? 평생에 걸쳐 중력의 끊임없는 당김에 대항해 근육의 도르래와 지렛대를 작동시키면서 습관적인 긴장이 축적되며, 우리 내면의 정서적인 환경을 조절하는 하나의 방법으로 우리의 호흡 패턴을 끊임없이 조절하기 때문이다. 이와 같은 자세 및 호흡 습관은 요가와 같은 수행에 의해 신체에 어느 정도 의도적인 변화(tapah)를 도입하지 않는 한 거의 무의식적으로 작동한다. 이 때문에 우리는 흔히 요가를 스트레스 관리 경험이라고 말한다.

이와 같은 맥락에서 아사나의 수행은 호흡과 자세의 보다 깊은 자기 지지적인 힘을 방해하지 않는 방법에 대해 체계적인 탐구를 하는 것이 된다. 우리는 이 책의 아사나 섹션들에서 이러한 탐구에 도움이 될 수 있는 정렬, 호흡 및 인식에 대한 제안을 해준다.

우리는 독자가 아사나 수행을 인체에게 명령을 '부과하는' 방법으로 보기보다는, 그러한 자세들을 자연이 거기에 부여한 내재적인 질서를 '발견하는' 방법으로 보도록 격려한다. 그렇다고 우리가 정렬, 거치 및 순서의 문제를 무시한다는 의미는 아니다. 우리는 그저 적절한 정렬을 이루는 것은 더 큰 목적을 위한 수단이지 목적 그 자체가 아니라고 주장하는 것뿐이다. 우리는 요가를 하기 위해 사는 것이 아니라 보다 쉽게, 즐겁게, 그리고 우아하게 살 수 있도록 하기 위해 요가를 한다.

CHAPTER 1
호흡의 역동성

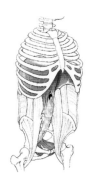

DYNAMICS OF BREATHING

이 장에서는 세포로 시작해 요가의 관점에서 호흡의 해부학을 살펴본다. 생명의 가장 기본적인 단위인 세포는 요가에 대해 많은 것을 알려준다. 사실 요가에서 가장 기본적인 개념은 세포의 형태와 기능을 관찰하는 데서 온다. 더욱이 단일 세포에 관한 기본지식을 이해하면 인체처럼 세포들로 구성되어 있는 그 어떤 것도 이해할 수 있다.

세포에서 출발하는 요가 수업

세포는 생명을 이루는 기본적인 구성요소로 단세포 식물이 있는가 하면 수조 개의 세포로 되어 있는 동물도 있다. 인체는 대략 100조 개의 세포로 구성되어 있으며, 새로 생성된 2개의 세포로 시작된다.

세포는 세포막, 핵과 세포질의 세 부분으로 구성되어 있다. 세포막은 세포의 외부 및 내부 환경을 분리하는데, 외부 환경은 세포가 필요로 하는 영양분을 제공하고 내부 환경은 세포질과 핵으로 이루어져 있다.

영양분은 막을 통과한 후 대사되고 에너지로 변환되어 세포의 생명 기능에 연료를 제공한다. 모든 대사활동에서 불가피한 부산물이 노폐물이며, 이 노폐물은 동일한 막을 통해 다시 배출되어야 한다. 영양분을 들여오거나 노폐물을 내보내는 세포의 기능에 장애가 생기면 기아 또는 독성으로 인해 세포는 사멸할 것이다. 이와 같은 세포의 기능과 관련이 있는 요가 개념이 프라나(prana)와 아파나(apana)이다. 그러한 기능을 지지하는 막의 구조적인 특성과 관련이 있는 개념이 스티라(sthira)와 수카(sukha)이다.

프라나와 아파나

산스크리트어 용어인 프라나(prana)는 '전에'라는 의미의 접두사 프라(pra)와 '숨 쉬다,' '불다' 및 '살다'라는 의미의 동사 안(an)에서 유래한다. 프라나는 생명체에 들어오는 영양분을 말할 뿐만 아니라 영양분을 들여오는 작용도 의미하게 되었다. 이 장 내에서는 프라나를 소문자로 표기해 단일 생명체의 기능적인 생명 과정을 나타낼 것이다. 대문자로 표기한 프라나(Prana)는 보다 보편적인 용어로, 모든 창조적인 생명력의 표현을 나타내는 데 쓰일 수 있다.

　모든 생명체는 힘의 균형을 요하는데, 프라나를 보완하는 요가의 개념은 아파나(apana)이다. 아파나는 '떨어져,' '멀리' 및 '아래로'를 의미하는 아파(apa)와 앞서 설명한 안(an)에서 유래한다. 아파나는 생명체가 배출하는 노폐물뿐만 아니라 배출하는 작용도 가리킨다. 이 두 가지 기본적인 요가 용어(프라나와 아파나)는 세포에서 생명체까지 모든 수준에서 생명의 필수 기능들을 함축한다.

스티라와 수카

프라나와 아파나가 기능을 표현하는 용어라면, 영양분이 들어오고 노폐물이 나가기 위해 세포에 존재해야 하는 구조적인 상태는 무엇인가? 이는 막이 수행하는 기능으로, 막은 물질이 들어오고 나갈 수 있을 정도로만 투과성(permeability)을 가져야 한다(그림

1-1 참조). 막의 투과성이 너무 크면, 세포는 통합성을 상실해 내부 압력으로 폭발하거나 외부 압력으로 붕괴될 것이다.

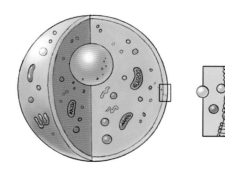

모든 생명체에서 그렇듯이 세포에서 투과성과 균형을 이루는 원리는 안정성(stability)이다. 이러한 양극을 나타내는 요가 용어가 스티라(sthira, 안정성)와 수카(sukha, 투과성)이다. 산스크리트어로 스티라는 '굳은,' '단단한,' '견고한,'

그림 1-1. 세포막에서는 봉쇄(안정)와 투과 사이에 균형이 이루어져야 한다.

'탄탄한,' '강한,' '변동 없는,' '지속적인,' '영원한' 및 '영구적인' 이란 의미이다. 수카는 '편안한,' '유쾌한,' '기분 좋은,' '부드러운' 및 '온화한' 을 의미하고, 아울러 장애물이 없는 행복한 상태를 말한다.

수카는 2개의 어근으로 이루어져 있는데, 수(su)는 '좋은' 을, 카(kha)는 '공간' 을 의미한다. 원래 수카는 '축에 좋은 구멍이 있는' 이란 의미로, 기능을 하게 하는 중심 공간을 암시한다. 바퀴처럼 사람도 자신의 중심에 좋은 공간이 있어야 하며, 그렇지 않으면 기능적인 연결은 불가능해진다.

모든 생명체는 생존하려면 봉쇄성과 투과성, 경직성과 유연성, 지속성과 적응성 및 공간과 경계 사이에 균형을 취해야 한다. 이렇게 해서 생명체는 기아나 독성과 붕괴나 폭발에 의한 파괴를 피한다.

또한 인간이 만든 성공적인 구조물도 스티라와 수카의 균형을 보여준다. 예를 들어 현수교는 바람과 지진에 견딜 정도로 유연하지만 하중을 받는 표면을 지지할 정도로 안정적이다. 이러한 예는 제2장에서 논의하는 인장(引張, tension)과 압박(compression)의 원리를 연상시키기도 한다.

이상에서 생명의 가장 기본적인 단위인 세포를 관찰하면 요가에서 가장 기본적인 개념인 프라나/아파나와 스티라/수카를 이해할 수 있다는 점을 알았다. 다음으로는 이러한 개념을 토대로 호흡의 구조와 기능을 살펴본다.

인간에서 프라나와 아파나의 통로: 영양분이 들어오고 노폐물이 나간다

인체에서 영양분과 노폐물이 이동하는 통로는 세포에서처럼 단순하지도 않지만, 그렇다고 프라나와 아파나의 측면에서 쉽게 설명할 수 없을 정도로 그리 복잡하지도 않다.

그림 1-2는 영양분과 노폐물의 이동 통로를 단순화시켜 보여준다. 그림을 보면 인체의 맨 위와 아래가 열려 있다. 사람은 신체의 맨 위에서 고체 및 액체 형태의 영양분인 프라나를 섭취한다. 그러면 영양분은 소화관으로 들어가고, 소화 과정을 거쳐 이동하며, 수많이 구불구불 돌다 노폐물이 되어 아래로 이동해 나간다. 이는 노폐물이 갈 수 있는 유일한 길인데, 출구는 맨 아래에 있기 때문이다. 그러므로 아파나의 힘은 고체 및 액체 노폐물에 작용할 경우에 아래로 이동해야 노폐물을 내보낼 수 있다.

또한 프라나는 기체 형태, 즉 호흡으로 신체에 들어온다. 고체와 액체처럼 기체도 맨 위에서 들어와 횡격막 위의 폐에 머무르며(그림 1-3 참조), 여기서 폐포의 모세혈관과 가스 교환을 한다. 폐의 노폐물 가스는 배출되어야 하나, 들어올 때와 동일한 경로로 나간다. 아파나의 힘은 호흡기의 노폐물 가스에 작용할 경우에 위로 이동해야 노폐물을 내보낼 수 있다. 이 때문에 아파나의 힘은 그 작

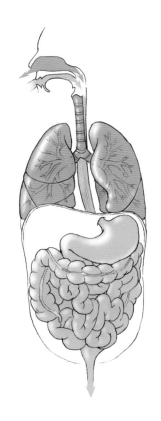

그림 1-2. 고체 및 액체 영양분(파란색)은 신체의 맨 위에서 들어와 맨 밑에서 노폐물로 나간다. 기체 형태의 영양분과 노폐물(빨간색)은 신체의 맨 위에서 들어오고 나간다.

용 대상이 되는 노폐물의 종류에 따라 위아래로 모두 자유롭게 작용할 수 있어야 한다.

아래로 향하는 아파나의 작용을 역전시키는 능력은 요가 수행을 통해 얻는 기초적이고 유용한 기술이나, 대부분의 사람이 훈련 없이 할 수 있는 것은 아니다. 사람들은 아래로 밀어 아파나를 작용시키는 데에는 익숙하다. 많은 사람이 뭔가를 체외로 배출해야 할 때에는 언제나 신체가 죄어서 밀어내려야 한다고 배우고 있다. 이 때문에 요가 초보자들에게 숨을 완전히 내쉬라고 하면 대부분이 마치 소변이나 대변을 보는 것처럼 호흡근을 활성화시킨다.

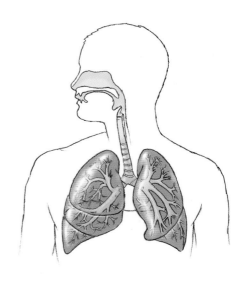

그림 1-3. 공기가 신체로 들어오고 나가는 통로

수카와 두카

프라나와 아파나는 체내에서 건강한 상호 관계를 가져야 하므로, 그 이동 통로에 폐쇄하는 힘이 없어야 한다. 요가 용어로 표현하자면 호흡하는 신체가 수카(sukha) 상태에 있어야 한다는 것인데, 앞서 설명하였듯이 수카는 문자 그대로 '좋은 공간'을 의미한다. '나쁜 공간'은 두카(dukha)라고 하는데, 두카는 '나쁜,' '어려운' 및 '힘든'을 의미하는 두스(dus)와 '공간'을 의미하는 카(kha)에서 유래한다. 두카는 보통 '고통,' '불안한,' '불편한,' '불쾌한' 및 '어려운'이라고 번역된다.

이와 같은 모델은 모든 전통적 요가 수행의 기본적인 방법론을 지적하는 것이며, 이러한 방법론에서는 봉쇄 또는 폐쇄(klesha[1]) 부위를 발견하고 해소하여 기능을 개선하려

---

1) 'Klestr'은 통증 또는 고통을 유발하는 것을 의미한다.

한다. 본질적으로, 좋은 공간을 더 많이 만들면 프라나의 힘이 자유로이 흘러 기능을 정상적이고 건강한 상태로 회복시킨다.

현대 요가 요법의 거장 데시카차르(T.K.V. Desikachar)는 흔히 요가 요법은 90%가 노폐물의 배출을 내용으로 한다고 말한다.

날숨은 체외로 노폐물을 배출하는 작용이기 때문에, 위와 같은 통찰력을 적용하는 또 하나의 실용적인 방법은 우리가 날숨만 관리하면 들숨은 스스로 관리된다는 것이다. 우리가 원치 않는 것을 제거하면 필요로 하는 것을 위한 여지를 만드는 셈이기 때문이다.

태어나 숨쉬기와 중력

태아가 자궁 안에 있을 때 모체는 호흡을 한다. 그러면 모체의 폐는 산소를 자궁과 태반으로 공급한다. 거기로부터 산소는 탯줄로 이동하며, 탯줄은 산소가 공급된 혈액의 절반 정도를 하대정맥(inferior vena cava)으로 보내는 반면 나머지 절반은 간으로 들어간다. 심장의 양측은 폐를 우회해 연결되어 있으며, 폐는 아기가 태어날 때까지 휴면 상태로 있다. 물론 인간 태아의 혈액 순환은 자궁 밖에서의 혈액 순환과 아주 다르다.

출생은 9개월 동안 태아를 지탱해준 생명선인 탯줄로부터 단절된다는 것을 의미한다. 갑자기 처음으로 신생아는 생존을 지속시켜 줄 행동을 해야 한다. 가장 먼저 하는 행동은 육체적이고 생리적인 독립을 선언하는 것이다. 바로 첫 호흡이며, 이는 신생아의 생애에서 가장 중요하고 강력한 들숨이다.

폐가 처음으로 부풀면 자궁 안에서 태반으로부터 산소가 공급된 혈액을 받도록 맞춰져 있던 순환계 전체에 대단한 변화가 일어난다. 그러한 첫 호흡으로 인해 혈액이 폐로 엄청 몰리고, 심장은 우심방과 좌심방으로 완전히 분리되며, 태아 순환계의 특정 혈관들이 막히고 닫혀 복강 장기들을 지지하는 인대가 된다.

첫 들숨이 가장 강력해야 하는 이유는 태아 적에 비활성 상태로 있던 폐 조직의 초기 표면장력을 극복해야 하기 때문이다. 그러한 장력을 극복하기 위해 필요한 힘은 정상 들

숨의 경우보다 3~4배 더 강하다.[2]

출생 순간에 일어나는 또 하나의 급격한 반전은 갑자기 공간에서 체중을 경험하는 것이다. 자궁 안에서 태아는 액체로 채워진 환경에서 완충과 지지를 받는다. 그런데 갑자기 온 세상이 펼쳐지면서 아기는 팔다리와 머리를 자유로이 움직일 수 있고 몸은 중력 상태에서 지지를 받아야 한다.

어른이 아기를 포대기에 싸서 여기저기 데려 다니기 때문에 안정성과 가동성은 갓난 아기 때 큰 문제가 될 듯하지 않을 수도 있다. 하지만 실은 영아는 첫 호흡을 한 후 젖을 빨기 시작하자마자 즉시 자세를 발달시키기 시작한다. 숨 쉬고 빨며 삼키는 일을 동시에 해야 하는 복잡하면서도 근육의 협동이 요구되는 행동을 하다보면, 결국 영아는 근 긴장력을 얻어 첫 자세 기술, 즉 머리의 무게를 지지하는 기술을 터득하게 된다. 영아의 머리는 신장의 1/4을 차지하는 데 비해 성인의 경우에는 1/8이라는 점을 고려한다면, 이는 영아에게 결코 작은 성과가 아니다.

머리 지지는 많은 근육의 협동을 요하고 하중을 지지하는 모든 기술의 경우처럼 가동성과 안정성 간에 균형을 취하는 행동을 요한다. 자세 발달은 아기가 걷기 시작하여(약 1년 후) 요추 만곡의 완성으로 끝날 때까지(약 10세) 머리에서 아래로 계속된다.

이 세상에서 건강한 삶을 누리려면 호흡과 자세, 프라나와 아파나, 그리고 스티라와 수카 간에 통합적인 관계가 요구된다. 이들 기능 중 어느 하나가 잘못되면 정의상으로 다른 하나도 잘못될 것이다. 이러한 견지에서 요가 수행은 신체 계통들을 통합해 우리가 두카보다는 수카의 상태에서 더 많은 시간을 보내도록 하는 방법으로 볼 수 있다.

요약하자면 탄생의 순간부터 인간은 자궁에서 존재하지 않았던 2가지 힘, 즉 호흡과 중력에 직면한다. 잘 살기 위해서는 이 세상에서 숨을 쉬는 한 이 두 힘을 조화시켜야 한다.

---

2) 폐가 처음으로 부풀려면 신생아에서 경직된 폐 조직의 표면장력을 낮춰주는 물질인 계면활성제가 있어야 도움을 받을 수 있다. 그런데 계면활성제는 태아의 자궁내 생활에서 아주 후기에 생성되기 때문에, 조산아(임신 28주 이전)는 호흡하기가 힘들다.

호흡의 정의: 2가지 강(腔)의 움직임

호흡은 전통적으로 의학 교과서에서 폐로 공기를 들여오고 그것을 폐에서 내보내는 과정으로 정의된다. 이러한 과정은 특히 신체 강(腔, cavity)들의 움직임이며, 나는 이를 형태 변화(shape change)라고 말할 것이다. 그래서 이와 같은 탐구의 목적상 우리는 호흡을 다음과 같이 정의한다.

호흡은 신체 강들의 형태 변화이다.

그림 1-4에서 인체를 단순화한 그림을 보면 몸통은 흉강(胸腔)과 복강(腹腔)의 2개 강으로 이루어진다. 이들 강은 일부 공통점이 있지만 중요한 차이점도 있다. 두 강에는 중요 장기가 들어 있다. 흉강에는 심장과 폐가 있고 복강에는 위, 간, 담낭, 비장, 췌장, 소장, 대장, 신장과 방광이 있다.

두 강은 한쪽 끝에서 외부 환경과 통하는데, 흉강은 맨 위에서, 복강은 맨 아래에서 열린다. 이들 강은 두 강을 나누는 중요한 공통 구조물, 즉 횡격막(diaphragm)에 의해 서로 통한다.[3]

또 하나 중요한 공통점은 두 강이 후방에서 척추와 경계를 이룬다는 것이다. 또한 두 강은 움직인다. 즉 형태가 변화한다는 공통점도 있다. 이렇게 형태가 변화하는 특성은 호흡과 가장 관련이 많으며, 이러한 움직임이 없다면 신체는 전혀 호흡을 할 수 없다.

복강과 흉강은 모두 형태가 변화하지만, 변화

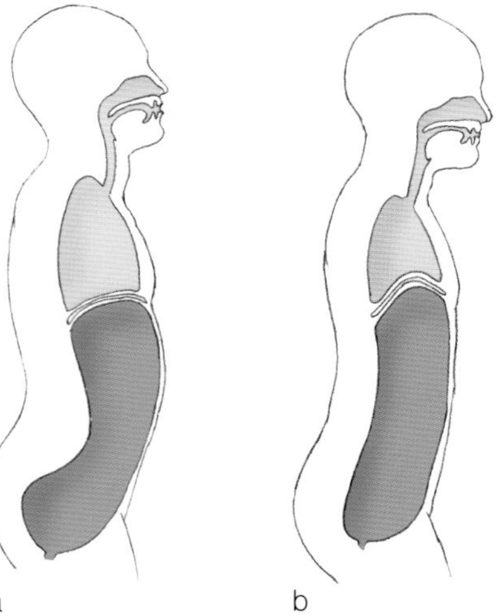

a   b

그림 1-4. 호흡은 (a) 들숨과 (b) 날숨 사이에 일어나는 흉강과 복강의 형태 변화이다.

---

3) 횡격막에 있는 3개의 구멍(열공, hiatus)은 하체에 대한 동맥혈 공급(대동맥 구멍), 하체에서 심장으로의 정맥 환류(하대정맥) 및 식도(식도 구멍)를 위한 것이다.

하는 방법 면에서는 중요한 구조적 차이점이 있다.

물 풍선과 아코디언

복강은 물 풍선과 같이 유연하고 액체로 채워진 구조물처럼 형태가 변화한다. 물 풍선의
한쪽 끝을 조이면 다른 쪽 끝이 부푼다(그림 1-5).

이는 물은 압축할 수 없기 때문이다. 손으로 조
이면 고정된 양의 물이 유연한 용기의 한쪽에서
다른 쪽으로 이동할 뿐이다. 동일한 원리가 호흡
운동이 복강을 압축할 경우에도 적용돼, 한 부위
를 누르면 다른 부위가 튀어나온다. 호흡이란 면
에서 복강은 형태가 변화하지 용적이 변화하지는
않는다. 호흡 이외의 생명 과정에서는 복강의 용
적이 변화한다. 다량의 액체를 마시거나 식사를
많이 하면 복강 장기(위, 장과 방광)가 확장되므로
복강의 전체 용적이 증가한다. 복강의 용적이 조
금이라도 증가하면 흉강의 용적은 그만큼 감소한

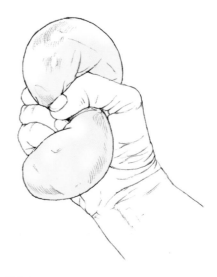

그림 1-5. 물 풍선은 형태가 변화하지 용적이 변화하
지는 않는다.

다. 이 때문에 식사를 많이 한 후, 많은 배변을 보기 전, 또는 임신 중에는 호흡하기가 보
다 힘들다.

복강과 달리 흉강은 형태와 용적이 모두 변화한다. 흉강은 아코디언 풀무와 비슷하게
유연하고 기체로 채워진 용기와 같이 움직인다. 아코디언을 조이면 풀무의 용적이 감소
하고 공기가 빠져나간다. 풀무를 당겨 펼치면 용적이 증가하고 공기가 빨려 들어온다(그
림 1-6). 이는 아코디언이 공기처럼 압축되고 확장될 수 있기 때문이다. 흉강도 마찬가지
여서 복강과 달리 흉강은 호흡할 때 형태와 용적이 변화할 수 있다.

이제 흉강과 복강을 물 풍선 위에 얹은 아코디언이라고 생각해보자. 이렇게 비유하면

호흡에 있어 두 강 사이의 관계에 대해 감을 잡을 수 있다. 즉 하나가 움직이면 반드시 다른 하나가 움직이게 된다. 숨을 들이쉴 때(흉강의 형태가 변화하여 지구 기압에 의해 공기가 폐로 밀려들어오도록 할 때)에는 흉강의 용적이 커진다. 이에 따라 복강이 아래로 눌려 복강의 형태가 변화한다.

이렇게 호흡을 형태 변화로 정의하면 효과적인 호흡이나 방해받는 호흡이 무엇에 의해 결정되는지를 이해하기가 아주 쉬워진다. 그건 그저 신체 강들을 윤곽지우고 둘러싸는 구조물들이 형태를 변화시킬 수 있는지 여부이다.

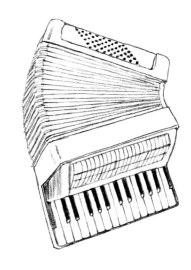

그림 1-6. 아코디언은 형태와 용적이 변화한다.

우주가 우리를 숨 쉬게 한다

용적과 압력은 반비례 관계이다. 용적이 증가하면 압력은 감소하고, 용적이 감소하면 압력은 증가한다. 공기는 항상 압력이 낮은 곳으로 흐르기 때문에, 흉강 내의 용적이 증가하면 압력이 감소하고 공기가 흘러들어온다. 이것이 들숨이다.

사람이 숨을 들이쉴 때의 느낌에도 불구하고 사람은 실제로 공기를 체내로 빨아들이지 않는다는 사실을 알아야 한다. 반대로 공기는 항상 사람을 감싸고 있는 기압(1.03kg /cm²)에 의해 체내로 밀려들어온다. 이는 공기를 폐로 들여보내는 실제적인 힘은 신체의 외부에 있다는 의미이다. 호흡에 소모하는 에너지는 흉강의 형태를 변화시키고 이는 흉강의 압력을 낮추어 지구 대기의 무게에 의해 공기가 체내로 밀려들어오도록 한다.

잠을 잘 때와 같이 이완되고 조용한 호흡을 할 때 날숨은 이러한 과정의 반대이고 수동적으로 일어난다. 들숨 동안 확장되어 열려 있던 흉강과 폐 조직은 원래의 용적으로 수축되어 공기가 밀려나가고 흉강과 폐 조직은 이전 형태로 되돌아간다. 이를 '수동적 수축(passive recoil)' 이라고 한다. 이들 조직의 탄력성이 감소하면 신체가 수동적으로 숨을 내쉬는 능력이 감소해 폐기종과 폐 섬유화 같은 많은 호흡기 장애를 초래하며, 그러면 폐 조직의 탄력성이 크게 저하된다.

촛불 불어 끄기, 말하기, 노래하기와 다양한 요가 운동과 같이 능동적 날숨을 요하는 호흡 패턴에서는 두 강을 둘러싼 근육조직이 수축해 복강이 흉강으로 밀려 올라가거나, 흉강이 복강으로 밀려 내려가거나, 혹은 이 둘이 함께 일어난다.

호흡의 3차원적 형태 변화

폐는 흉강에서 3차원 공간을 차지하기 때문에, 이 공간의 형태가 변화하여 공기가 움직이면 공간은 3차원적으로 형태가 변화한다. 구체적으로 들숨은 상하, 좌우 및 전후로 흉강의 용적을 증가시키고, 날숨은 이와 같이 3차원적으로 용적을 감소시킨다(그림 1-7 참조).

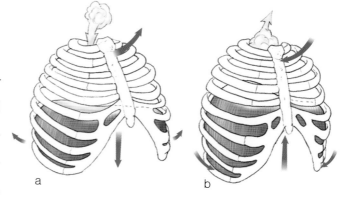

그림 1-7. (a) 들숨과 (b) 날숨에서 흉강의 3차원적 형태 변화

흉강과 복강의 형태 변화는 불가분의 관계에 있기 때문에, 복강의 형태(용적이 아님)도 3차원적으로 변화한다고 말할 수 있다. 복강은 상하, 좌우 및 전후로 조여질 수 있다(그림 1-8 참조). 살아 숨 쉬는 신체에서 흉강의 형태 변화는 복강의 형태 변화 없이 일어날 수 없다. 이

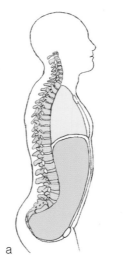
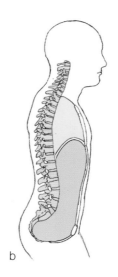

그림 1-8. 호흡 중 복강의 형태 변화: (a) 들숨에서 척추 신전과 (b) 날숨에서 척추 굴곡.

때문에 복부의 상태는 호흡의 질에 상당한 영향을 미치고 호흡의 질은 복강 장기의 건강에 강력한 영향을 준다.

호흡의 확장된 정의

지금까지 설명한 정보에 기초해 호흡의 정의를 확장해보면 다음과 같다.

호흡은 폐로 공기를 들여오고 그것을 폐에서 내보내는 과정으로, 흉강과 복강의 3차원적 형태 변화에 의해 일어난다.

이런 식으로 호흡을 정의하면 호흡이 무엇인지와 더불어 호흡이 어떻게 이루어지는지도 설명하게 된다. 머릿속에서 생각으로 진행하는 실험인 사고실험(思考實驗, thought experiment)으로 다음을 시도해보라: 호흡을 논의할 때에는 언제나 '호흡'이란 단어를 '형태 변화'라는 용어로 대체한다. 예를 들어 "난 방금 정말로 좋은 호흡을 했어" 대신 "난 방금 정말로 좋은 형태 변화를 했어"라고 한다. 보다 중요한 점은 "난 호흡에 어려움을 겪고 있어" 대신 "난 내 강들의 형태 변화에 어려움을 겪고 있어"라고 하는 것이다. 이러한 개념은 심오한 치료적 암시를 던진다. 왜냐하면 그건 호흡 및 자세 문제의 근원을 어디에서 찾기 시작해야 하는지를 알려주고, 아울러 결국에는 신체에서 2개 주요 강의 후방을 차지하고 지지 역할을 하면서 형태가 변화하는 구조물(척추, 제2장에서 논한다)을 살펴볼 수 있도록 하기 때문이다.

요가 교육에서 이루어진 주요 관찰의 하나는 척추의 움직임이 강들의 형태 변화 활동(호흡)에서 본질적인 요소라는 점이다. 이 때문에 요가 수행에서 대단한 비중을 차지하는 요소가 척추의 움직임을 들숨 및 날숨 과정과 조화시키도록 요구하는 것이다.

수련생들에게 척추 신전 중에 숨을 들이쉬고 척추 굴곡 중에 내쉬라고 가르치는 이유가 있다. 기본적으로 신전 시의 척추 형태 변화는 들숨이고 굴곡 시의 척추 형태 변화는 날숨이다.

호흡에서 횡격막의 역할

단일 근육인 횡격막(diaphragm)은 호흡의 3차원적 움직임을 모두 (스스로) 일으킬 수 있다. 이 때문에 거의 모든 해부학 서적이 횡격막을 호흡의 주요 근육이라고 설명한다. 앞서 우리는 호흡을 형태 변화와 관련하여 정의하였는데, 여기에 횡격막을 추가하여 이 놀라운 근육을 살펴보도록 하자.

횡격막은 흉강과 복강에 3차원적 형태 변화를 일으키는 주요 근육이다.

횡격막이 어떻게 이러한 형태 변화를 일으키는지 이해하기 위해서는 체내에서 횡격막의 모양과 위치, 횡격막이 부착되는 부위, 횡격막에 부착되는 구조물, 횡격막의 작용, 그리고 기타 호흡 근육과의 관계를 살펴보아야 한다.

형태와 위치

횡격막은 가파른 돔(dome) 모양으로 생겨 많은 이미지를 떠올린다. 가장 흔한 두 가지를 들자면 해파리와 낙하산이다(그림 1-9). 횡격막의 모양은 그것이 둘러싸고 지지하는 장기들에 의해 형성된다는 점을 알아야 한다. 그러한 장기들과의 관계가 없다면 돔은 마치 벗어놓은 스타킹 캡(stocking cap, 원뿔꼴 털실 모자)처럼 주저앉을 것이다. 아울러 횡격막은 비대칭의 이중 돔 모양으로 되어 있어, 오른쪽 돔이 왼쪽 돔보다 더 높다. 이는 간이 오른쪽 돔 밑에서 밀어 올리는 반면, 심장이 왼쪽 돔 위에서 밀어 내리기 때문이다(그림 1-10 참조).

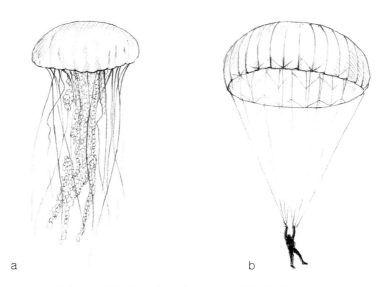

그림 1-9. 횡격막의 모양은 많은 사람에게 (a) 해파리 또는 (b) 낙하산을 연상시킨다.

횡격막은 몸통을 흉강과 복강으로 나누어, 흉강의 바닥이자 복강의 천장이 된다. 이 구조물은 신체의 넓은 부위에 걸쳐 있다. 제일 윗부분은 3번 및 4번 늑골 사이 공간에 이르고 가장 아래에 있는 섬유는 3번 및 2번 요추 전면에 부착되어 있어, 젖꼭지에서 배 꼽까지라고 표현하기도 한다.

횡격막의 근육 부착부

근육은 기시부(origin)와 종지부(insertion)에 부착된다. 기시부 또는 종지부의 구분은 구조와 기능이란 2가지 요인에 달려 있다.

- 구조상으로는 신체의 중심부에 가장 가까운 근육 말단부, 즉 근위 말단부 (proximal end)가 대개 기시부이다. 보다 주변으로 부착되어 있는 부위, 즉 원위 말

단부(distal end)는 대개 종지부이다.

● 기능상으로는 수축 시 보다 안정적인 근육 말단부가 기시부이고 보다 가동적인 근육 말단부가 종지부이다.

이와 같은 구분은 타당한 듯하지만(근위부 구조물은 일반적으로 원위부 구조물보다 더 안정적이다), 제4장에서 좀 더 살펴보듯이 반드시 그런 것은 아니다. 예를 들어 몸통을 공간에서 움직이면서 중심부를 가동시키고 사지를 안정시킬 경우에는 기능상으로 기시부와 종지부가 반전된다.

체내에서 공간을 이동시키는 근육(횡격막)은 당연히 3차원적 형태 및 기능을 가지며, 이에 따라 그 기시부와 종지부는 결코 정해져 있는 것이 아니다. 따라서 이제 횡격막 근섬유의 부착부를 살펴보면서는 혼동을 피하기 위해 그저 횡격막의 하위 부착부와 상위 부착부라고만 말할 것이다.

하위 부착부

횡격막 섬유의 하단은 뚜렷이 구별되는 네 부위에 부착되어 있다. 전통적인 교과서들은 흉골, 늑골, 요추 등 세 부위만 거론한다 (그림 1-10 참조).

1. **흉골 부착부:** 흉골의 맨 아래에 있는 검상돌기(xiphoid process)의 후면.
2. **늑골 부착부:** 6번에서 10번 늑골까지의 늑연골 내측면.
3. **궁상인대:** 10번 늑골의 늑연골에서 요

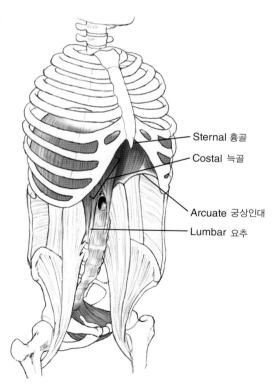

Sternal 흉골

Costal 늑골

Arcuate 궁상인대

Lumbar 요추

그림 1-10. 횡격막 근육의 부착부

추까지 걸쳐 있는 궁상인대(arcuate ligament[4])를 통해 그 주행을 따라 부유늑골 (floating rib, 11번 및 12번)과 1번 요추의 횡돌기 및 척추체에 부착된다.

4. **요추 부착부:** 우측 3번 요추 및 좌측 2번 요추의 전면에 횡격각(横膈脚, crura)으로 부착된다.

상위 부착부

횡격막의 모든 근섬유는 하위 부착부에서 몸의 위쪽으로 올라간다. 그들은 결국 근육의 맨 위 평평하고 수평인 부위, 즉 중심건(central tendon)에 이르러 합쳐진다. 본질적으로 횡격막은 비수축성 섬유조직인 자신의 중심건에 연결된다. 중심건은 심장의 섬유 심막에 강하게 연결되어 심막과 밀접히 연관되어 있으므로, 체내에서 중심건의 수직 움직임은 그러한 연결에 의해 제한된다.

전통적인 교과서들은 횡격막 근육의 하위 부착부를 근육의 기시부 그리고 중심건을 종지부라고 말한다. 다음의 글을 통해 우리는 그러한 가정을 재평가한다.

전통적인 기시부 및 종지부 구분에 대한 이견

이 장에서 나중에 살펴보듯이 호흡을 가르치는 강사들 사이에 횡격막의 작용에 대해서는 많은 혼동이 있다. 왜 그렇게 많은 혼동이 있고 그건 어디에서 시작되었는가? 주요 요인은 횡격막의 구조적 기시부 및 종지부가 역사적으로 해부학 교과서들에서 잘못 구분되었다는 것일 수 있다. 이는 횡격막의 섬유가 수축할 때 근육의 어느 쪽 말단부가 안정적이고 어느 쪽 말단부가 가동적인지와 관련해 기능적 측면에서 혼동을 초래했다.

구조에 대한 가정. 구조적 측면에서 전통적인 해부학 교과서들은 횡격막의 기시부를 그 하위 부착부 그리고 그 종지부를 중심건이라고 구분한다. 면밀히 검토해보면 이러한 구

---

4) 전통적인 교과서들은 궁상인대에 있는 각각의 궁(arc)을 개별적으로 지칭한다. 하지만 이를 언급한 뼈 표면들에 부착되어 있는 단일의 긴 인대로 생각하는 것이 훨씬 더 타당하다. 절개를 통해 궁상인대를 이들 부착부에서 떼어보면 분명히 단일의 곧은 인대로 펼쳐진다.

분은 타당하지 않다.

횡격막의 하위 부착부 위치에서 이런 구분이 얼마나 사실인지를 알아보자(그림 1-10 참조). 흉골의 맨 아래에 손가락 끝을 대면 대개 검상돌기의 끝이 만져진다. 다음으로 손가락을 늑연골의 가장자리를 따라 훑어가면 거기서부터 등을 돌아 부유늑골 부위에, 그런 다음 요추의 꼭대기에 이른다.

이렇게 몸을 훑어간 매 접촉 지점에서 손가락 끝은 횡격막의 흉골, 늑골, 궁상인대 또는 요추 부착부로부터 작게는 0.6cm, 크게는 2.5cm 떨어져 있다. 손가락은 신체의 표면에 있고 그 중심부에 가깝지 않으며 훑어간 그 어느 것도 부착부가 아니다.

이제 횡격막의 상위 부착부를 따라갈 수 있는지 알아보자. 손가락 끝을 중심건 가까이 댈 수 있을까? 그렇지 않을진대, 그건 신체의 중심부에 있기 때문이다. 사실 심장이 거기에 고정되어 있다. 이 구조물을 '중심'이라고 표현하는 것은 적절하며, 이 때문에 대개 원위부 구조물에 해당하는 용어(종지부)를 사용하니 한층 더 혼동을 일으키는 것이다.

하위 섬유. 횡격막의 하위 근섬유는 유연한 연골 및 인대에 부착되어 있다. 검상돌기의 아래는 거의 연골이다. 늑연골은 탄력 있고 유연하며, 늑골에 부착시켜 주는 많은 관절이 있다. 이들 관절은 흉곽 관절을 구성하는 100개 이상의 관절에 속한다. 궁상인대는 밧줄 같은 긴 띠로 부유늑골의 끝에 부착되어 있다. 요추의 전면은 전종인대로 덮여 있으며, 이 인대는 연골성 추간판의 전면과 아울러 요추의 전면에 고정되어 있다.

흉곽이 자유로이 움직이도록 허용된다고 가정하면, 우리는 위와 같은 횡격막의 하위 부착부들이 움직일 가능성이 상당하다고 강력히 주장할 수 있다. 심지어 횡격각도 요추의 움직임과 요근들(psoas muscles)의 작용을 요하는 상황에서 이러한 가능성이 있는데, 요근들은 공히 요추 상부에 부착되어 있다.

상위 섬유. 횡격막의 중심과 심장은 결코 떨어져 있지 않다. 중심건이 될 조직은 사실 배아 발육기에 흉강의 바깥에서 기원한다. 이러한 초기에 그건 횡중격(transverse septum)이라고 불리며, 원시 심장 조직에 인접해 있다. 자궁에서 4주째에 배아의 구조물이 안으로 접히면서, 심장과 횡중격은 함께 흉강으로 이동한다. 일단 횡중격이 이 위치에 있으면, 횡격막의 근육조직이 복벽의 내측면으로부터 그쪽으로 자란다. 따라서 중심건을 심장과 연관시키는 것은 횡격막을 원래대로 표현한 것이며, 중심건을 그 기시부로 구분하는 것이 더욱 타당함을 보여준다.

심장에 단단히 고정되어 있기 때문에 중심건의 질긴 섬유조직은 흉강 내에서 수직으로 움직이는 능력이 제한된다(1.2에서 2.5cm 사이). 그러므로 횡격막에서 중심건에 가장 가까운 상위 근육 부착부는 움직일 가능성이 거의 없다. 그러나 중심건의 양측에서 위로 올라가는 근육 돔 부분은 복부 내장을 강하게 아래로 미는 능력이 있다. 이러한 작용(중심건 자체가 아래로 움직이는 것이 아님)이 상복부를 부풀리는, 흔히 복식호흡(belly breath)이라고 하는 움직임을 대부분 일으킨다.

결론. 방금 언급한 모든 이유 때문에, 우리는 전통적인 교과서들이 원위 구조물(하위 부착부)을 기시부로 그리고 근위 구조물(상위 부착부)을 종지부로 기술함으로써 횡격막의 기시부와 종지부에 대한 구조적 구분을 반대로 하고 있다고 결론지었다. 이러한 구조적 혼동은 기능적 혼동을 초래하는데, 근육 종지부는 가동적이고 근육 기시부는 안정적이라고 가정하기 때문이다. 우리는 이를 곧 살펴볼 것이다.

장기와의 관계

횡격막의 기시부와 종지부를 살펴보면 횡격막이 어느 구조물들에 부착되어 있는지를 이해할 수 있다. 그러나 기타 근육들과 달리 횡격막은 거기에 부착되어 있는 구조물이 많다. 그래서 장기와의 관계를 살펴보는 것이다.

흉강과 복강의 움직임을 일으키는 주작용근(prime mover)으로서 횡격막은 흉강 및 복강 장기들을 둘러싸는 결합조직이 고정되는 곳이다. 이 중요한 구조물들의 이름은 3P로 기억하면 쉽다.

- 흉막(Pleura): 폐를 둘러싼다.
- 심막(Pericardium): 심장을 둘러싼다.
- 복막(Peritoneum): 복강 장기들을 둘러싼다.

그러므로 흉강과 복강의 형태를 변화시키는 활동은 그 안에 들어 있는 장기들의 움직임에 지대한 영향을 미친다는 점이 분명해진다. 횡격막은 이러한 움직임의 주요 근원이나, 내장도 횡격막에 대한 저항과 안정화의 근원이다. 이와 같은 상호관계를 보면 요가 수행에 의해 촉진되는 호흡과 신체의 조화로운 움직임이 전반적인 건강 및 모든 신체 계통의 기능 면에서 그렇게 현저한 향상을 가져올 수 있는 이유를 알게 된다.

횡격막의 작용

횡격막의 근섬유는 주로 신체의 수직(상하)축을 따라 간다는 점을 기억해야 한다(그림 1-11 참조).

모든 근육과 마찬가지로 횡격막의 근섬유도 수축하면 그 두 말단부(중심건과 흉곽의 바닥)를 상대 방향으로 끌어당긴다. 이러한 작용은 호흡에서 흉강과 복강의 형태가 3차원적으로 변화하는 근본 원인이다.

이를 보다 가시적인 움직임으로 설명하면, 대요근(psoas major)은 고관절을 굴곡시

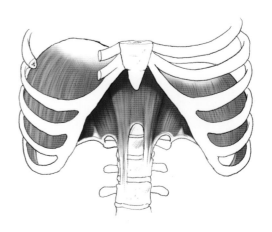

그림 1-11. 횡격막의 근섬유는 모두 하위 부착부에서 중심건까지 수직으로 주행한다.

킬 때 다리를 척추 전면 쪽으로 움직이거나(한쪽 다리로 서서 반대쪽 고관절을 굴곡시키는 것처럼) 척추 전면을 다리 쪽으로 움직인다(다리를 고정시킨 상태에서 윗몸일으키기를 하는 것처럼). 두 경우에서 모두 대요근은 수축해서 고관절을 굴곡시킨다. 차이가 나는 점은 근육의 어느 쪽 말단부가 안정적이고 어느 쪽 말단부가 가동적이냐는 것이다. 말할 필요도 없이 안정적인 몸통 및 움직이는 다리는 움직이는 몸통 및 안정적인 다리와는 사뭇 다른 모습이다.

횡격막 호흡의 다양성

대요근을 '다리 작용근'이나 '몸통 작용근'으로 생각할 수 있듯이, 횡격막도 '배를 부풀리는 근'이나 '흉곽을 들어 올리는 근'으로 생각할 수 있다(그림 1-12 참조). 횡격막의 근육 작용은 흔히 상복부가 부푸는 움직임과 관련되어 있는데, 이는 흔히 복식호흡(belly breath 또는 abdominal breath)이라고 하지만 횡격막 호흡이라고도 하여 혼동을 일으킨다. 이는 횡격막 호흡의 한 유형에 불과하며, 흉곽의 바닥(하위 부착부)이 안정적이고 돔(상위 부착부)이 가동적인 유형이다(그림 1-13a 참조).

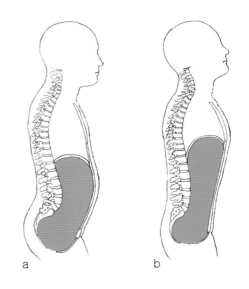

그림 1-12. 횡격막은 (a) 복식호흡에서 들숨 시 '배를 부풀리는 근'이 되거나 (b) 흉식호흡에서 들숨 시 '흉곽을 들어 올리는 근'이 될 수 있다.

 상위 돔을 안정시키면서 흉곽을 이완시켜 위와 같은 상황을 반전시키면, 횡격막의 수축으로 인해 흉곽이 확장된다(그림 1-13b 참조). 이를 흉식호흡(chest breath)이라고 하는데, 이러한 호흡이 횡격막 이외의 근육이 작용해 일어난다고 생각하는 사람이 많다. 이와 같은 오해는 횡격막 호흡과 소위 '비횡격막 호흡'이란 잘못된 이분법을 초래한다.

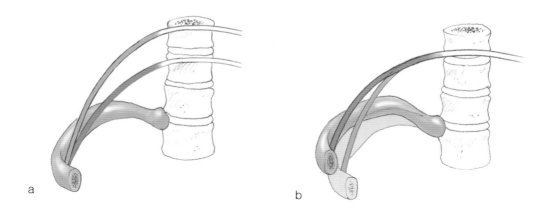

그림 1-13. (a) 흉곽이 안정되어 있고 복근이 이완된 상태에서 횡격막이 수축하면 상위 부착부가 내려간다. (b) 흉곽이 이완되어 있고 상위 부착부가 복근의 작용에 의해 안정된 상태에서 횡격막이 수축하면 흉곽이 위쪽으로 들린다.

　이러한 오류의 불행한 결과가 호흡 훈련을 받는 많은 사람이 배의 움직임보다는 가슴의 움직임을 보이는 데도 횡격막을 사용하고 있지 않다는 말을 듣는다는 것인데, 이는 완전히 잘못된 말이다. 마비인 경우를 제외하면 횡격막은 '항상' 호흡에 사용된다. 정작 문제는 횡격막이 효율적으로 작용할 수 있는지 여부이며, 이는 횡격막이 형태 변화에 영향을 미칠 수 있는 기타 모든 근육과 얼마나 잘 조화를 이룰 수 있느냐를 의미한다. 요가 수행은 바로 이러한 조화에 도움이 될 수 있다.

　만일 흉강과 복강을 둘러싼 근육의 모든 작용을 이완시킬 수 있다면, 횡격막의 작용으로 흉부와 복부가 모두 동시에 움직일 것이다. 그러나 이러한 경우는 드물다. 왜냐하면 중력 상황에서 인체의 질량을 안정화할 필요에 따라 많은 호흡 안정근(stabilizing muscle, 자세근이기도 하다)이 호흡의 모든 단계에서, 심지어 바로 누워 있는 동안에도 활성화된 상태를 유지하기 때문이다. 이러한 관점에서 우리의 자세 습관은 호흡 습관과 같은 의미이다.

3차원적 형태 변화의 엔진

요가의 아사나(asana) 수행이나 호흡 훈련에서 일어나는 특정한 패턴은 흉강과 복강의 형태를 변화시킬 수 있는 보조근육(accessory muscle, 횡격막 이외의 근육)이 작용해 일어난다. 보조근육과 횡격막의 관계는 자동차에 비유하자면 조향 장치와 엔진의 관계와 동일하다.

엔진은 자동차를 움직이는 주요 장치이다. 자동차의 작동과 관련된 모든 기계적 및 전기적 움직임은 엔진에 의해 일어난다. 마찬가지로 호흡에서 흉강과 복강의 3차원적 형태 변화도 주로 횡격막에 의해 일어난다.

운전할 때 운전자가 엔진에 대해 직접적으로 제어할 수 있는 기능은 회전 속도뿐이다. 엔진은 가속페달을 밟으면 더 빨리 회전하고 페달에서 힘을 빼면 더 느리게 회전한다. 마찬가지로 호흡할 때 사람이 횡격막에 대해 의지로 직접 제어할 수 있는 것은 그것의 타이밍뿐이다. 한도 내에서 사람은 횡격막이 작용하는 시점을 제어할 수 있으나, 횡격막이 수축을 멈추면 수동적 수축이 발생해 날숨이 일어난다. 마치 운전할 때 발에서 힘을 빼자마자 가속페달이 튀어 올라 감속이 일어나듯이 말이다.

형태 변화의 조종

운전자는 자동차를 엔진으로 조종하지 않는다. 엔진의 힘을 특정 방향으로 유도하기 위해서는 트랜스미션, 브레이크, 조향 및 서스펜션 장치가 필요하다. 마찬가지로 사람은 호흡을 횡격막으로 조종하지 않는다. 호흡의 힘을 제어하고 특정 패턴으로 유도하기 위해서는 보조근육의 도움이 필요하다.

이렇게 엔진에 비유해보면 횡격막 훈련으로 호흡 기능을 개선한다는 개념은 잘못된 것이다. 요컨대 가속페달을 작동시키는 방법만 배운다고 운전이 개선되지는 않는다. 운전 연수에서 습득하는 기술들은 대부분 자동차의 가속을 조향, 제동 및 주변 인식과 조화시키는 것과 관련이 있다. 마찬가지로 호흡 훈련은 정말로 보조근육 훈련이다. 신체의 모든 근육조직이 횡격막의 작용과 조화를 이루고 통합될 경우에만 호흡이 효율적이고 효과적일 수 있다.

아울러 횡격막의 작용이 복부를 부풀리는 것(복식호흡)으로 국한된다는 생각은 엔진이 자동차를 전진하게만 할 수 있고 후진에는 별도의 장치가 힘을 제공한다고 주장하는 것만큼 부정확한 생각이다. 자동차와 관련해 이러한 잘못된 주장이 엔진과 트랜스미션의 관계를 이해하지 못해 나오듯이, 호흡과 관련해 위와 같은 부정확한 생각은 횡격막이 흉곽의 움직임 및 보조근육과 이루는 관계를 이해하지 못해 생긴다.

게다가 복부 움직임은 적절한 호흡이고 흉부 움직임은 부적절한 호흡이라고 잘못 생각한다. 이는 자동차는 항상 전진시킬 경우에만 가장 유용하다고 말하는 것만큼 바보 같은 생각이다. 후진 기어가 없는 자동차를 운전하면 결국 어딘가에 처박힐 것이다.

호흡 보조근육

횡격막이 호흡의 주요 근육이라는 데에는 모든 사람이 동의하지만, 호흡에 관여하는 기타 근육들을 분류하는 방법은 다양하고 간혹 상충된다. 앞서 설명하였듯이 호흡의 정의를 다시 내린다면, 보조근육은 횡격막 이외에 흉강과 복강의 형태 변화를 일으키는 근육이라고 정의할 수 있다. 형태 변화가 들숨(흉강 용적의 증가) 또는 날숨(흉강 용적의 감소)을 일으키는지 여부는 상관없는데, 호흡의 어느 단계에서나 들숨과 날숨을 둘 다 조절하는 근육들이 활성화될 수 있기 때문이다.

이와 같은 관점에서 몇 가지 유형의 호흡 사이에 차이점과 유사점을 분석해보자.

복식호흡에서 횡격막의 늑골 부착부는 흉곽을 아래로 당기는 근육, 즉 내늑간근(internal intercostal), 흉횡근(transversus thoracis)과 기타 근육에 의해 안정된다(그림 1-15 및 1-16 참조). 이들 근육은 일반적으로 날숨 근육으로 분류되나, 이 경우에 들숨의 형태를 형성하는 데에도 적극적으로 관여한다. 흉식호흡에서는 횡격막의 상위 부착부가 하부 복근에 의해 안정되어 이들 근육도 날숨 근육으로 간주되나, 이 경우에 들숨의 패턴을 형성하는 데에도 분명히 관여한다.

흉식호흡과 복식호흡에서 모두 한 부위의 보조근육은 이완되면서 다른 부위는 활성화되어야 한다는 점을 알아야 한다. 복식호흡에서는 복벽이 이완되고 흉식호흡에서는 소위 흉곽 내림근(depressor)이 이완되어야 한다.

뇌를 정화하는 호흡법인 카팔라바티(kapalabhati, 정뇌호흡; kapala는 '두개골,' bhati는 '빛' 또는 '정화'를 의미함)에서는 강하고 자발적인 날숨에 초점을 두며, 흉곽의 바닥이 들리고 열려 있어야 하복부가 자유로이 리드미컬하게 형태 변화를 할 수 있다. 이 경우에 '들숨 근육'인 외늑간근(external intercostal)은 날숨 중에도 활성화된 상태를 유지한다.

복강 및 흉강 보조근육

복강의 근육조직은 사방으로 주행하는 탄력 섬유로 모든 측면이 둘러싸인 물 풍선이라고 생각할 수 있다(그림 1-14).

횡격막의 수축과 함께 이들 섬유가 단축과 신장을 하면 무한히 다양한 호흡 관련 형태 변화가 일어난다. 들숨에서 횡격막의 긴장도가 증가하면 일부 복근의 긴장도는 감소해 횡격막이 움직일 수 있도록 한다. 모든 복근을 동시에 수축시키면서 숨을 들이쉬려 하면 아주 어렵다. 왜냐하면 이들 근육은 흉곽에도 직접 부착되어 있어 흉곽의 형태를 변화시키는 능력에 직접 영향을 미치기 때문이다.

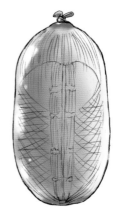

그림 1-14. 물 풍선과 비슷한 복강의 형태 변화는 사방으로 주행하는 많은 층의 근육조직에 의해 조절된다.

호흡에 가장 직접적인 영향을 미치는 복근은 횡격막과 동일한 곳에 부착되어 있는 근육인 복횡근(transversus abdominis)이다. 복벽의 가장 깊은 층을 형성하는 이 근육은 흉곽의 내측면 바닥에 있는 늑연골에서 기시한다. 복횡근의 섬유는 횡격막의 섬유와 직각으로 맞물려(엮여) 있어, 횡격막의 섬유는 수직으로 올라가는 반면 복횡근의 섬유는 수평으로 주행한다(그림 1-15 참조). 이에 따라 복횡근은 흉곽을 확장시키는 횡격막의 작용에 대해 직접 길항근(direct antagonist)이 된다. 복횡근과 동일한 층에서 전흉벽의 내면으로 이어지는 수평 섬유는 흉골 내림근인 흉횡근(transversus thoracis)인데, 위와 같은 작용을 위로 전흉벽까지 연장한다.

마찬가지로 복벽의 기타 층을 형성하는 근육도 흉강에 상응하는 근육이 있다. 외복사근(external oblique)은 외늑간근(external intercostal)으로 바뀌고 내복사근(internal

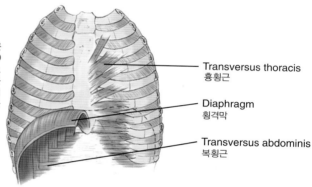

그림 1-15. 흉벽을 뒤에서 보면 횡격막과 복횡근이 기시부에서 맞물려 서로 완전히 90도 각도를 이룬다는 점을 알 수 있다. 이는 주동근-길항근, 들숨근-날숨근이 짝을 이룬다는 사실을 분명히 보여주고 이러한 사실은 프라나와 아파나란 요가 개념의 구조적 바탕이 된다.

Transversus thoracis 흉횡근

Diaphragm 횡격막

Transversus abdominis 복횡근

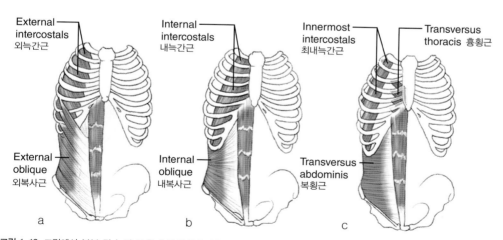

External intercostals 외늑간근

External oblique 외복사근

a

Internal intercostals 내늑간근

Internal oblique 내복사근

b

Innermost intercostals 최내늑간근

Transversus abdominis 복횡근

c

Transversus thoracis 흉횡근

그림 1-16. 그림에서 복부 및 늑간 근육 층들의 연속성을 보면 (a) 외복사근은 외늑간근으로 바뀌고, (b) 내복사근은 내늑간근으로 바뀌며, (c) 복횡근은 흉횡근과 최내늑간근으로 바뀐다는 것을 알 수 있다.

oblique)은 내늑간근(internal intercostal)으로 바뀐다(그림 1-16 참조). 흉벽 및 복벽 층을 형성하는 이 모든 근육 가운데 오직 외늑간근만이 흉강 용적을 증가시킬 수 있다. 기타 모든 근육은 흉곽을 당겨 내리거나 횡격막의 상위 부착부를 밀어 올려 흉강 용적을 감소시킨다.

기타 보조근육

가슴, 목과 등의 근육도 흉곽의 용적을 증가시킬 수 있으나(그림 1-17 및 1-18 참조), 이러한 작용에 있어 효율성은 횡격막과 외늑간근보다 훨씬 더 떨어진다. 이와 같은 비효율성은 이들 근육이 그 위치와 부착부로 인해 흉곽에 충분한 영향력을 발휘하지 못하고 그

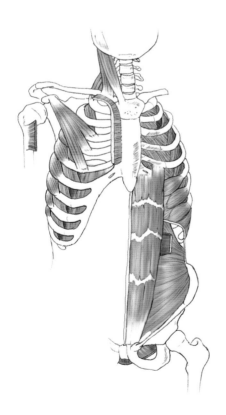 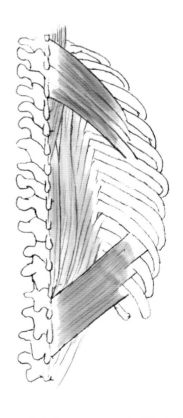

그림 1-17. 일부 호흡 보조근육. 파란색 근육은 흉강 용적을 감소시키는 작용을 하는 반면, 빨간색 근육은 흉강 용적을 증가시키도록 돕는다.

그림 1-18. 후거근(serratus posterior). 상후거근(빨간색)은 흉강 용적의 증가를 돕고 하후거근(파란색)은 흉강 용적의 감소를 돕는다.

통상적인 역할이 호흡이 아니기 때문이다. 이 근육들은 주로 머리, 목, 견갑대(shoulder girdle)와 팔을 움직이며, 이러한 작용을 하려면 이들 근육의 근위부(몸의 중심부 쪽)가 안정적이고 원위부(몸의 주변부 쪽)가 가동적이어야 한다. 이들 근육이 흉곽을 확장시키기 위해서는 이와 같은 관계가 반대로 되어야 한다. 즉 원위 종지부가 더욱 더 많은 근육에 의해 안정되어 근위 기시부가 가동할 수 있어야 한다.

이에 따라 이 근육들은 보조근육 가운데 효율성이 가장 떨어져, 보조근육 호흡에 수반하는 근육 긴장의 정도를 고려한다면 산소공급의 순이익이 낮아 그러한 호흡에 대한 에너지 투자는 가치가 떨어진다. 이 때문에 호흡 개선은 이 보조근육 메커니즘의 긴장 감소로 관찰할 수 있으며, 이러한 긴장 감소는 형태를 변화시키는 능력이 대단히 효율적인 횡격막이 가능한 한 방해를 받지 않고 작용하는 경우에 일어난다.

기타 두 격막

호흡 격막(respiratory diaphragm)과 함께, 호흡에는 골반 및 성대 격막(pelvic and vocal diaphragms)의 조화로운 작용이 요구된다. 요가 수행자들이 특히 관심을 갖는 작용인 물라 반다(mula bandha; mula는 '단단히 고정된' 또는 '뿌리,' bandha는 '결합' '유대' 또는 '묶음'을 의미함), 즉 '뿌리 잠금'은 골반저근(pelvic floor muscles, 그림 1-19 참조)에서 일어나는 들어 올리는 작용으로, 여기에는 복벽 심층의 하부 섬유도 관여한다. 물라 반다는 아파나를 위로 이동시키고 횡격막의 상위 부착부를 안정화하는 작용이다. 이러한 반다가 활성화되어 있는 동안 숨을 들이쉬려면 상부 복벽의 부착부가 이완되어야 하며, 그러면 횡격막이 흉곽의 바닥을 위로 들어 올릴 수 있다. 이와 같이 들어 올리는 작용을 웃디야나 반다(uddiyana bandha), 즉 '위로 날아가는 잠금'이라고 한다.

보다 천층에 있는 회음부 근섬유는 물라 반다에 동원할 필요가 없다는 점을 알아야 하는데, 골반저를 들어 올리는 데 효율적인 근육이 아니기 때문이다. 또한 거기에는 항문 및 요도 괄약근이 포함되어 있으며, 이러한 괄약근은 그림 1-20에서 보듯이 아파나의 하향 이동(고체 및 액체 노폐물의 배출)과 관련이 있다.

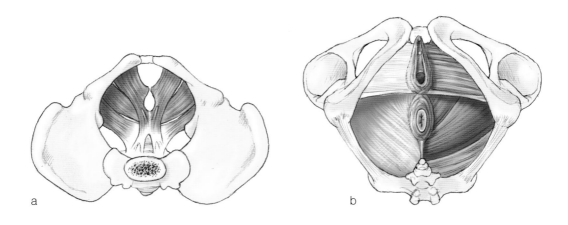

a   b

그림 1-19. (a) 위에서 본 그림으로 골반 격막에서 가장 심층에 있는 근육들이며, (b) 아래에서 본 골반저 그림으로 천층 및 보다 심층에 있는 근섬유의 방향을 보여준다. 층이 얕을수록 보다 좌우로(좌골에서 좌골로) 주행하고 층이 깊을수록 보다 전후로(치골결합에서 미골로) 주행한다.

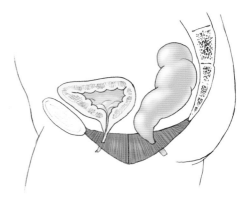

그림 1-20. 보다 천층에 있는 회음부 근섬유(그림 1-19b 참조)의 작용은 항문 및 비뇨생식기 괄약근과 관련이 있다.

성대 격막

그림 1-21에서 보듯이 호흡 통로의 관문
은 성문(聲門, glottis)이며, 이는 구조물
이 아니라 성대 사이의 공간이다.

    요가 수행자들은 호흡, 음성 및 자세로
수행하는 것이 무엇이냐에 따라 이 공간
을 다양한 방법으로 조절하는 데 익숙하

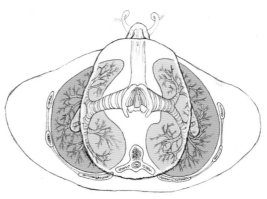

그림 1-21. 공기가 폐로 들어오고 나가는 통로로, 성대의 위치
를 보여준다.

다. 휴식 중일 때 성대를 조절하는 근육은 이완되어 성문은 좁아지지도 넓어지지도 않는
다(그림 1-22a 참조). 이는 수면 중이거나 요가에서 휴식과 회복에 더 중점을 두는 수행

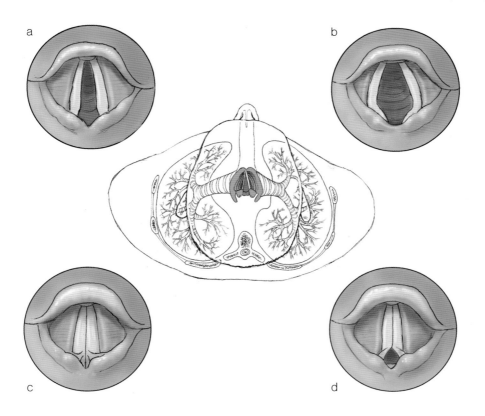

그림 1-22. 성대의 위치와 모양: (a) 이완된 모양, (b) 강제 호흡을 위해 최대로 열린 모양, (c) 말하기(발성)를 위해 닫힌 모양, (d) 속
삭이는 대화를 위해 약간 열린 모양(또는 우자이).

을 할 때 일어난다.

카팔라바티(kapalabhati) 또는 바스트리카(bhastrika, 풀무호흡; bhastra는 '풀무'를 의미함)처럼 깊고 빠른 호흡을 요하는 호흡운동에서는 성대를 벌리는(외전) 근육이 수축하여 공기가 이동하는 통로가 더 커진다(그림 1-22b 참조).

암송, 노래 또는 말을 할 때에는 성대가 모아지고(내전), 이에 따라 바깥으로 나가는 공기가 성대를 통해 밀려나가면서 성대가 진동한다. 이러한 진동을 '발성(phonation)'이라고 한다(그림 1-22c 참조).

호흡운동이 길고 깊으면서 느린 호흡을 요하는 경우에는 성문이 부분적으로 닫혀 성대의 뒷부분만 조금 열릴 수 있다(그림 1-22d 참조). 이러한 작용은 속삭이는 대화를 가능하게 하며, 요가에서는 우자이(Ujjayi; ud는 '흘러나간다,' jaya는 '승리'를 의미함), 즉 '승리의 호흡'이라고 한다. 또한 이런 작용은 다음 섹션에서 살펴보듯이 체내에서 자세를 더 지지해준다.

반다

세 가지 격막(골반, 호흡 및 성대 격막) 모두와 우자이가, 들숨 및 날숨과 조화를 이루는 요가 운동에서 함께 작용한다. 호흡에 길이와 결(texture)을 더해주는 외에, 우자이의 밸브는 복강과 흉강에 걸쳐 일종의 배압(back pressure, 압력 작용면의 반대쪽에 작용하는 압력)을 생성한다. 이러한 압력은 태양경배(sun salutation)에서처럼 '빈야사(vinyasa, 배열 또는 배치)' 요가에서 호흡과 동조화된 흐름을 수행할 때 일어나는 길고 느린 굴곡 및 신전 운동 중 척추를 보호할 수 있다. 요가 용어로 표현하자면 격막들의 이러한 조화로운 작용들(반다들)은 체내에서 스티라(안정성)를 증가시켜, 기계적 응력(mechanical stress, 물체에 기계적 외력을 가할 때 물체 내부에 생기는 저항력)을 재분배함으로써 손상을 방지한다.

그림 1-23은 전방 굴곡으로 들어가는 신체에 대한 기계적 분석을 두 가지 관점에서 보

여준다. 그림 1-23a에서는 몸통이 호흡의 지지를 받지 않은 채 움직인다. 흉강과 복강을 둘러싼 호흡 근육조직이 동원되지 않기 때문에, 형태에 단일의 무게중심이 없다. 부분적인 무게중심(B)이 긴 지레팔(C)에 작용하고 있는데, 그 받침점(A)은 요천추 경계부의 취약한 디스크에 위치한다. 몸통의 하중이 후방 근육조직에 의해 제어되고 있으며, 그러한 근육조직은 짧은 지레팔의 끝부분(D)을 압박한다. 신체는 본능적으로 이러한 매우 형편없는 지레작용을 참지 못하며, 그 때문에 우리는 이와 같은 상황에서 척추 구조물의 손상을 피하기 위해 숨을 멈추는 경향이 있다.

그림 1-23b는 동일한 동작을 나타내지만 우자이의 성문 밸브(E)를 이용하므로 자동적으로 호흡 근육조직을 동원한다. 이에 따라 척추는 안정된 흉강 및 복강에 얹히기 때문

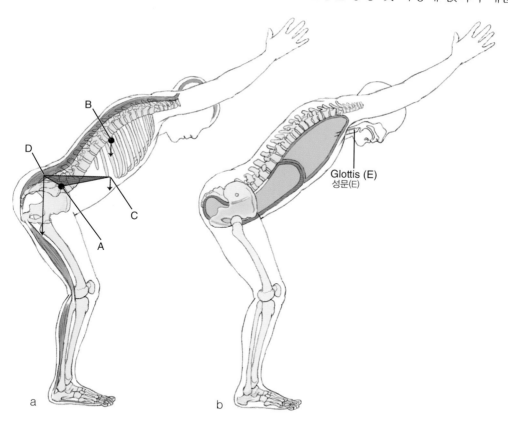

그림 1-23. (a) 호흡을 이용하지 않은 채 그리고 (b) 호흡을 이용한 채 동작을 지지하는 상황.

에 척추 전면 전체가 지지를 받는다. 이제 신체에는 단일의 무게중심이 있으며, 이는 골반과 다리가 안전하게 지지한다. 이를 흔히 전방 지지라고 한다.

이와 같은 종류의 저항을 통해 신체를 움직이고 지지하는 경우에 추가 효과는 체내에서 열의 생성인데, 이는 다양한 방식으로 유익하게 쓰일 수 있다. 이러한 수행을 '브라마나(brhmana; brh는 '증가하다' 또는 '확장하다'를 의미함)'라고 한다. 브라마나는 열, 팽창, 파워 및 힘의 증진과 아울러 응력(stress)을 견디는 능력을 의미한다. 또한 브라마나는 들숨, 영양분, 프라나 및 흉부와도 관련이 있다.

보다 이완된, 수평적인, 또는 회복적인 수행에서 신체를 이완시킬 때에는 수직적인 자세 지지와 관련이 있는 반다와 성문 수축을 이완시켜야 한다. 요가에서 이러한 이완 측면은 '랑가나(langhana, '단식' 또는 '기아'를 의미함)'의 특성을 구체화한다. 랑가나는 냉기, 압축, 이완 및 방출과 아울러 민감성 및 내면 집중(inward focus)의 증진과 관련이 있다. 또한 랑가나는 날숨, 배출, 아파나 및 복부와 연관이 있다.

요가에서 호흡 훈련의 궁극적인 목표는 기능장애를 일으키는 습관적 제한으로부터 신체를 풀어주는 것이기 때문에, 우리가 해야 하는 첫 번째 일은 호흡에는 단 하나의 옳은 방법만 있다는 생각에서 자유로워지는 것이다. 무게중심을 지지하고 공간에서 척추를 움직일 때 반다가 유용한 만큼, 수카 상태의 랑가나, 이완 및 방출을 추구할 때에는 체내에서 스티라 상태의 브라마나 힘을 이완시켜야 한다.

고유 평형: 압력 구역

고유 평형(intrinsic equilibrium)은 서로 결합되어 인간 몸통을 자기 지지적인 구조물로 만드는 여러 중요한 메커니즘을 말하며, 이러한 구조물은 내재적으로 상향 움직임을 추구하는 경향이 있다.

이와 같은 메커니즘 가운데 가장 중요한 것은 몸통의 내장 구성요소, 즉 하복강(최고압), 상복강(중간압)과 흉강(최저압) 사이의 압력차이다. 에너지는 항상 압력이 더 높은 곳에서 압력이 더 낮은 곳으로 이동하므로, 하복강 및 상복강 장기는 끊임없이 위로 흉강을 향해 이동한다. 폐엽을 제거하면(엽절제술) 횡격막과 복강 장기가 위로 당겨져 여분의 공간을 채운다.

몸통의 뼈 구성요소(척추, 흉곽과 골반)는 모두 공통적인 특성이 있다. 즉 이들은 고무 밴드로 묶여 있는 코일 스프링처럼 기계적 장력 하에 결합되어 있다. 흉부 수술을 위해 흉골을 분리하면 양쪽 절반이 튕겨 벌어져 다시 봉합하기 위해서는 되밀어 합쳐야 한다. 골반의 앞쪽에서는 2개의 치골지(pubic ramus)가 치골결합(pubic symphysis)으로 이어져 있는데, 치골결합은 압력을 받는 관절로 출산 시 느슨해져 벌어졌다가 그 후 다시 결합된다.

척추의 추간판은 끊임없이 척추체들을 떠미는데, 이러한 작용은 척추 후방 기둥의 인대 및 뼈 구조물들에 의해 저항을 받는다. 이렇게 밀고 당기는 힘들이 결합되어 척추 전체는 매우 탄력 있는 구조물이 되어 항상 중립으로 되돌아가려 한다.

신체의 이 모든 특성은 근육 수축과 관계없이 작동한다는 점에 주목한다. 사실 고유평형의 효과를 방해하는 것은 바로 자세 및 호흡 근육조직의 무의식적이고 습관적인 작용이다. 그래서 가장 심오한 의미에서 중력과의 직립 관계를 확립하려면 근육을 올바로 작용시키기보다는 신체가 스스로 지지받는 자연적인 경향을 방해하는 습관적 근육 작용을 찾아 이완시켜야 한다.

신체의 해부학적 지지 메커니즘들을 이렇게 보는 견해는 파탄잘리(Patañjali, 요가의 철인)가 제시한 요가 수행에 관한 관점과 완벽한 조화를 이룬다. 요가는 우리의 신체로부터 클레샤(klesha, 고통)를 식별해 제거함으로써 성취된다.

결론

번역할 때 프라나야마(pranayama)란 용어는 생명 또는 호흡 에너지를 의미하는 '프라나(prana)' 와 통제 또는 조절을 의미하는 '야마(yama)' 란 두 어근으로 흔히 나눈다. 호흡은 부분적으로만 수의적 조절을 받기 때문에, 이렇게 번역하면 호흡 연습을 매우 제한된 시각으로 보게 된다.

이 용어를 보다 충분히 이해하려면 두 번째의 긴 'aa' (pranaaayama)를 인식해야 한다. 이는 두 번째 어근이 '아야마(ayama)' 라는 것을 의미이다.

산스크리트어에서 접두사 a는 그 뒤에 오는 말을 부정한다. 이는 프라나야마가 호흡을 통제하지 '않는' 과정을 가리킨다는 의미이다. 또한 프라나야마는 수의적 조절을 받지 않는 호흡의 측면도 존중한다.

이 때문에 크리야 요가(kriya yoga)에 대한 파탄잘리의 정의(서문 15페이지 참조)가 호흡은 요가에서 가장 심오한 원리들을 가르쳐주는 최고의 가장 친밀한 선생님이라는 생각과 절묘하게 연관되어 있는 것이다.

이러한 측면에서 호흡을 통제하지 않는 연습은 신체에서 고유 평형의 발현을 방해하는 신체 긴장을 식별하고 이완시키는 것과 같은 의미일 수 있다는 점이 분명해진다.

CHAPTER 2
요가와 척추
YOGA AND THE SPINE

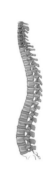

복잡한 감각 및 운동 기능을 지닌 중추신경계는 수백만 년에 걸쳐 진화해 초기 인류의 생존에 절대적으로 필수적인 것이 되었으므로, 스티라와 수카의 이중적인 요구에 대해 자연이 내놓은 가장 우아하고 복잡한 해결방안의 하나인 척추의 상응하는 발달이 요구됐다. 인간 척추가 어떻게 오늘날과 같은 것이 되었는지를 이해하기 위해서는 우선 단순한 세포를 살펴보는 것으로 돌아가야 한다.

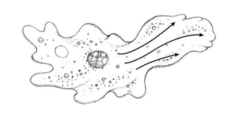

그림 2-1. 세포가 형태를 변화시키고 위족을 뻗는다.

계통발생: 척추의 간략한 역사

원시 바다에서 떠다니는 세포가 그 막을 가로질러 동화될 준비가 되어 있는 영양분으로 둘러싸인 모습을 상상해보라(21페이지 그림 1-1 참조). 이제 영

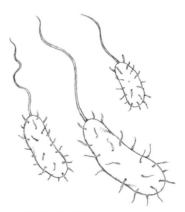

그림 2-2. 편모가 있는 박테리아

양분이 일부 장소에는 덜 집중되고 다른 일부 장소에는 더 집중되어 있다고 생각해보라. 생존에 더 성공하는 생물은 자신의 형태를 변화시켜 영양분에 도달하는 능력을 개발하는 생물일 것이다. 이는 아마도 첫 유형의 이동이었을 것이며, 그림 2-1에서 보듯이 위족(僞足)을 가진 원생동물(pseudopod)이 그러한 능력을 지닌 단순한 세포의 예이다. 생존 방법으로서 형태 변화는 기억해야 할 중요한 원리이다.

돌아다니는 것이 이들 생물에게 점점 더 중요해진다는 점은 쉽게 납득이 되므로, 위족 원생동물은 결국 자신을 개량해 그림 2-2의 박테리아에서 보듯이 편모와 같은 특수 기관을 발달시킨다.

자신의 환경에서 수동적으로 떠다니기보다는, 이제 이들 원시형 생물은 자신의 생존에 필요한 영양분을 적극적으로 찾는다. 이동성으로 얻는 추가 혜택은 먹이를 찾는 외에 기타 생물의 먹이가 되는 것을 피할 수 있다는 점이다. 여기서 라가(raga, 집착)와 드베샤(dvesha, 혐오)란 요가 원리에 대한 초기 생물학적 기초를 보게 된다. 바람직한 것을 찾고 바람직하지 않은 것을 피하는 것은 모든 생명체의 기본적인 활동이며, 프라나와 아파나란 개념으로 들어가는 또 하나의 창문이다.

생명 형태는 바람직한 것을 찾고 바람직하지 않은 것을 피해야 하는 위와 같은 압박에 한층 더 복잡한 적응을 통해 대응한다. 자신의 환경에 대한 민감성과 반응이 더욱 복잡해지면서, 생물은 이들 활동에 중앙에 의한 조직 및 지도(guidance)가 요구되는 단계에까지 이른다.

그림 2-3은 몸이 납작한 편형동물(platyhelminth)이란 기생충을 보여주며, 여기서 가장 기본적인 중추신경계의 발달을 보게 된다. 몸의 맨 위에 원시적인 신경세포의 무리가 있고 2개의 신경삭(nerve cord)이 종으로 내려간다. 충류는 무척추동물이나, 그 후세들에서는 가장 기본적인 이들 신경세포가 뇌, 척수, 그리고 자율신경계의 이중 줄기로 진화했다. 이 모든 기관은

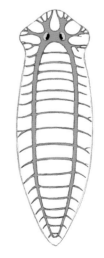

그림 2-3. 가장 기본적인 중추신경계를 가진 편형동물

자유로운 움직임을 허용하되 중요하지만 섬세한 이들 조직을 보호할 정도로 안정적인 구조물, 다시 말해 골격인 척추의 상응하는 발달을 요한다.

중추신경계는 척추동물의 생존 활동에서 상당한 정도의 유연성을 허용하며, 척추는 이 신경계를 철저히 보호하면서도 여전히 자유로운 움직임을 허용해야 한다. 어류(그림 2-4)와 같은 바다 생물에서 척추의 형태는 그 환경과 일치하며, 물론 그 환경은 사방에서 둘러싸 상하좌우로 동등한 양의 물리적 압력을 가하는 물이다. 어류가 머리, 꼬리와 지느러미를 이용하여 물속에서 추진할 때 척추의 움직임은 좌우로 이루어진다.

이와 같이 좌우로 물결치는 척추의 측면 파동(lateral undulation)은 수중 생물이 진화상 대단한 도약을 이루어 지상 생물이 되었을 때에도 보존됐다. 그림 2-5는 양서류 도롱농에서 그러한 패턴을 보여준다. 그 사지(지느러미에서 진화함)는 이동을 보조하지만 지면에서 뗀 척추의 무게를 지지하지는 않는다. 아마도 한층 더 멀리 있는 먹이나 위협으로 눈을 돌릴 필요에 따라 나타났을 그러한 진전은 척추 구조물들의 현저한 방향 재설정을 요한다.

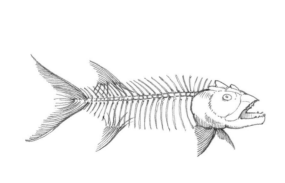

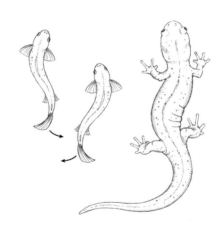

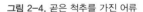

그림 2-4. 곧은 척추를 가진 어류   그림 2-5. 수중 생물 및 양서류 척추에서 모두 관찰되는 측면 움직임

어류의 경우처럼 곧은 척추가 사지의 지지를 받는다면, 가장 약한 지점, 즉 지지받는 양 끝 사이의 중앙이 불안정하게 하는 중력의 힘을 최대로 받을 것이다(그림 2-6). 사지의 지지를 받고 자랐다면, 새로운 지상 생물 가운데 가장 성공적인 종은 중력에 의한 응력(gravitational stress)을 지지받지 못하는 중앙이 아니라 지지받는 양끝으로 돌리기 위해 그러한 응력에 반응해 척추가 아치를 이루도록 한 종일 것이다.[1] 이는 지상 생물의 척추에서 1차 만곡(primary curve), 즉 흉추 만곡의 발생이다. 이를 1차라고 하는 것은 처음으로 나타난 전후방 만곡이자 인간 척추가 태아 적에 보이는 첫 만곡이기 때문이다.

다음으로 이루어진 진화는 목의 만곡이었다. 우리의 어류 조상에서는 목이라고 할 만한 것이 없었으며, 그들의 머리와 몸은 뇌 바로 뒤에 있는 아가미와 함께 일체로 움직였다. 호흡 구조물들이 점차 아래쪽으로 이동함에 따라 고도로 가동적인 목의 발달이 가능하였으며, 그러한 목은 머리와 감각기관을 신속하고 정확하게 움직일 수 있어 그 환경을 한층 더 잘 살펴보게 해서 생존 상 대단한 이점을 제공했다. 경추부에서 일어난 이러한 방향 설정은 척추에서 2차 만곡, 즉 전만(secondary or lordotic curve)의 첫 발생을 암시하였으며, 이는 고양이에서 볼 수 있다(그림 2-7).

생물이 앞다리를 사용하여 자신의 환경과 상호작용하기 시작하였을 때 뒷다리로 체중을 지지하는 능력이 더 필요하게 되었으며, 이는 인간에게 독보적인 요추부 2차 전만의 시작을 암시했다. 먼저 척추의 맨 아래에서 그저 1차 만곡이 펴졌는데, 그림 2-8에서 보듯이 배가 노란 마멋(marmot)과 같은 동물들이 무게중심을 지지기반 위로 더 오랜 시간 지지할 수 있도록 하기 위함이었다.

또한 꼬리의 존재도 그러한 균형을 이루는 데 도움이 되었으나, 꼬리가 점차 사라지면서 무게중심을 완전히 지지기반 위로 두기 위해 척추의 형태가 변화하지 않으면 안 됐다. 인간 진화에서 이러한 일이 일어났을 때, 엉덩이, 천골 및 다리 구조물은 지면과의 네 발로 걷는 관계 면에서 근본적으로 변화가 없었고 몸통이 위와 뒤로 밀려 요추 만곡

---

1) 그리스 및 로마 건축물 사이에 차이점을 생각해보라. 로마인들의 건물이 훨씬 더 많이 아직도 건재한데, 그들은 아치를 이루게 건물을 지었지만 그리스인들은 그렇지 않았기 때문이다.

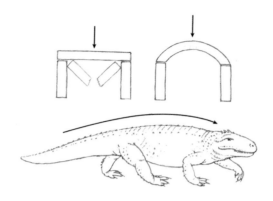

그림 2-6. 척추가 지지를 받으면서 아치를 이루면 직선인 경우보다 더 안정적이다.

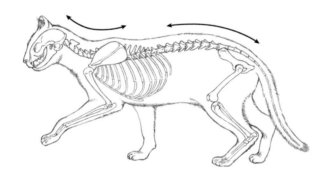

그림 2-7. 경추부에서 일어난 첫 2차 만곡을 보여준다.

이 형성됐다.

그림 2-9a는 침팬지 척추와 인간 척추 사이에 형태상 차이점을 보여주는데, 침팬지에서는 요추 만곡이 없다는 점에 주목한다. 이 때문에 영장류는 지면을 이동하기 위해 주먹으로 보행하며(그림 2-9b), 뒷다리로 달릴 때에는 긴 팔을 뒤로 내쳐야 한다. 요추 만곡이 없으니 그것이 영장류가 체중을 발 위로 둘 수 있는 유일한 방법이다.

인간 척추는 1차(흉추와 천추) 만곡과 2차(경추와 요추) 만곡이 완전한 보완을 보인
다는 점에서 모든 포유동물 중에서도 독보적이다(그림 2-10). 오직 진정한 두발 동물만
이 두 쌍의 만곡을 요한다. 나무를 타고(tree-swinging) 주먹으로 보행하는(knuckle-
walking) 우리의 영장류 사촌은 약간의 경추 만곡은 있지만 요추 만곡은 없으며, 이 때
문에 그들은 진정한 두발 동물이 아니다.

우리가 네발 동물에서 두발 동물로 진화한 것을 요가 용어로 본다면, 하체는 체중 지
지와 보행을 위해 스티라를 더 많이 발달시켰고 상체는 숨 쉬고 뻗치며 붙잡기 위해 수
카를 더 많이 발달시켰다고 말할 수 있다. 이를 표현하는 한 가지 방식이 하체는 우리를

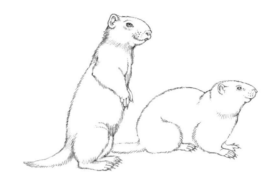

그림 2-8. 마멋이 앞다리를 지면에서 떼기 위해 1차 만곡을 편다.

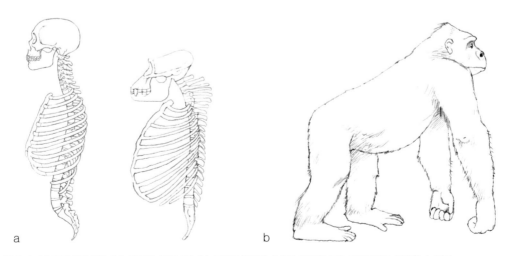

그림 2-9. (a) 오직 인간에만 요추 만곡이 있으므로, (b) 우리의 영장류 사촌은 진정한 두발 동물이라고 생각할 수 없다.

환경으로 내보내는 반면 상체는 환경을 우리에게 들여온다는 것이다.

개체발생: 한층 더 간략한 우리 척추의 역사

우리 종의 진화(계통발생)를 이해한 후, 각각의 개별 인간이 경험하는 발달 단계(개체발생)를 살펴보면 유용하다.

발육하는 태아는 아가미와 꼬리처럼 우리가 우리의 고대 조상과 공유하는 일부 특성을 보이지만(그런 다음 소실한다), 개체발생이 계통발생을 요약한다는 이론은 오래 전부터 신뢰를 얻지 못했다. 그러나 적어도 한 가지 의미에 있어서 이는 사실이다. 즉 우리 척추의 계통발생적 및 개체발생적 발달이 어떻게 서로 흡사한지를 보면 그렇다. 태아의 척추는 전체 길이에 걸쳐 오직 1차 만곡만 보인다는 점을 생각해보라. 이러한 상태는 아기가 자궁 내에 있는 동안 내내 유지된다(그림 2-11).

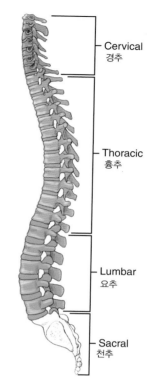

그림 2-10. 척추의 만곡

아기의 척추가 처음으로 그러한 1차 만곡에서 벗어나는 것은 출산 시 머리가 U자형 커브의 산도(産道, birth canal)를 지나가면서 목이 최초로 2차 만곡(전만)을 경험하는 때이다(그림 2-12).

자세 발달이 머리에서 아래로 진행되면서, 경추 만곡은 아기가 생후 3~4개월경 머리 무게를 지지하는 법을 배운 후에도 계속 진행되다가 아기가 똑바로 앉는 법을 배우는 9개월경 완전히 형성된다.

이후 우리의 네발 달린 조상처럼 기어 다닌 후, 체중을 발 위로 옮기기 위해서는 아기에게 요추 만곡이 생겨야 한다. 그래서 12~18개월에 아기가 걷기 시작하면서 요추는 1차

Cervical
경추

Thoracic
흉추

Lumbar
요추

Sacral
천추

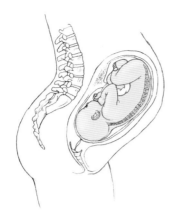
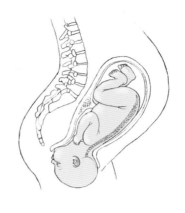

그림 2-11. 자궁에서는 척추 전체가 1차 만곡을 이룬다.

그림 2-12. 출산 시 2차 만곡이 처음으로 나타난다. 즉 자궁경부에서 질로 들어가면서 90도 회전을 이룬다.

만곡, 즉 후만(kyphotic curve) 상태에서 펴진다. 3세쯤이면 요추가 앞으로 오목해지기(전만을 그리기) 시작하지만, 이러한 전만은 6~8세가 되어야 겉으로 확연해진다. 요추 만곡이 완전히 성인 모양이 되는 것은 10세 이후이다(그림 2-13).

자연의 창의성은 인간 척추에서 뚜렷하며, 아마도 기타 척추동물에서보다 훨씬 더 그럴 것이다. 공학적인 관점에서 인간은 포유동물 중에서도 가장 작은 지지기반, 가장 높은 무게중심과 가장 무거운 두개골(전체 체중에 대한 비율 면에서)을 갖고 있다. 지구상에서 유일의 진정한 두발 동물인 인간은 또한 지구에서 기계적 안정성이 가장 떨어지는 동물이기도 하다. 다행히도 전신의 꼭대기에서 균형을 잡는 볼링공만큼이나 무거운 두개골을 갖고 있다는 단점은 그만큼

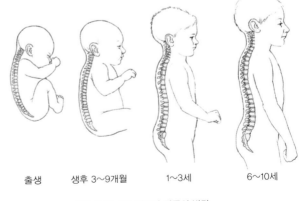

| 출생 | 생후 3~9개월 | 1~3세 | 6~10세 |

그림 2-13. 1차 및 2차 만곡의 발달

큰 뇌를 가지고 있다는 장점으로 상쇄된다. 뇌는 그 모두가 효율적으로 작용하게 하는

방법을 알아낼 수 있으며, 이 때문에 요가가 도움이 될 수 있다.

인간 형태 전반과 특히 척추는 경직성과 유연성이란 상충된 요구 사이에 절묘한 해결 방안임을 보여준다. 다음 섹션에서 알게 되겠지만 인체에서 스티라 및 수카 힘의 구조적 균형은 고유 평형이란 원리와 관련이 있다. 고유 평형은 깊이 자리한 지지의 근원으로 요가 수행을 통해 발견할 수 있다.

추골들 사이를 연결하는 요소

척추 전체는 중력과 움직임에 의해 끊임없이 가해지는 압박력(compressive force)과 인장력(tensile force)을 중화하도록 이상적으로 구성되어 있다. 24개의 추골은 서로 결합되어 있고 추골들 사이에는 연골성 디스크(추간판), 관절과 척추 인대가 있다(그림 2-14에서 파란색으로 보이는 부분). 이렇게 골조직과 연조직이 교대하는 구조는 수동적 요소와 능동적 요소의 구분을 나타낸다. 즉 추골은 수동적이고 안정적인 요소(스티라)인 반면, 능동적이고 가동적인 요소(수카)는 추간판, 후관절(facet joint)과 인접 추골들의 척추궁(vertebral arch)을 연결하는 인대 망이다(그림 2-15). 척추의 고유 평형은 이러한 수동적 요소와 능동적 요소의 통합 및 상호작용에서 발견할 수 있다.

척추의 전반적인 구조를 이해하기 위해서는 척추를 두 개의 분리된 기둥으로 보면 도움이 된다. 그림 2-16의 측면 도해에서 척추를 대강 앞뒤 절반으로 나누어보면 전방에는 척추체(vertebral body)의 기둥이, 후방에는 척추궁의 기둥이 있다.

기능상 이와 같은 배열은 안정성과 가동성이란 이중적인 요구를 처리하기 위해 진화한 것이 명백

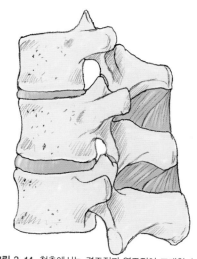

그림 2-14. 척추에서는 경조직과 연조직이 교대한다.

하다. 척추체들로 이루어진 전방 기둥은 체중 부하의 압박력을 다루는 반면, 척추궁들로 이루어진 후방 기둥은 움직임에 의해 생성되는 인장력을 다룬다. 각각의 기둥 내에서 골조직과 연조직의 역동적인 관계는 스티라와 수카의 균형을 보여준다. 척추체는 압박력을 추간판으로 전달하고, 추간판은 되밀어 압박에 저항한다. 척추궁들의 기둥은 인장력을 붙어 있는 모든 인대로 전달하고(그림 2-17), 인대는 다시 잡아당겨 신장에 저항한다.

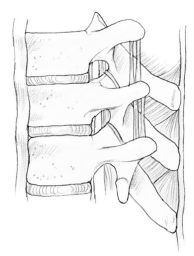

그림 2-15. 척추의 인대

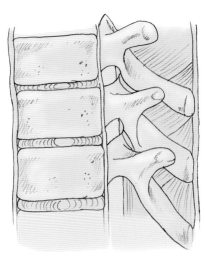

그림 2-16. 척추를 측면에서 보면 척추체 및 추간판들로 이루어진 전방 기둥과 척추궁 및 돌기들로 이루어진 후방 기둥으로 나뉜다.

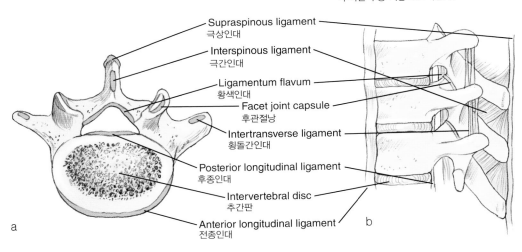

Supraspinous ligament
극상인대

Interspinous ligament
극간인대

Ligamentum flavum
황색인대

Facet joint capsule
후관절낭

Intertransverse ligament
횡돌간인대

Posterior longitudinal ligament
후종인대

Intervertebral disc
추간판

Anterior longitudinal ligament
전종인대

a

b

그림 2-17. (a) 척추 인대를 위에서 본 그림과 (b) 척추 인대를 옆에서 본 그림.

요컨대 척추의 구조 요소들은 인장
력과 압박력을 중화해 중추신경계를
보호하는 복잡한 작용에 관여한다.

추간판과 인대

더 깊이 들여다보면 스티라와 수카가
어떻게 추간판의 구성요소들에서도
나타나는지를 알 수 있다. 즉 질긴
섬유층인 섬유륜(annulus fibrosis)
이 부드럽고 구형인 수핵(nucleus
pulposus)을 견고하게 감싸고 있다.
건강한 추간판에서 수핵은 모든 면
이 섬유륜과 추골로 완전히 둘러싸
여 있다(그림 2-18). 섬유륜 자체는
전방과 후방이 전종인대와 후종인대
로 둘러싸여 있고 이들 인대에 밀착
되어 있다(그림 2-17 참조).

이렇게 견고하게 둘러싸인 배열로
인해 수핵은 신체가 움직여 어느 쪽
으로 쏠리든 간에 항상 추간판의 중
심으로 되돌아가려는 경향이 강하다.

경추의 꼭대기에서 요추의 바닥까

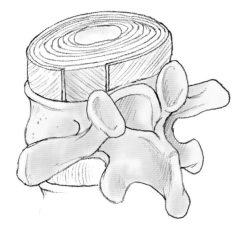

그림 2-18. 수핵은 섬유륜으로 견고하게 둘러싸여 있다. 섬유륜은 방향
이 엇갈리는 사근 섬유(oblique fiber)로 된 동심원들로 이
루어져, 내복사근과 외복사근이 이루는 모양과 비슷하다.

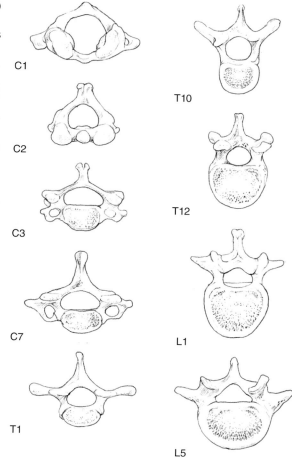

그림 2-19. 기능에 따라 형태가 나타나는데, 추골들의
변화하는 형태를 보여준다.

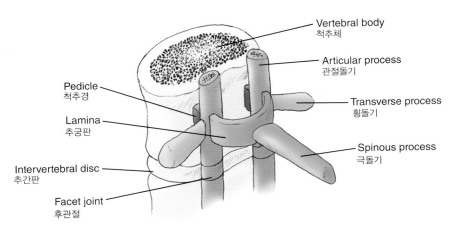

그림 2-20. 추골 구조의 공통 요소

지 각각의 추골은 척추의 다양한 부위에서 제기되는 기능적인 요구에 따라 형태가 현저히 다르다(그림 2-19). 그러나 그림 2-20에서 보듯이 모든 추골의 구조에는 공통 요소가 있다.

체중 부하 활동 일반과 아울러 축성 회전(axial rotation, 비트는 동작)은 대칭적인(축성) 압박력을 생성해 수핵을 납작하게 하여 섬유륜으로 밀며, 그러면 섬유륜은 수핵을 되밀어 감압 반응(decompressive reaction)을 일으킨다(그림 2-21 참조). 압박력이 수핵을 파열시키지 않을 정도로 높으면 수핵은 일부 수분을 척추체의 다공성(多孔性, porous) 뼈로 빼앗긴다. 하중이 척추에서 벗어나면 친수성 수핵은 수분을 다시 끌어들여 추간판이 원래의 두께로 되돌아간다. 이 때문에 인간은 잠을 자고 일어난 직후 키가 약간 더 커진다.

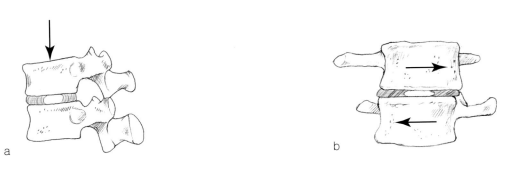

그림 2-21. (a)체중 부하의 힘과 (b)비틀기는 수핵에 대칭적인 압박(납작해짐)을 일으키며, 그러면 수핵은 섬유륜으로부터 압력을 받아 원래의 구형 모양으로 되돌아가므로 추골들의 감압이 일어난다.

밀기와 되밀기

굴곡(flexion), 신전(extension) 및 측면 굴곡(lateral flexion) 동작은 수핵의 비대칭적인 움직임을 일으키나, 그 결과는 동일하다. 즉 척추체들이 어디서 상대 방향으로 움직이든지 수핵은 반대 방향으로 밀리며, 거기서 수핵은 섬유륜의 되밀기(counterpush)에 직면하고 이로 인해 수핵은 척추체들을 다시 중립 위치로 민다(그림 2-22 참조).

이와 같은 되밀기를 돕는 것이 전방과 후방에서 척추 전체를 주행하는 긴 인대이다. 전종인대는 천골의 상부 전방에서 후두(後頭, occiput)의 전방까지 줄곧 주행하며, 각 추간판의 전면에 단단히 고정되어 있다. 전종인대는 후방 굴곡 시 신장될 경우에 신체를 중립 위치로 되돌아가게 하는 경향이 있을 뿐만 아니라 추간판에 부착된 부위에서 인장력의 증가는 수핵을 다시 중립 위치로 추진하는 데 도움이 된다. 후종인대가 전방 굴곡으로 신장될 경우에는 이 인대에서 반대의 작용이 일어난다. 후종인대는 천골의 후방에서 후두의 후방까지 주행한다.

척추의 전방 기둥에서 추간판을 압박하는 모든 동작은 반드시 후방 기둥에 부착된 상응하는 인대의 인장력을 증가시킨다. 신장된 상태에서 원래대로 되돌아가려는 이들 인대의 반동력은 고유 평형의 기타 힘에 보태져 척추를 중립 위치로 되돌린다.

이 모든 작용은 순환계, 근육계 및 자율신경계와 관계없이 작용하는 조직에서 일어난다는 점에 주목한다. 다시 말해 위와 같은 작용은 이들 기타 계통에 에너지를 요구하지 않는다.

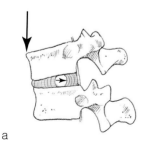
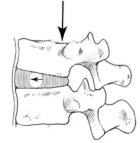

a   b

그림 2-22. (a) 굴곡 및 (b) 신전 동작은 수핵의 비대칭적인 움직임을 일으키며, 그러면 수핵은 섬유륜으로부터 압력을 받아 원래의 중심 위치로 되돌아가므로 척추가 중립 위치로 되돌아가도록 돕는다.

척추 동작의 유형

척추 동작으로는 보통 4가지가 가능하다고 생각된다. 즉 굴곡, 신전, 축성 회전(비틀기)과 측면 굴곡(옆으로 구부리기)이다. 이 4가지 동작은 일상생활 중에 거의 자연적으로 일어난다. 예를 들어 신발 끈을 매려고 허리를 구부리거나(굴곡, 그림 2-23), 높은 선반 위에 있는 물건으로 팔을 뻗거나(신전, 그림 2-23), 운전석에서 뒷좌석에 있는 가방을 붙잡으려고 하거나(축성 회전, 그림 2-24), 혹은 팔을 뻗어 외투의 소매로 넣으려고 하는(측면 굴곡, 그림 2-25 및 2-26) 경우이다. 물론 이러한 동작을 강조하는 요가 자세도 있다.

다음 표는 이와 같은 동작의 운동범위를 자세히 분석한 내용이다. 이러한 범위는 아주 다양한 사람들을 측정해 산출한 평균치라는 점에 유의한다. 특정한 개인은 유연성 범위의 양 극단 사이에서 그리고 척추의 서로 다른 부위에서 현저한 변이를 보일 것이다. 운동범위의 각도로 주어진 수치는 그림에서의 각도와 마찬가지로 근사치이고 각 방향으로 5도의 변이가 있다.

	신전	굴곡	총계
경추	75°	40°	115°
흉추	25°	55°	80°
요추	35°	50°	85°
총계	135°	145°	280°

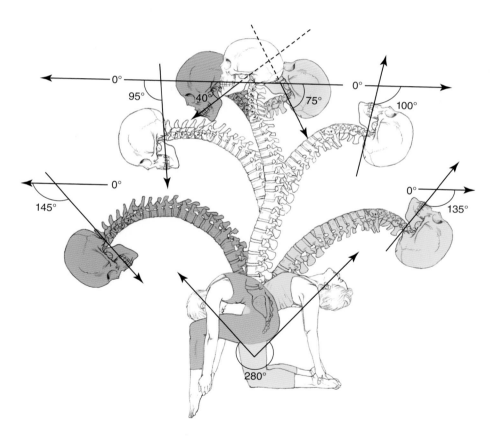

그림 2-23. 척추에서 굴곡과 신전의 운동범위
Adapted from *Physiology of the Joints, Vol. 3: The Vertebral Column, Pelvic Girdle and Head, 6th Edition*, A.I. Kapandji, page 39, copyright 2008, with permission from Elsevier.

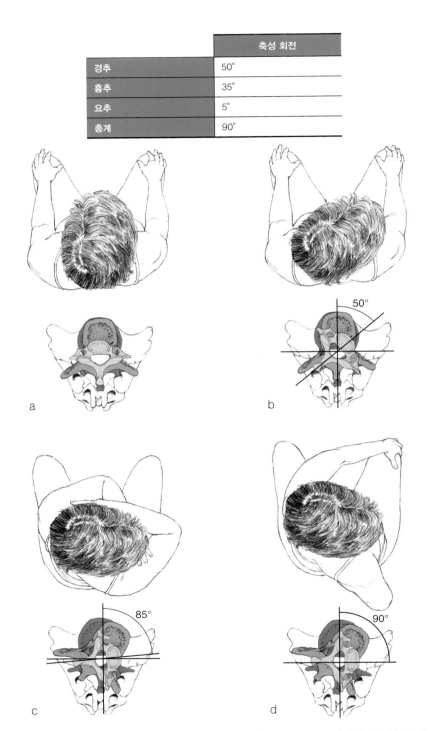

	축성 회전
경추	50°
흉추	35°
요추	5°
총계	90°

그림 2-24. 경추, 흉추 및 요추의 축성 회전: (a) 중립이며 0도의 축성 회전; (b) 경추만으로 50도의 축성 회전; (c) 경추와 흉추로 85도의 축성 회전; (d) 경추, 흉추와 요추로 90도의 축성 회전.

	측면 굴곡
경추	35°
흉추	20°
요추	20°
총계	75°

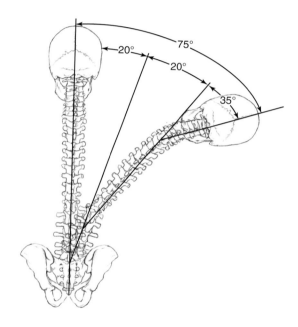

그림 2-25. 척추에서 측면 굴곡의 운동범위. 75도의 측면 굴곡이 척추 전체에 가장 고르게 분포되는 동작이라는 점에 주목한다.

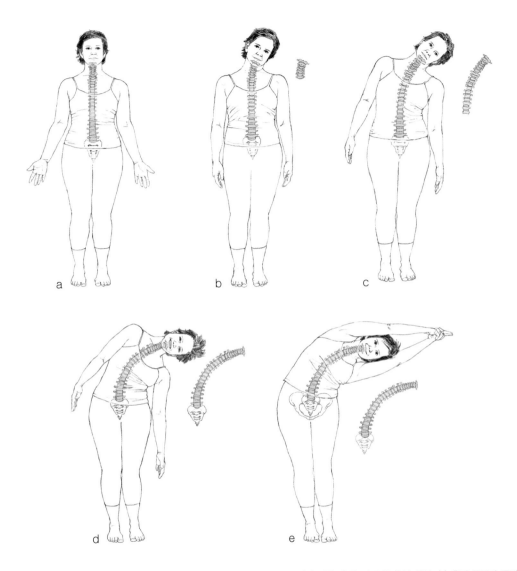

그림 2-26. (a) 척추 중립; (b) 경추 측면 굴곡; (c) 경추 및 흉추 측면 굴곡; (d) 경추, 흉추 및 요추 측면 굴곡; (e) 측면 굴곡과 골반 측면 이동.

　척추에서 4가지 운동범위의 본질을 보다 철저히 살펴보면 축성 신전(axial extension)이란 5번째 동작이 가능하다는 점을 보여준다. 이 동작은 보통의 일상 움직임에서 자연적으로 일어나지 않는다. 그것은 다소 '부자연스럽기' 때문에 의도적으로 일어나게 하는 법을 배워야 한다(78페이지 참조).

굴곡과 신전, 1차 및 2차 만곡, 그리고 들숨과 날숨

척추에서 가장 기본적인 동작은 그 1차 만곡을 강조하는 것, 즉 굴곡이다. 앞서 설명하였듯이 1차 만곡은 주로 흉추에 존재하는 만곡이나, 천골의 형태에서도 분명히 드러난다. 척추 굴곡을 가장 흔히 예로 보여주는 요가 자세가 아기 자세(child's pose)로 불리는 것은 우연이 아니다(그림 2-27 참조). 이 자세는 태아의 1차 만곡을 재현한다.

어떤 관점에서 보면 신체에서 뒤로 볼록한 모든 만곡은 1차 만곡을 반영하는 것이라고 볼 수 있다. 모든 1차 만곡을 확인하는 간단한 방법은 사바아사나(savasana), 즉 송장 자세(corpse pose)에서 바닥에 닿는 신체의 모든 부위에 주목하는 것이다(그림 2-28 및 2-29 참조). 그러한 부위는 뒤통수, 등 상부, 천골, 대퇴부

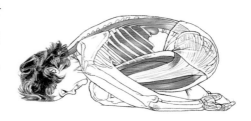

그림 2-27. 아기 자세는 태아의 1차 만곡을 재현한다.

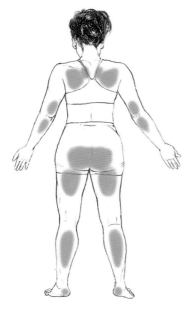

그림 2-28. 송장 자세에서 신체의 1차 만곡(파란색 부위)은 바닥에 닿는다.

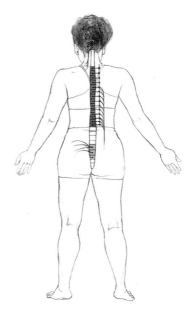

그림 2-29. 밑에서 본 송장 자세로 자율신경계가 척추에서 기원하는 것을 보여주는데, 교감신경은 흉추 부위에서 그리고 부교감신경은 경추 및 천추 부위에서 기원한다.

뒤, 종아리와 발뒤꿈치이다. 그러므로 2차 만곡은 이 자세에서 바닥으로부터 떨어져 있는 모든 신체 부위에 존재한다. 그러한 부위는 경추, 요추, 무릎 뒤와 아킬레스건 뒤 공간이다.

이와 같은 관점에서 척추 굴곡은 척추에서 1차 만곡의 증가와 2차 만곡의 감소로 정의할 수 있다. 척추 신전은 이러한 정의의 반대, 즉 2차 만곡의 증가와 1차 만곡의 감소로 정의된다.

동작에 관한 한 1차 만곡과 2차 만곡 간의 관계는 상호적이란 점에 주목한다. 즉 하나의 만곡을 더 증가시키거나 감소시킬수록 다른 만곡은 그 반대로 더 작용한다. 예를 들어 흉추 만곡이 증가하면 자동적으로 경추 및 요추 만곡이 감소한다.

이러한 1차 만곡과 2차 만곡 간의 상호관계를 살펴보는 전형적인 요가 운동이 차크라바카아사나(chakravakasana), 즉 고양이-소 자세이다(그림 2-30 참조).

팔과 대퇴부에 의해 양끝이 지지를 받는 척추 만곡들은 양 방향으로 자유로이 움직일 수 있어, 굴곡과 신전의 형태 변화가 일어난다. 수련생에게 척추 굴곡 시에 숨을 내쉬고 신전 시에 들이쉬라고 말해 강사가 이러한 동작을 가르치는 경우가 흔하지만, 척추 굴곡의 형태 변화는 '날숨이고' 척추 신전의 형태 변화는 '들숨이라고' 말하는 것이 보다 정확하다. 호흡의 정의에서 알 수 있듯이 척추의 형태 변화는 호흡의 형태 변화와 같은 의미이다.

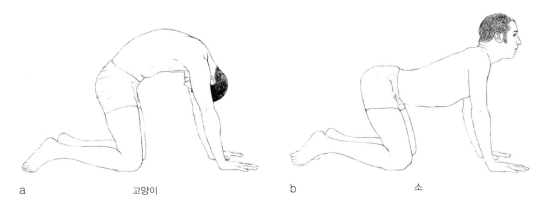

a   고양이   b   소

그림 2-30. 고양이-소 운동은 (a) 1차 만곡과 (b) 2차 만곡을 모두 강조한다.

동작 탐구

편안히 앉은 자세에서 가슴을 앞으로 내려 흉추 만곡을 증가시키도록 한다. 목과 허리가 펴지는 것에 주목한다. 이제 동일한 동작을 하되 머리로 시작한다. 머리를 앞으로 내리면 가슴과 허리가 따라간다는 점을 알게 된다. 이 동작을 허리로 시작해도 동일한 결과가 발생할 것이다. 이러한 척추의 굴곡 동작들은 보통 날숨을 일으키는 경향이 있다는 점도 알 수 있다.

　　반대 방향으로 움직이면서 가슴을 들어 올려 흉추 만곡을 감소시키도록 한다. 목과 허리의 만곡이 증가하는 것에 주목한다. 이 동작을 머리나 허리로 시작해도 결과는 동일할 것이다. 이러한 척추의 신전 동작들이 들숨을 일으키는 경향이 있다는 점을 알았는가?

전방 및 후방 굴곡 자세에서 공간적 관점 대 척추적 관점

척추 신전이 반드시 후방 굴곡과 동일한 것은 아니며, 아울러 척추 굴곡이 꼭 전방 굴곡과 동일한 것은 아니다. 혼동을 피하기 위해서는 이러한 구분을 분명히 해야 한다. 굴곡(flexion)과 신전(extension)은 척추 만곡들 사이의 관계를 말하는 용어인 반면, 전방 굴곡(forward bending)과 후방 굴곡(backward bending)은 공간에서 신체의 움직임을 가리키는 용어이다. 이 용어들은 반드시 서로 바꾸어 쓸 수 있는 것은 아니다.

　아래의 그림을 통해, 다음과 같은 대조적인 예를 생각해보면서 일부 표준적인 요가 동작에서 어떻게 2가지 서로 다른 체형이 나올 수 있는지를 알아보라.

1. 몸이 뻣뻣하고 앉아서 일하는 사무직 근로자인 경우에 서서 후방 굴곡(standing back bend) 자세를 취하려는 시도로 엉덩이를 앞으로 움직이고 양팔을 머리 위로 뻗어도 구부정한 자세는 변화하지 않는다. 즉 신체는 공간에서 뒤로 움직이지만 척추는 굴곡 상태로 남아 있다.

2. 몸이 유연한 무용수는 서서 양팔을 머리 위로 뻗은 자세에서 척추 만곡을 과신

전시키며, 고관절을 앞으로 굴곡시켜 웃타나아사나(uttanasana, 서서 전방 굴곡 [standing forward bend] 자세)를 취해도 척추를 신전된 상태로 유지한다. 신체는 공간에서 전방 굴곡을 취하지만 척추는 신전 상태로 남아 있다.

동작을 이런 식으로 관찰할 경우에 유용한 기량은 척추 만곡들 상호간의 움직임과 공간에서 몸통의 움직임을 구분하는 능력이다.

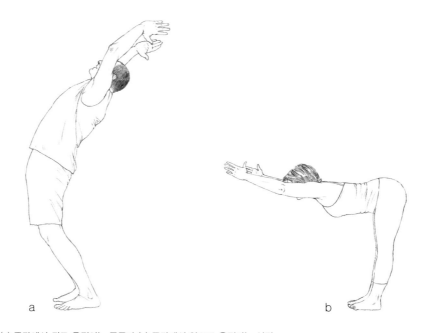

그림 2-31. (a) 공간에서 뒤로 움직이는 굴곡과 (b) 공간에서 앞으로 움직이는 신전.

그림 2-32는 서서 후방 굴곡을 지향하는 보다 통합적인 자세를 보여준다. 여기서 2차 만곡은 통제되어 있으며, 골반은 발 위로 확고히 고정되어 있다. 그 결과 공간에서 뒤로 훨씬 덜 움직이나, 흉추 신전(1차 만곡의 감소)을 더 크게 강조한다. 이는 공간적으로 현저한 움직임은 아니지만, 실제로 흉추 및 늑골 구조물들에게 안전하고 효과적인 신장을 제공하고 무용수나 사무직 근로자의 움직임보다 호흡 과정을 덜 방해한다.

측면 및 비트는 동작에서 공간적 관점 대 척추적 관점

측면 및 비트는 동작을 요하는 요가 자세를 살펴볼 경우에도 공간적 관점과 척추적 관점을 구분해야 한다. 트리코나아사나(trikonasana), 즉 삼각형 자세는 흔히 측면 신장이라고 말하며, 이러한 말은 이 자세가 신체의 측면을 따라 주행하는 결합조직 경로를 신장시키는 한 사실이다(그림 2-33 참조).

그러나 척추에서 뚜렷한 측면 굴곡 없이도 신체의 측면 라인을 신장시키는 것이 가능하므로, 다시금 '측면 굴곡(lateral bend)'이란 용어가 정확히 무엇을 의미하는지 명확히 해야 한다.

트리코나아사나에서는 측면 라인의 신장이 양발의 간격을 넓히는 것 그리고 척추를 중립 신전 상태로 유지하면서 주로 골반으로부터 움직임을 시작하려는 것에 더 기인한다. 또한 이는 자세를 보다 엉덩이 열기 자세(hip-opener)로 전환시킨다.

척추의 측면 굴곡은 양발의 간격을 더 좁혀 강조할 수 있다. 그러면 골반과 대퇴부 간의 관계가 보다 안정화되어 동작이 척추의 측면 굴곡에서 오게 된다.

위의 자세를 응용한 파리브리타 트리코나아사나(parivrtta trikonasana), 즉 삼각형 자세에

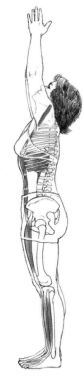

그림 2-32. 공간적으로 뒤로 움직이지 않으면서 서서 척추 신전을 지향하는 통합적인 자세

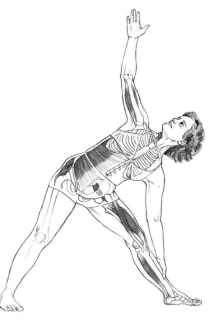

그림 2-33. 척추의 측면 굴곡을 최소화하면서 공간에서 측면으로 움직이는 동작

서 몸통을 회전시킨 응용자세(그림 2-34a)를 살펴보면, 동일한 관점을 척추를 비트는 동작에도 적용할 수 있다. 요추는 거의 축성 회전을 할 수 없으며(겨우 5도, 그림 2-34b 참조), 이는 이 자세에서 요추가 어디든지 천골이 이끄는 곳으로 갈 수밖에 없다는 의미이다. 따라서 요추가 이 자세의 방향으로 비틀기 위해서는 골반이 동일한 방향으로 돌아가야 한다.

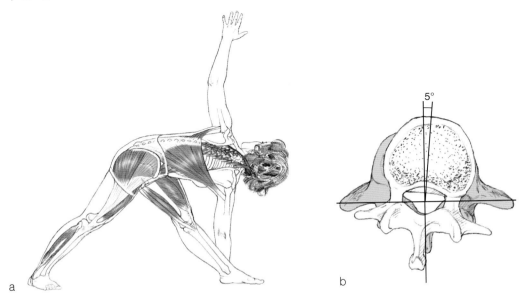

그림 2-34. (a) 몸통을 회전시킨 삼각형 자세에서 (b) 요추 전체는 그 수직 축을 중심으로 겨우 5도만 회전할 수 있다.

골반이 고관절을 중심으로 자유로이 회전한다면, 이 자세는 11번 및 12번 흉추에 과부하가 걸리는 대신 척추 전체에 비틀림이 보다 고르게 분포되는 움직임을 보여준다. 11번 및 12번 흉추 사이에 있는 관절은 천골 위로 자유로이 회전할 수 있는 첫 관절이다(그림 2-35 참조). 골반과 천골도 돌아가기 때문에 요추가 완전히 관여하고, 목과 어깨는 자유로우며, 흉곽, 등 상부와 목은 호흡과 함께 열린다.

엉덩이의 움직임이 제한된다면, 요추는 흉곽 및 견갑대의 회전과 반대 방향으로 움직이는 것처럼 보인다. 이러한 경우에는 비트는 움직임의 대부분이 11번에서 12번 흉추와 그 위에서 온다. 아울러 흉곽을 중심으로 견갑대를 비틀면 척추가 실제보다 더 비틀린다는 착각이 들 수 있다. 그래서 신체는 공간에서 정말로 비틀릴 수 있으나, 척추를 주의해서 관찰해보면 비트는 움직임이 정확히 어디에서 오는지를 알게 될 것이다.

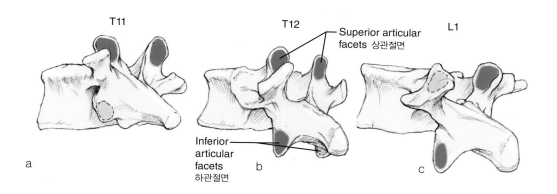

그림 2-35. (a~c) 12번 흉추(T12)는 이행 추골이다. 12번 흉추의 하관절면은 1번 요추(L1)의 상관절면과 관절을 형성하는데, 이 관절에서는 축성 회전이 허용되지 않는다. 반면 12번 흉추의 상관절면과 11번 흉추(T11)의 하관절면이 관절을 형성하는 곳에서는 축성 회전이 허용된다. 그러므로 11번 및 12번 흉추 사이에 있는 관절은 천골 위로 자유로이 회전할 수 있는 첫 척추 관절이다. (하늘색 관절면은 안 보이는 부분이다.)

축성 신전, 반다와 마하무드라

5번째 척추 동작인 축성 신전은 척추의 1차 및 2차 만곡이 모두 동시에 감소하는 것으로 정의된다(그림 2-36 참조). 다시 말해 경추, 흉추 및 요추 만곡이 모두 감소하고, 그 결과로 척추의 전반적인 길이가 증가한다.

1차 및 2차 만곡은 상호관계를 가지고 이러한 관계는 굴곡과 신전이란 자연스런 동작으로 표현되기 때문에, 축성 신전은 3가지 만곡을 모두 한꺼번에 감소시킴으로써 이와 같은 상호관계를 회피한다는 의미에서 '부자연스럽다.' 다시 말해 축성 신전은 보통 자연적으로 일어나지 않으며, 대개 의식적인 노력과 훈련을 요한다.

축성 신전을 일으키는 작용은 반다(bandha)라는 호흡 구조물의 긴장도와 방향을 변화시킨다. 3가지 격막(골반, 호흡 및 성대 격막)과 이들을 둘러싼 근육조직은 보다 안정적인 상태(스티라)가 된다. 그 결과 축성 신전에서는 흉강과 복강의 형태를 변화시키는 능력이 더 제한된다. 전반적인 결과는 호흡량의 감소와 길이의 증가이다.

이와 같은 척추 및 호흡의 상태를 기술하는 전반적인 요가 용어가 '마하무드라 (mahamudra),' 즉 대인(大印, great seal) 자세이다. 이 자세는 항상 축성 신전과 반다를 동반한다. 마하무드라는 앉은 자세, 선 자세, 바로 누운 자세, 팔로 지지한 자세 등 많은 자세에서 할 수 있다.

앉은 자세에서 하는 마하무드라(그림 2-37)는 축성 신전에 비트는 동작을 추가한다. 3 가지 반다가 모두 올바로 실행되는 상태에서 이러한 수행을 한다는 것은 최고의 성취로 여겨지는데, 아사나 및 프라나야마 수행의 완벽한 통합을 나타내기 때문이다.

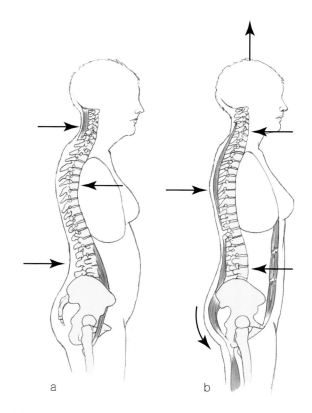

그림 2-36. 축성 신전은 (a) 1차 및 2차 만곡의 동시 감소를 동반하며, (b) 이에 따라 척추는 중립적인 정렬 상태 이상으로 신장된다.

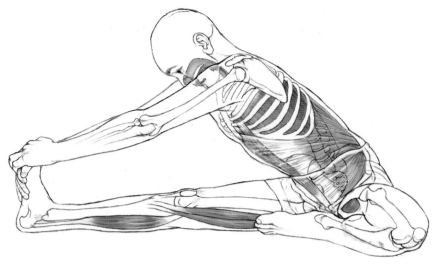

그림 2-37. 마하무드라는 축성 신전, 비트는 동작과 3가지 반다를 결합한다.

고유 평형: 척추, 흉곽과 골반

척추에 부착되어 있는 모든 근육을 제거한다고 해도 척추는 여전히 무너지지 않을 것이다. 왜일까? 고유 평형(intrinsic equilibrium)은 척추가 자기 지지적인 구조물인 이유뿐만 아니라 척추의 어떠한 동작도 척추를 중립 위치로 되돌리는 잠재적인 에너지를 생성하는 이유도 설명하는 개념이다. 이와 동일한 배열이 흉곽과 골반에도 존재하며, 이들은 척추처럼 기계적 장력 하에 서로 결합되어 있다. 또한 고유 평형은 이전 장에서 설명한 압력 구역(pressure zone)의 차이에 의해서도 나타난다(50페이지).

축성 신체의 중심부 구조물들과 관련한 위와 같은 사실은 요가 수행이 신체에서 잠재적인 에너지를 방출하는 것으로 보인다는 점에 대해 심층적인 진실을 드러낸다.

요가 및 요가 요법의 원리대로라면, 가장 지대한 변화는 그러한 변화를 방해하는 힘이 감소할 때 일어난다. 고유 평형의 경우에 신체의 중심부에 작용하는 심층의 내재적인 지지가 관여한다. 이러한 내재적인 지지는 비수축성 조직인 연골, 인대 및 뼈 사이의 관계로부터 유래하기 때문에 근육의 작용에 의존하지 않는다. 따라서 이와 같은 지지가 표면화되면, 그건 항상 내재적인 지지를 방해하는 일부 외재적인 근육 작용이 그러한 방해를 중단하였기 때문이다.

중력에 대항해 끊임없이 무의식적으로 이루어지는 근육 작용에 연료를 공급하는 데는 많은 에너지가 소요되며, 이 때문에 그러한 작용을 풀어주면 에너지가 방출된다는 느낌이 든다. 그러므로 고유 평형을 에너지 공급원으로 보고자 하는 생각이 드는데, 그것의 발견은 항상 체내에서 활력이 증가한다는 심오한 느낌을 동반하기 때문이다. 요컨대 요가는 그러한 심층적인 힘의 발현을 방해할 수 있는, 덜 효율적이고 외재적인 근육 작용을 식별하여 풀어줌으로써 축성 골격(axial skeleton, 몸통 뼈대)에 저장된 잠재적인 에너지를 방출시키도록 도울 수 있다.

결론

제1장의 끝에서 지적하였듯이 요가 수행에서 호흡과 척추의 진정한 본질을 존중하기 위해서는 의지와 복종의 균형이 필요하다. 이러한 관점이 없다면 체내에서 심층적이고 내재적인 지지는 자연이 이미 신체의 중심부에 고안해놓은 것을 근육 작용을 통해 재현하려는 헛된 시도에 의해 영원히 무색해질 것이다.

CHAPTER 3
골격계

SKELETAL SYSTEM

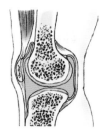

신체의 모든 계통은 우리가 수행하는 모든 움직임에 관여한다. 신경계, 순환계, 내분비계, 호흡계, 소화계, 면역계, 결합조직계, 체액계, 골격계, 인대계, 근육계 등의 적극적인 참여가 없다면, 우리는 호흡의 움직임을 일으키거나 양팔을 머리 위로 들어 올리고 몸을 앞으로 구부려 웃타나아사나 자세를 취할 수 없을 것이다. 하물며 다리를 공중으로 번쩍 올려 물구나무를 설 수는 없을 것이다.

신체 계통들의 동적 균형

우리가 관심을 기울이는 신체의 어느 부위도 하나 이상의 계통에 속한다. 예를 들어 뼈는 일반적으로 골격계의 일부로 생각되지만, 순환계, 신경계, 면역계 및 내분비계처럼 기타 계통에서도 중요한 역할을 한다. 뼈가 순환계 및 면역계의 일부인 것은 적혈구와 백혈구가 골수에서 생성되기 때문이다. 또한 신경계의 일부인 것은 칼슘이 신경세포의 작용에서 하는 역할 때문이고, 내분비계의 일부인 것은 골세포에 의해 분비되어 대사에 관여하는 호르몬들 때문이다. 이들 계통의 어느 것도 홀로 작용할 수 없다. 순환계가 없다면 호흡계, 내분비계 및 소화계와 같은 기타 계통은 산소, 호르몬과 영양분을 신체 세포에 배분할 수 없을 것이다. 신경계가 없다면 사지의 근육들이 협동하거나 혈관의 확장을 조절하여 뼈, 뇌, 심장 또는 근육에 충분한 혈액을 공급할 수 없을 것이다. 신체의 모든 계통은 중첩되어 있고 상호의존적이다(그림 3-1 참조).

해부학과 요가를 공부할 때 한두 계통에만 초점을 두면, 아사나의 수행이 신체의 모든 계통에 미치는 놀랄만한 영향을 지나치게 단순화할 위험이 있다. 반면 단일의 초점을 깊이 파고들면 전체에 대한 경험을 풍부하게 해주는 놀랄만한 복잡성을 발견할 수 있다. 이 책의 목적상 초점은 골격계와 근육계가 아사나를 일으키는 움직임의 생성에서 하는 역할인데, 어느 시작 자세에서 시작하든 체내 기타 모든 계통 및 조직과의 관계로 인도해줄 수 있다는 점을 염두에 둔다.

근골격계

뼈, 인대, 근육과 건은 모두 함께 엮여 역동적인 전체를 이룬다. 근골격계의 골격 부분은 뼈, 인대, 그리고 관절을 이루는 기타 조직으로 구성되어 있으며, 그러한 기타 조직은 윤활액, 유리연골(hyaline cartilage)과 섬유연골성 디스크 및 관절와순(glenoid labrum, 관절오목 테두리)으로 이루어져 있다. 근육 부분은 근육, 관절강을 지나 뼈에 부착되는 건, 그리고 근육 작용들의 정확한 순서 및 시기를 정리하는 신경 종말로 구성되어 있다. 이들 조직은 모두 결합조직의 층들로 이루어져 있거나 그러한 층들로 둘러싸여 있다.

골격계와 근육계는 흔히 별개의 계통으로 다루어진다. 하지만 움직임이 어떻게 일어나는지를 고려할 때에는 이들을 하나의 근골격계로 생각하는 것이 보다 타당하다. 근육과 뼈는 친밀하게 협력하여 중력과 공간에 대한 우리의 관계를 풀어가고 똑바른 자세를 제공하며, 아울러 세상을 헤쳐 나가고, 스스로 먹고, 도구를 사용하고, 변화를 일으키도록 돕는다.

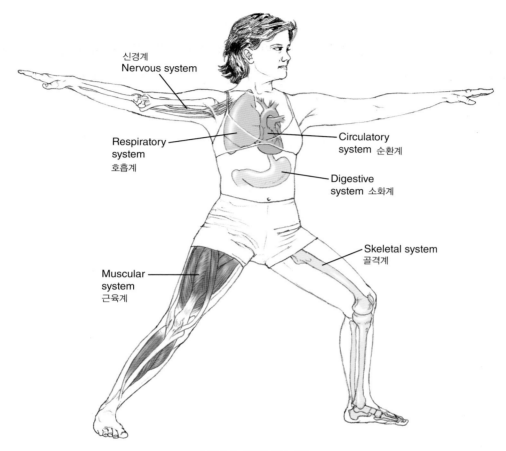

신경계
Nervous system

Respiratory
system
호흡계

Circulatory
system 순환계

Digestive
system 소화계

Skeletal system
골격계

Muscular
system
근육계

그림 3-1. 신체의 여러 계통

　골격계의 구조와 지지가 없다면, 근육은 수축성 조직으로 된 노(배 젓는 노)와 같아 아무것도 움직이지 못할 것이다. 반면 근육이 일으키는 움직임이 없다면, 뼈는 공간에서 움직이지 못하고 외부에서 자신에게 가해지는 힘에만 반응할 것이다. 또한 인대 및 건과 같은 결합조직이 없다면, 뼈와 근육은 서로 관계를 맺을 길이 없을 것이다.

　뼈가 하는 한 가지 일은 하중을 받고 힘을 전달하는 것인 반면, 인대는 그러한 힘을 특정한 경로로 돌린다. 이러한 하중과 힘은 중력의 당김에 의해 또는 걸음을 내디디기 위해 다리를 공간으로 추진하는 근육처럼 기타 근원에 의해 생성될 수 있다. 근육계가 하는 일은 뼈가 자신의 일을 가능한 한 효과적으로 할 수 있는 위치로 뼈를 움직이는 것이다.

골격계 조직: 뼈와 인대

우리의 뼈는 놀랄만한 구조물이다. 뼈는 우리가 가하는 힘을 받아도 무너지지 않고 버틸 정도로 강하고, 우리가 그것을 공간에서 움직일 수 있을 정도로 가벼우며, 3차원 공간에서 사방으로부터 오는 부하에 적응할 정도로 탄력이 있다.

인대도 놀라운 일을 한다. 인대는 관절에서 3차원 움직임을 가능하게 할 정도로 유연하고 엄청난 힘을 관절강을 지나 뼈에서 뼈로 정렬하고 유도할 정도로 강하다.

골격계에서 움직임은 많은 수준에서 일어난다. 세포 수준에서는 개별 세포가 끊임없이 골의 기질과 인대의 섬유를 분해하고 형성한다. 조직 수준에서는 각각의 뼈와 인대가 자신에게 가해지는 힘에 반응해 어느 정도 형태를 변화시킬 수 있다. 계통 수준에서는 2개 이상의 뼈 간에 관계가 존재하는 곳, 즉 관절에서 움직임이 일어난다.

관절

골격계에서 '관절(joint)'이란 용어는 2개 이상의 뼈 표면이 관계를 맺고 서로 '관절을 형성하는' 공간을 말한다. 관절은 그 존재를 위해 움직임과 변화에 의존한다는 의미에서 장소라기보다는 사건이다. 아무리 미미하더라도 조금이라도 움직임이 일어난다면 관절이 있는 것이다.

전통적으로, 관절은 구조상 2개의 뼈를 연결하는 조직에 의해 분류한다. 이러한 조직은 연골, 섬유조직, 윤활액, 또는 이 3가지의 어떤 조합일 수 있다. 또한 관절은 기능상 가능한 움직임의 정도에 의해 그리고 생체역학상 관련된 뼈의 수와 관절의 복잡성에 의해 분류할 수도 있다.

아사나의 분석에서는 신체에서 가동성이 가장 좋은 관절인 윤활관절(synovial joint)의 움직임을 관찰한다. (이들 윤활관절의 일부는 적어도 부분적으로 연골성 또는 섬유성

관절이기도 하다.)

윤활관절

중심에서 시작해 바깥쪽으로 움직이는 윤활관절은 서로 관절을 형성하는 뼈들, 그들 사이에 있는 윤활액, 그러한 윤활액을 생성하는 막, 그리고 구조물 전체를 감싸 보호하는 결합조직으로 이루어져 있다(그림 3-2).

보다 구체적으로 말하자면 뼈의 끝에 있는 관절면은 뼈를 완충하고 보호하는 유리연골의 층으로 덮여 있다. 이러한 유리연골 층은 미끄러워 뼈의 끝이 거의 마찰 없이 서로를 따라 밀리도록 한다.

이러한 유리연골 층들 사이에 있는 윤활액은 윤활유로 작용하고 관절면의 밀림을 촉진한다. 또한 윤활액은 관절에서 힘을 약간 분산시키며, 오일이 2개의 유리판 사이에서 유리판들을 결합시키듯이 윤활액은 2개의 표면 사이에서 유체 씰(fluid seal)의 역할을 한다. 윤활액은 양쪽 뼈에 연결되어 있는 윤활막에서 분비된다. 이와 같은 윤활막이 관절강의 경계를 이루어, 윤활막의 바깥에 있는 모든 것은 관절강의 외부에 있는 셈이다.

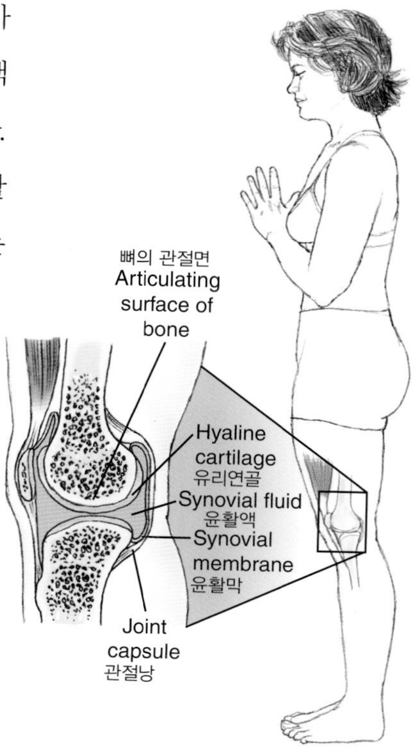

뼈의 관절면
Articulating surface of bone

Hyaline cartilage
유리연골
Synovial fluid
윤활액
Synovial membrane
윤활막

Joint capsule
관절낭

그림 3-2. 모든 윤활관절에는 뼈의 관절면, 유리연골, 윤활액, 윤활막과 관절낭이 있다. 그림에는 나타내지 않았지만 슬관절에는 반달연골(meniscus)이 있다.

윤활막은 관절낭을 형성하는 결합조직 층들로 감싸여 있으며, 이는 유리연골과 윤활액의 가동성으로 일어날 가능성이 있는 움직임을 봉쇄한다. 관절낭의 가장 바깥에서는 섬유들이 두터워지고 스스로 조직화해서 혁대 같은 띠, 즉 측부인대(collateral ligament)를 형성한다. 이들 인대는 관절에 가해지는 힘을 인도하고 움직임이 순조롭게 진행되도록 한다.

이 모든 구성요소의 표층에는 관절을 지나가는 근육이 있다.

균형 잡힌 관절강

건강하고 기능적인 관절에서는 두 뼈 사이의 공간이 균형 잡혀 있고 그 관절의 전체 운동범위 내내 그러한 균형을 유지한다. 균형은 대칭과 동일한 말이 아니며, 운동범위에 걸쳐 균형 잡힌 관절강(balanced joint space[1])을 유지한다는 것은 절대적으로 매 순간 관절강이 고르게 분포되어 있다는 의미가 아니다.

대신 균형 잡힌 관절강은 뼈 관절면의 윤곽, 윤활액의 점성, 관절낭 및 관절 주위 인대의 탄력, 관절 주위 근육의 여러 가지 수축 등 복잡한 일련의 요인들이 관여해 일어난다. 더 넓은 의미로 보면 조직의 수화(hydration), 순환계의 효율성, 관절의 움직임을 감지하는 신경계의 능력, 그리고 마음이 기울이는 주의의 질이 이러한 균형에 기여한다.

각각의 뼈끝에 있는 유리연골 층은 엄청난 힘을 흡수하고 그러한 힘을 하중을 지지하는 골소주(骨小柱, bone trabecula; 뼈로 된 작은 기둥)들로 분산시킨다. 그러면 이러한 힘은 뼈와 관절들을 거듭해 지나가 마침내 지면처럼 그 힘을 흡수할 수 있는 표면에 이르거나, 아니면 공 던지기처럼 공간에서의 어떤 움직임으로 방출된다. 또한 그러한 힘은 수용되어 또 다른 구조물로 전달되거나, 혹은 쓸모없이 연조직을 통해 분산될 수도 있다.

관절강이 운동범위 전체에 걸쳐 균형 잡혀 있지 않고 힘이 관절면에서 분산되지 않을

---

1) 나는 균형 잡힌 관절강이란 개념을 바디 마인드 센터링(Body-Mind Centering, BMC)을 통해 처음 배웠다. 그건 BMC가 골격 및 인대계에서 움직임의 패턴 전환(repatterning)에 접근하는 방법의 기본이 되는 개념이다.

경우에는 유리연골이 어느 정도 마모된다. 체내 기타 조직처럼 유리연골도 끊임없이 스스로 재형성되고 경미한 마모는 복구할 수 있어 장기적인 결과를 초래하지 않는다. (체내에는 근육처럼 유리연골보다 더 빠른 속도로 재형성되는 기타 조직이 있다.) 관절강에서의 불균형이 장기간에 걸쳐 끊임없이 지속되면 유리연골은 스스로 복구할 수 없고 결국 손상되거나 닳아 없어질 수 있다. 유리연골이 닳아 없어지면 뼈끝이 서로 쓸린다. 이러한 마찰은 결국 평탄하지 못한 골 성장을 촉진하며, 이로 인해 뼈에 가해지는 마찰과 스트레스는 더 많아진다. 이와 같은 마찰과 성장의 주기는 매우 고통스러울 수 있고 골관절염을 일으키는 하나의 원인이다.

관절강의 균형 결핍은 다양한 이유로 일어날 수 있다. 때로 사람들은 그저 효율적으로 정렬되지 않는 관절들을 지닌 채 태어난다. 보다 흔하게는 문제가 비효율적인 동작 패턴에 기인하며, 이는 결국 관절강과 인대의 불균형, 관절을 둘러싼 근육의 과다 또는 과소 사용, 혹은 신경계의 습관적인 패턴을 초래한다. 이러한 습관들은 종종 친숙함과 인식 결여로 인해 영구화된다. 심지어 더할 나위 없이 적절한 생각, 운동 또는 심상이라도 너무 오랫동안 혹은 기타 어느 생각도 배제한 채 하면 위험할 수 있다.

동작에 대한 우리의 생각은 우리가 지니고 태어나는 뼈와 인대만큼이나 잘못될 수 있다. 예를 들어 어깨를 뒤로 당겨 가슴의 앞쪽을 열라고 하는 것은 흔한 지시이다. 이는 어깨가 흉곽 주위에서 앞으로 밀려 있는 사람들에게 유용한 지침이다. 그러나 척추에 문제가 있을 경우에 어깨를 뒤로 당기면 원인인 척추 문제를 해결하지 못한 채 목과 등 상부의 작용만 증가시킬 수 있다. 또한 그러한 지침은 한두 번은 효과적일 수 있으나, 오랫동안 계속해서 어깨를 뒤로 당기면 결국 지나치게 뒤로 당겨져 반대 방향과의 균형이 와해될 것이다.

관절 동작

인체가 인간이 만든 구조물처럼 작용한다고 생각하는 것은 근본적으로 틀린 생각이다.

인간 관절은 자주 경첩 또는 볼과 소켓처럼 건축물에서 조인트를 만드는 데 사용되는 장치에 비유된다. 그러나 인간 관절의 역학은 목재, 세라믹 또는 플라스틱 물질들 사이에 있는 조인트의 경우와 동일하지 않은데, 부분적으로 재료의 특성 때문이다.[2]

팔꿈치관절의 작용을 경첩에 비유하는 것이 겉으로는 유용할지도 모르지만, 이러한 비유는 관절에서 움직임이 어떻게 일어나는지에 대한 우리의 생각을 제한한다. 뼈의 관절면을 포함해 체내에서 완벽히 평평하거나 곧거나 3차원적이 아닌 것은 아무것도 없다. 이러한 관절면은 늘 부피와 윤곽이 있기 때문에 관절의 움직임은 항상 3차원적이다.

관절의 움직임을 말하는 데 쓰이는 전통적인 용어 '관절 동작(joint action)'은 꽤 단순한 움직임, 즉 평평하고 2차원적이며 단일 평면에서 일어나는 움직임을 가리킨다. 아무 관절 동작도 모든 관절에서 가능한 움직임의 부피를 고려하지 않는다.

관절의 움직임을 말하는 데 2차원적인 용어를 사용한다는 것은 우리가 어떤 움직임이 가능한지란 개념을 단순화하고, 따라서 우리가 하는 움직임을 단순화한다는 것을 암시한다. 여기서 위험은 우리가 스스로 움직임의 선택을 박탈하고, 우리가 생각하기에 우리에게 가용한 몇 안 되는 대안을 과다 사용한다는 것이다.

관절들에서 모든 관절면은 3차원적이기 때문에, 모든 관절은 서너 가지는 아닐지라도 한 가지 이상의 관절 동작을 할 수 있다. 각각의 동작에서 동일한 정도의 움직임은 가능하지 않으나, 그것이 미세한 움직임일지라도 관절은 모든 차원으로 움직인다. 그러한 미세한 움직임은 두세 관절에 또는 5~10년 사이에 대단한 영향을 미칠 수 있다.

관절 동작의 전통적 정의

관절 동작을 말하는 기본 용어들은 체내 대다수의 관절에 적용된다. 일부 용어는 특정 관절에 특이적인 의미를 갖으며, 일부 용어는 하나 이상의 관절에 사용되지만 관절이 다

---

2) 이러한 차이에 대해 더 알고 싶으면, 스티븐 보겔(Steven Vogel)의 저서 《고양이의 발과 투석기: 자연과 사람들의 기계적인 세계(Cats' Paws and Catapults: Mechanical Worlds of Nature and People)》 (W. W. Norton & Company, 1998)가 있다.

르면 다른 의미를 갖는다.

관절 동작의 해부학적 정의는 흔히 평면(plane)을 사용하여 움직임을 설명한다. 평면은 2차원적인 표면이며, 기본적인 3가지 평면은 서로 직각으로 교차한다. 평면들은 신체의 중심에서 교차하도록 방향을 정하면 체내에서의 관계(전방과 후방은 신체 부위들의 시상적 관계를 말한다) 또는 움직임(굴곡과 신전은 척추의 시상적 움직임을 말한다)을 설명하는 데 사용할 수 있다. '전두면(frontal plane, 관상면[coronal plane]이라고도 함)'은 신체를 앞쪽과 뒤쪽으로 나눈다. '횡단면(transverse plane, 수평면[horizontal plane]이라고도 함)'은 신체를 위쪽과 아래쪽으로 나눈다. 시상면(sagittal plane, 정중면[median plane]이라고도 함)은 신체를 오른쪽과 왼쪽으로 나눈다.

척추 관절 동작

다음 용어들은 척추의 관절들이 움직이고 추골들이 서로 관계하며 관절로 이어질 때의 움직임을 말한다. 이러한 척추의 동작들에서 척추의 실제 형태는 변화하며, 이는 척추를 공간에서 움직이는 것(예로 고관절에서 관절 움직임이 일어나는 경우인데, 이는 다리에서의 동작일 것이다)과는 다른 동작이다. '전방 굴곡'과 같은 흔한 요가 용어는 비해부학적인 말로 척추를 공간에서 움직이는 동작이나 척추에서 굴곡이란 관절 동작(제2장 67페이지 참조)을 가리킬 수 있다.

굴곡(flexion): 시상면 방향으로 움직이는 것으로 신체의 전면들을 상대 쪽으로 가져가는 동작이다.

신전(extension): 시상면 방향으로 움직이는 것으로 신체의 전면들을 상대에서 반대쪽으로 가져가는 동작이다.

측면 굴곡(lateral flexion): 전두면 방향으로 움직이는 것으로 척추를 한쪽 또는 다른쪽 측면으로 구부리는 동작이다.

회전(rotation): 횡단면 방향으로 움직이는 것으로 척추의 수직 축을 중심으로 이루어지는 동작이다.

- **돌기(rolling)**에서는 척추의 모든 부위가 동일한 방향으로 회전한다.
- **비틀기(twisting)**에서는 척추의 한 부위가 척추의 또 다른 부위와 다른 방향으로 돌아간다.

축성 신전(axial extension): 척추의 수직 축을 따라 움직이는 것으로 시상 만곡을 펴서 척추를 신장시키는 동작이다.

휘돌림(circumduction): 신체의 부분(예로 다리)이 공간에서 그 축을 중심으로 원뿔형으로 움직이는 동작이다. 이는 회전과 동일하지 않다.

사지 관절 동작

다음 용어들은 상지와 하지에서 일어날 수 있는 관절 동작들을 말하며, 이러한 사지에는 견갑대와 골반이 포함된다. 척추에서처럼 관절을 공간에서 움직이는 동작과 실제로 관절에서 관절 움직임이 일어나는 동작 사이에는 차이가 있으며, 후자가 관절 동작이다. 예를 들어 팔 전체를 천장으로 들어 올릴 경우에 팔꿈치는 공간에서 움직이지만 반드시 관절 움직임이 일어나지는 않는다.

모든 사지에서의 동작

아래와 같은 관절 동작인 경우에는 다양한 관절에서 일어나는 움직임을 말하는 데 동일한 용어를 사용할 수 있다. 어느 뼈가 움직임에 관여하는지는 어느 관절이 관절 움직임을 일으키고 있는지에 달려 있을 것이다.

굴곡(flexion): 사지의 전면들이 상대 쪽으로 움직이는 동작이며, 이는 척추, 엉덩이 및 어깨의 위치에 따라 어느 평면으로도 일어날 수 있다. 우리가 배아일 때 사지에서 일어나는 나선(spiral) 현상 때문에, 슬관절, 발목관절 및 발관절의 굴곡은 다리의 후면들(우리가 생각하기에)을 상대 쪽으로 움직인다.

신전(extension): 사지의 전면들이 상대에서 반대쪽으로 움직이는 동작이며, 다시금 이는 척추, 엉덩이 및 어깨의 위치에 따라 어느 평면으로도 일어날 수 있다. 그리고 발생학적 나선 현상 때문에, 슬관절, 발목관절 및 발관절의 신전은 다리의 후면들(우리가 생각하기에)을 상대에서 반대쪽으로 움직인다.

회전(rotation): 사지의 축을 중심으로 움직이는 동작으로, 엉덩이, 어깨 및 하퇴부에서는 이를 추가로 내회전과 외회전(internal and external rotation)이라고 말한다. 손, 발 및 전완에서의 회전에는 특별한 이름이 있다(다음 섹션 참조).

외전(abduction): 사지를 몸통 또는 신체의 정중선에서 반대쪽으로 움직이는 동작으로, 손, 발 및 견갑골에서는 이 용어가 보다 특정한 동작을 말한다(다음 섹션 참조).

내전(adduction): 사지를 몸통 또는 신체의 정중선 쪽으로 움직이는 동작으로, 손, 발 및 견갑골에서는 이 용어가 보다 특정한 동작을 말한다(다음 섹션 참조).

휘돌림(circumduction): 사지를 공간에서 사지의 축을 중심으로 원뿔형으로 움직이는 동작이다. 이는 회전과 동일하지 않다.

특정 사지에서의 동작

사지의 일부 부위는 위에서 열거한 일반 용어로는 설명되지 않는 움직임을 수행할 수 있다. 이들 관절 동작에는 특정 신체 부위에 사용되는 용어가 있다(예로 발과 전완에서만 일어나는 '회내'와 '회외' 또는 손목에서만 일어나는 '요측 편위'와 '척측 편위' 등). 일부 신체 부위에서는 일반 관절 동작이 나머지 사지에서와 다른 움직임을 가리킨다. 예를 들어 손에서 외전은 신체의 정중선에서 반대쪽이 아니라 중지에서 반대쪽으로 움직이는 동작을 말한다.

손

회전(rotation): 손의 장축을 중심으로 회전시키는 동작에서 손의 바깥쪽 가장자리가 들리면 **외번(eversion)**, 손의 안쪽 가장자리가 들리면 **내번(inversion)**이라고 한다.

외전(abduction): 손가락들을 중지에서 반대쪽으로 움직이는 동작이다.

내전(adduction): 손가락들을 중지 쪽으로 움직이는 동작이다.

요측 편위(radial deviation): 손가락들을 손의 요측(엄지손가락 쪽)으로 움직이는 동작이다.

척측 편위(ulnar deviation): 손가락들을 손의 척측(새끼손가락 쪽)으로 움직이는 동작이다.

대립(opposition): 엄지손가락과 새끼손가락을 상대 쪽으로 움직이는 동작이다.

손목

배측굴곡(dorsiflexion): 손등(배측면)과 전완 사이의 각도가 감소하게 움직이는 동작이다. (발생학적 관점에서 보면 이는 손목의 신전이다.)

장측굴곡(palmar flexion): 손바닥(장측면)과 전완 사이의 각도가 감소하게 움직이는 동작이다. (발생학적 관점에서 보면 이는 손목의 굴곡이다.)

요측 편위 또는 외전(radial deviation or abduction): 손을 전완의 요측(엄지손가락 쪽)으로 움직이는 동작이다.

척측 편위 또는 내전(ulnar deviation or adduction): 손을 전완의 척측(새끼손가락 쪽)으로 움직이는 동작이다.

전완

회전(rotation): 전완을 회전시키는 동작에서 요골이 척골을 넘어가면 **회내(pronation)**, 요골과 척골이 평행하면 **회외(supination)**라고 한다. 때로 회내는 '손바닥을 아래로 회전시키는 동작(palm down)' 그리고 회외는 '손바닥을 위로 회전시키는 동작(palm up)'이라고 말하지만 손바닥의 위치는 이들 동작을 정확히 말해주지 않는데, 어깨관절과 견갑골에서 가용한 움직임 때문이다.

쇄골

상승(elevation): 전두면에서 쇄골의 원위 말단부를 위로 움직이는 동작이다.

하강(depression): 전두면에서 쇄골의 원위 말단부를 아래로 움직이는 동작이다.

상방 회전(upward rotation): 쇄골의 종축을 중심으로 이 뼈를 회전시켜 상면을 뒤로 돌리는 동작이다.

하방 회전(downward rotation): 쇄골의 종축을 중심으로 이 뼈를 회전시켜 상면을 앞으로 돌리는 동작이다.

전인(protraction): 쇄골의 원위 말단부를 앞으로 당기는 동작이며, 대개 견갑골의 전인을 동반한다.

후인(retraction): 쇄골의 원위 말단부를 뒤로 당기는 동작이며, 대개 견갑골의 후인을 동반한다.

어깨(상완와관절, Glenohumeral Joint)

굴곡(flexion): 팔을 공간에서 시상면 방향으로 앞으로 올리는 동작이다.

신전(extension): 팔을 공간에서 시상면 방향으로 뒤로 가져가는 동작이다.

외전(abduction): 팔을 몸통 곁으로부터 움직여 측면으로 그리고 몸의 반대쪽으로 벌리는 동작이다.

내전(adduction): 팔을 외전된 자세에서 몸의 측면으로 움직이는 동작이다.

수평 외전(horizontal abduction): 팔을 몸의 앞쪽으로 굴곡된 자세에서 측면으로 그리고 몸의 반대쪽으로 벌리는 동작이다.

수평 내전(horizontal adduction): 팔을 몸의 측면으로 외전된 자세에서 몸의 앞쪽으로 굴곡된 자세로 움직이는 동작이다.

전인(protraction): 상완골의 골두가 시상면 방향으로 앞으로 밀리게 하는 동작이다.

후인(retraction): 상완골의 골두가 시상면 방향으로 뒤로 밀리게 하는 동작이다.

견갑골

　　상승(elevation): 견갑골이 전두면에서 위로 미끄러지는 동작이다.

　　하강(depression): 견갑골이 전두면에서 아래로 미끄러지는 동작이다.

　　상방 또는 외측 회전(upward or lateral rotation): 견갑골이 전두면에서 관절와(glenoid fossa)가 위로 향하고 하각(inferior angle)이 외측 및 측면으로 움직이도록 회전하는 동작이다.

　　하방 또는 내측 회전(downward or medial rotation): 견갑골이 전두면에서 관절와가 아래로 향하고 하각이 내측 및 척추 쪽으로 움직이도록 회전하는 동작이다.

　　외전 또는 전인(abduction or protraction): 견갑골을 횡단면에서 척추 반대쪽으로 움직이는 동작이며, 이 동작으로 결국 견갑골들을 몸의 앞쪽으로 두르게 된다.

　　내전 또는 후인(adduction or retraction): 견갑골을 횡단면에서 척추 쪽으로 움직이는 동작이며, 이 동작으로 결국 견갑골들을 등에서 상대 쪽으로 당기게 된다.

발

　　회전(rotation): 발의 장축을 중심으로 회전시키는 동작에서 발의 바깥쪽 가장자리가 들리면 **외번**, 발의 안쪽 가장자리가 들리면 **내번**이라고 한다.

　　외전(abduction): 발뒤꿈치를 움직이지 않으면서 앞발을 발의 외측 가장자리(새끼발가락) 쪽으로 움직이는 동작이며, 발가락들을 둘째발가락에서 반대쪽으로 움직이는 동작이다.

　　내전(adduction): 발뒤꿈치를 움직이지 않으면서 앞발을 발의 내측 가장자리(엄지발가락) 쪽으로 움직이는 동작이며, 발가락들을 둘째발가락 쪽으로 움직이는 동작이다.

　　회내와 회외(pronation and supination): 발에서 **회내**는 때로 **외번**과 동일한 동작으로 여겨지며, 때로는 **외번과 외전**의 결합이다. 그리고 발에서 **회외**는 때로 **내번**과 서로 바꾸어 사용할 수 있으며, 때로는 **내번과 내전**의 결합이다.

발목

족저굴곡(plantar flexion): 발바닥(족저면)과 하퇴부 사이의 각도가 감소하게 움직이는 동작으로, 발을 세우는 것이다. (발생학적 관점에서 보면 이는 발목의 굴곡이다.)

족배굴곡(dorsiflexion): 발등(족배면)과 하퇴부 사이의 각도가 감소하게 움직이는 동작이다. (발생학적 관점에서 보면 이는 발목의 신전이다.)

골반

골반 숙이기(nutation): 천골의 꼭대기가 앞으로 기울고, 즉 끄덕이고 천골의 바닥(미골 근처)이 뒤로 기울도록 천골을 골반 뼈들과 분리해 움직이는 동작이다. 이는 천골과 관골 사이에 있는 천장관절(sacroiliac joint)의 움직임이지, 골반 전체의 움직임이 아니다. 후자는 고관절 또는 요추의 관절 동작으로 인한 골반의 전방 및 후방 경사이다.

골반 들기(counternutation): 천골의 꼭대기가 뒤로 기울고 천골의 바닥(미골 근처)이 앞으로 기울도록 천골을 움직이는 동작이다. 이는 천골과 관골 사이에 있는 천장관절의 움직임이지, 골반 전체의 움직임이 아니다. 후자는 고관절 또는 요추의 관절 동작으로 인한 골반의 전방 및 후방 경사이다.

관절의 운동범위

신체는 결코 하나의 관절만 움직이거나 하나의 관절 동작만 하지 못한다. 어느 특정한 움직임에서도 신체는 다리를 구부리거나 팔을 들어 올리기 위해 15가지 또는 심지어 500가지 서로 다른 관절 동작을 섬세하게 조화시켜 움직일 것이다.

우리가 하나의 특정 관절에 완전히 집중하려 해도, 움직임을 시작하자마자 그 움직임은 움직이는 뼈들의 다른 쪽 끝에 있는 관절들로 가고 그 다음에 계속 이어지는 뼈와 관절들을 거듭해 가면서 줄곧 척추로 가고 또 줄곧 주변부로 나간다. 당신이 수동적으로 누워 있고 어떤 다른 사람이 당신을 움직이면, 그러한 움직임은 여전히 어떻게든 당신의 조직들을 통해 가게 된다.

움직임은 이런 식으로 신체를 통해 가기 때문에, 오로지 단일 관절의 운동범위에 초점을 두는 것은 현실적이지 않다. 노련한 수행자라면 하나의 관절을 효과적으로 고립시키고 뼈와 연조직에서 움직임이 얼마나 가능한지를 알아낼 수 있겠지만, 우리는 신체 움직임의 나머지 대안들을 고려해야 한다.

한 사람 전체가 움직이는 모습을 관찰해보면 움직임이 한 관절에서 멈추는 듯하다가 다음 관절로 가는 것을 알 수 있다. 때로 움직임은 수월하게 움직이지 않는 관절을 건너 뛰거나 간혹 움직임은 너무 작아 인식하기 힘드나, 그건 항상 어딘가로 간다.

특정 관절의 운동범위에 초점을 두는 대신 골격계에서 움직임의 전체 패턴을 살펴본다. 즉 어디에서 움직임이 많고 쉬운 듯하며, 어디에서 움직임이 더 적고 보다 어려운 듯한지를 관찰한다. 그런 다음 어떻게 균형을 가져와야 하는지를 물어본다. 즉 움직임을 한 관절에서 일어날 수 있는 것으로 제한하였을 경우에 다음 관절에서 움직임이 가능한가? 일부 관절들이 지나치게 가동적일 정도로 모든 움직임을 담당하는가? 일부 관절들은 마치 거기에 관절들이 없는 것처럼 전혀 움직이지 않고 있는가? 또한 그건 관심에 관한 질문일 수도 있다. 즉 몸이 아주 유연하거나 아주 뻣뻣할 경우에 몸에는 의식을 많이 받는 곳과 보다 소외된 곳이 있는가?

결론

아사나(또는 어느 동작이든)의 성공은 단일 관절의 운동범위가 아니라 전신을 통한 균형의 질 또는 고유 평형으로 측정해야 한다. 이러한 균형의 질은 골격계에서 각각의 관절에 균형 잡힌 관절강의 존재, 뼈와 관절들을 통해 움직임이 지나가기 위한 트인 통로의 이용 가능성, 그리고 신체 계통들 전체에서 개별 패턴들의 의식에서 온다.

CHAPTER 4
근육계

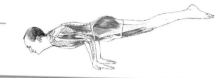

MUSCULAR SYSTEM

골격계의 일이 관절이 허용하는 배열로 된 뼈들을 통해 인대에 의해 하중과 힘을 전달하는 것이라면, 근육계의 과제는 뼈들이 제 일을 할 수 있도록 뼈들을 적절한 위치로 움직이는 것이다. 근육은 움직임을 일으키고, 관절은 움직임을 가능하게 하며, 결합조직은 움직임을 조직에서 조직으로 옮긴다. 뼈는 움직임을 흡수하고 전달하며, 신경은 전체적인 댄스를 아름답게 조화시키고 조직한다.

근육들은 움직임의 잠재적인 대안들에 대한 기질로서 협력한다. 이러한 기질은 체내의 모든 관절에 영향을 미친다. 근육들은 홀로 작용하지 않으며, 단일 근육은 기타 근육들로부터 지지와 조절이 없으면 결코 작용하지 못한다. 각각의 근육은 가까이 있든 멀리 떨어져 있든 기타 모든 근육에 영향을 준다.

역사적으로 근육은 너무 단순하고 선형적인 패러다임으로 제시되어 왔던 관계로, 다음과 같은 오해를 초래했다.

- 근육은 따로따로 작용한다.
- 누구에게나 동일한 근육은 항상 동일한 관절 동작을 일으킨다.
- 근육은 긴장도가 더 클수록 더 잘 기능할 수 있다.

- 근육은 항상 동일한 방식으로 서로 관계를 맺는다.
- 어느 움직임이든 그 수행에는 올바른 세트의 근육들이 있다.

이와 같은 추정이 옳지 않은 이유를 이해하기 위해서는 근육의 기초 해부학을 살펴볼 필요가 있다.

기초 근육 해부학

우리가 대개 작용 근육이라고 생각하는 것은 실제로 최소 4가지 서로 다른 조직, 즉 근육조직, 결합조직, 신경과 혈관으로 구성되어 있는 기관이다(그림 4-1). 근육조직 자체는 수축해 움직임을 일으키는 능력이 있다. 결합조직은 그러한 수축의 파워를 근육이 연결되는 뼈, 기관, 피부 등으로 전달한다. 신경은 근육에게 언제, 얼마나 오래, 그리고 어느 강도로 활성화해야 하는지를 알려주며, 혈관은 근육조직이 활성화할 수 있도록 하는 영양분을 제공한다.

근육은 골격근(skeletal muscle), 심장근육(cardiac muscle), 평활근(smooth muscle) 등 3가지 기본 유형으로 나뉜다.

골격근은 보통 뼈에 부착되어 있고 관절에서 움직임을 일으킨다. 골격근에는 밝고 어두운 섬유 띠들이 교대로 있어 조직이 가로무늬 모습

이러한 실험을 해보라. 바로 눕는다. 양팔을 몸의 양옆으로 편안할 정도로 벌리고, 손바닥이 위로 향하게 한다. 다리는 구부리거나 펴도 된다. 약간의 시간을 가져 이러한 자세를 잡는다. 그런 다음 아주 작은 움직임으로 시작해 손가락을 꼼지락거리기 시작한다.

손가락을 꼼지락거리면서 전완의 근육이 어떻게 활성화되는지를 느낄 수 있는가? 상완의 근육은 어떤가? 어깨와 등 상부의 근육은? 척추 주위의 근육이 손가락 꼼지락거림에 반응하는 것을 느낄 수 있는가? 턱의 근육은 어떤가? 움직임을 발까지 따라갈 수 있는가?

움직임이 아무 곳도 가지 않는 것처럼 느껴지면, 그것이 어디서 멈추는지를 느낄 수 있는지 알아본다. 당신은 그럴 필요가 없는 근육의 어떤 것을 붙잡고 있는가? 움직임이 몸을 통해 수월하게 지나갈 수 있도록 하기 위해 당신은 무엇을 놓아줄 수 있는가?

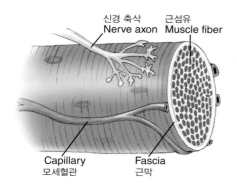

그림 4-1. 근육은 근섬유, 신경, 모세혈관, 근막(결합조직) 등 협력하는 여러 조직으로 이루어져 있다.

을 보인다(횡문근). 골격근은 신경계의 체성 부분에 의해 조절되며, 체성 신경계는 이 근육의 많은 기능을 수의적으로, 즉 의식적인 통제 하에 수행하게 한다(수의근). 심장근육은 심장에 있으며, 평활근은 혈관, 기도와 내장 기관에 있다. 심장 조직도 가로무늬가 있지만 자율신경계와 내분비계의 호르몬에 의해 조절된다. 평활근은 가로무늬가 없으며, 심장근육처럼 자율신경계와 내분비계에 의해 조절된다.

우리가 육안으로 보는 골격근 조직은 근속(fascicle)의 다발들로 구성되어 있다. 근속

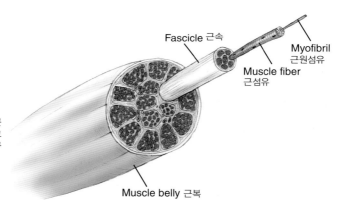

그림 4-2. 근복은 근속의 다발들, 근속은 근섬유(근육세포)의 다발들, 그리고 근섬유는 근원섬유의 다발들로 구성되어 있다.

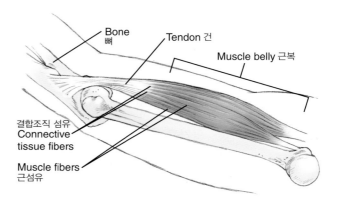

그림 4-3. 결합조직의 섬유(흰색)가 근육(빨간색) 속으로 주행한다. 근육의 양끝에서 결합조직은 합쳐져 건을 이루며, 건은 뼈에 연결된다.

은 다시 근섬유(muscle fiber)의 다발들로 이루어져 있는데, 이 근섬유가 실제 근육세포이다. 근육세포 내에는 근원섬유(myofibril, 또는 근미세섬유[myofilament])의 다발들이 있다(그림 4-2 참조). 이와 같은 근원섬유, 근육세포 및 근속의 각 다발들은 결합조직의 층으로 감싸져 있으며, 이러한 결합조직의 층들은 모두 근육의 끝부분에서 합쳐져 건과 기타 조직을 이루어 근육을 뼈에 연결한다(그림 4-3).

근원섬유는 굵은 미세섬유와 가는 미세섬유로 구성되어 있는데, 이러한 미세섬유들은 서로 나란히 위치하고 중첩한다. 이들 미세섬유는 분자들로 이루어진 뒤틀린 가닥으로, 수축을 일으킨다.

근육 수축

근육세포가 수축할 때 분자들은 굵은 미세섬유와 가는 미세섬유 사이의 결합을 일으키고 풀며, 이들 미세섬유는 서로를 따라 래칫(한쪽 방향으로만 돌아가는 톱니바퀴)처럼 작용하고 미끄러지는 움직임을 일으켜 서로의 중첩이 증가하고 근원섬유의 양끝이 상대쪽으로 당겨진다. 충분한 수의 근원섬유가 단축되면 근섬유 전체가 미끄러져 더 짧아진다. 점점 더 많은 수의 근섬유가 수축함에 따라, 이들 근섬유는 근육의 양 끝에 있는 부착 지점들을 상대 쪽으로 미끄러지게 함으로써 근육 전체를 단축시키려 한다.

근육 전체가 실제로 단축될지 여부는 외부 요인들, 특히 저항이 얼마나 존재하느냐에 달려 있다. 소수의 미세섬유가 근육세포 내에서 함께 미끄러지면, 그들 미세섬유는 근육이 부착되어 있는 구조물의 하중, 예를 들어 팔 또는 머리의 하중을 극복할 정도의 힘을 생성하지 못할 것이다. 신체 부위의 하중은 중력에 의해 생성되는 저항의 산물이며, 중력은 이 지구에 있는 모든 것에 저항을 제공하는 근원이다. 우리는 팔을 들어 올리거나, 일어서거나, 구르거나, 혹은 숨을 쉴 때마다 이러한 힘을 이겨낸다. 또한 기타 힘으로부터 저항이 추가되기도 하는데, 예를 들어 나르는 물건의 중량, 대립근(opposing muscle)

의 수축, 또는 심지어 감정 상태(예로 흔히 긴장, 분노나 울지 않으려는 노력은 저항을 일으키는 반면 이완, 행복이나 안도는 저항을 감소시킬 것이다)가 있다.

근육은 모 아니면 도 식으로 수축하지 않는다. 모든 근섬유가 동시에 수축할 필요는 없는데, 이는 근육이 신경계와 근육 사이의 대화에 의해 조정된, 정확히 등급 지어진 양의 힘을 생성할 수 있다는 의미이다. 근육은 이렇게 조절된 방식으로 작용하기 때문에, 근섬유가 능동적으로 수축할지라도 근육이 항상 단축되는 것으로 끝나지는 않는다. 외부 힘이 근육이 내는 힘보다 더 클 때에는 근육이 실제로 활성화되고 신장될 수 있다.

다음과 같이 '단축성,' '신장성' 및 '등척성'이란 용어는 근육의 작용을 말하는 데 사용된다(그림 4-4 참조). 이들 용어는 실제로 근육과 근육이 직면하는 저항 간 관계의 결과를 설명한다.

단축성 수축(concentric contraction; 구심성 수축, 동심성 수축이라고도 함) 근섬유가 수축하고 존재하는 저항보다 '더 많은' 힘을 생성해 근육의 양끝이 상대 쪽으로 미끄러져 근육이 단축된다.

신장성 수축(eccentric contraction; 원심성 수축, 편심성 수축이라고도 함) 근섬유가 수축하고 존재하는 저항보다 '더 적은' 힘을 생성해 근육의 양끝이 미끄러져 벌어지고 근육이 실제로 신장된다.

등척성 수축(isometric contraction) 근섬유가 수축하고 존재하는 저항과 '동일한' 양의 힘을 생성해 근육의 양끝이 벌어지지도 좁혀지지도 않아 근육의 길이가 변화하지 않는다. 등척성 수축은 추가로 구분할 수 있다. 당신을 움직이게 하려는 다른 어떤 것의 저항에 대항해 움직이지 않으려고 하는 것과 움직이려고 하지만 움직임에 대한 저항을 극복할 수 없는 것 사이에는 경험 면에서 차이가 있다. 또한 단축성 수축 후 등척성 수축을 유지하는 것과 신장성 수축 후 등척성 수축을 유지하는 것 사이에도 경험 면에서 차이가 있다.

이완된 근육은 일반적으로 의도적이거나 수의

근육은 실제로 굴곡하거나 신전하지 않으며, 이들 용어는 관절 동작을 말한다. 정확히 표현하자면, 근육은 수축을 사용하여 굴곡과 신전을 포함해 모든 관절 동작을 일으킨다는 것이다.

적인 근섬유 수축이 없다는 것을 의미한다. 그러나 사람이 의식하면(잠을 자도) 항상 근육의 안정 시 긴장도를 유지하기 위해 근섬유에서 기저 수준의 자동적인 활동이 있다. 이러한 안정 시 긴장도는 근육이 반응할 준비를 유지하도록 하며, 자세근에서는 우리가

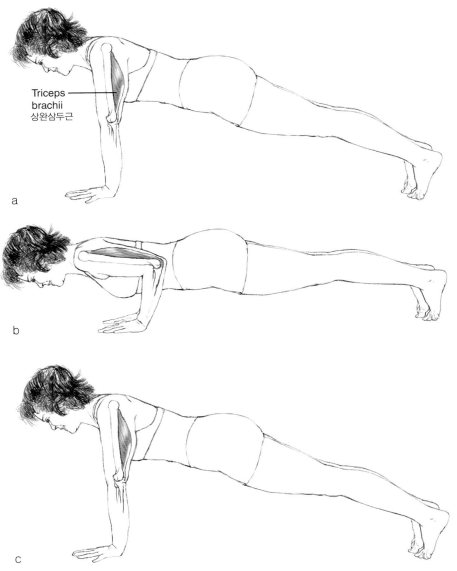

Triceps
brachii
상완삼두근

a

b

c

그림 4-4. 상완삼두근에서 일어나는 등척성, 신장성 및 단축성 수축의 예로, (a에서 b로) 널빤지 자세에서 차투랑가 자세 (chaturanga, 282페이지 참조)로 움직일 때(신장성 수축), (b에서 c로) 차투랑가 자세에서 널빤지 자세로 되돌아갈 때(단축성 수축), 그리고 (a와 c) 널빤지 자세를 유지할 때(등척성 수축)이다.

앉고 서며 걸을 때 일어나는 체중과 균형의 경미한 변화에 맞춰 자동적으로 조정된다.

피트니스와 동작 훈련 분야에서 '신장(lengthen 및 stretch)'이란 말은 다양한 방식으로 사용된다. 근육은 신장되고 활성화될 수 있으며(신장성 수축), 신장되고 비활성화될 수 있으며(이완된 근육), 혹은 신장되고 점차 활성에서 비활성 상태로 또는 그 반대로 변화할 수 있다는 점을 이해해야 한다.

위의 어느 상황에서도 근육은 외부의 힘(예로 중력의 당김이나 또 다른 근육의 당김)이 해당 근육보다 더 강하게 작용하기 때문에 신장된다. 근육의 신장이 반드시 근육의 이완을 의미하는 것은 아니다.

신장을 의미하는 '스트레치' 및 '렝슨'이란 말은 때로 서로 바꾸어 쓸 수 있다. 용어가 그저 근육의 부착 지점들이 서로 벌어지도록 그들 사이의 거리가 변화한다는 것을 의미할 경우에 '스트레치'는 '렝슨'과 바꾸어 써도 무방하다.

그러나 '스트레치'가 근육에서 특정한 감각을 의미할 경우에는 '렝슨'과 바꾸어 쓸 수 없다. 근육은 신장 감각 없이 신장시킬 수 있으며, 사실 이러한 일은 대부분의 사람들에게 항상 일어난다. 걷기, 말하기 또는 컵 들기와 같은 동작은 모두 흔히 근육에서 특정한 감각이 전혀 없이 근육의 신장과 단축을 동반한다.

기시부와 종지부에 대한 오해

근육이 뼈에 부착되어 있는 부위들은 흔히 '기시부(origin)'와 '종지부(insertion)'로 구분된다. 기시부는 몸통 또는 몸의 중심에 더 가까운 부착부이며, 종지부는 중심에서 더 멀고 손가락, 발가락, 두개골 또는 미골에 더 가까운 부착부이다. 이와 같은 구분은 기시부가 고정 지점이고 종지부가 움직이는 지점이라는 것을 암시하나, 우리의 움직임이 반드시 그런 것은 아니다. 우리가 몸통을 공간에서 움직일 때에는 언제나 소위 기시부 및 종지부 지점이 반전된다.

또한 부착 지점에 대한 이와 같은 구분은 근육이 한 지점에서 다른 지점으로 발달하고 어떻게든 기시부에서 종지부를 향해 성장한다는 점을 암시한다. 그러나 발생학적으로 근육은 그렇게 하지 않는다. 대신 미래의 근육세포로 이루어진 무리들이 미래의 거처가 있는 곳으로 이동하고 일단 거기에 도착하면 스스로 조직화한다. 그건 결코 선형적이고 순서가 정해진 과정이 아니다.

근육 관계

아무 근육도 고립해서 작용하지 않으며, 근육계의 복잡한 망에 있는 모든 근육은 끊임 없이 서로 관여하고 결합조직의 기질을 통해 서로 균형을 잡고, 강화하며, 변경시키고, 조절한다.

근육들 간의 관계는 다양한 방식으로 분류할 수 있다. 여기서는 근육이 어떻게 하나 의 관절을 중심으로 서로 균형을 잡는지, 근육의 층들이 심층에서 천층으로 바뀌면서 어떻게 서로 다른 효과를 보이는지, 또는 근육의 운동 사슬(kinetic chain)과 결합조직이 어떻게 사지와 몸통을 통합하는지에 초점을 둔다.

주동근-길항근 짝

근육을 분류하는 흔한 패러다임의 하나는 주동근-길항근 짝으로 하는 것이다. 이러한 관점의 지향은 특정 관절 동작과 그러한 관절 동작을 일으키고 조절하는 근육을 중심 으로 한다.

우선은 초점이 되는 특정 관절과 특정 관절 동작을 살펴본다. 모든 관절 동작에는 움 직임을 일으키는 근육과 움직임에 반대로 작용하는 근육이 있다. 관절 동작을 일으키는 근육이 주동근(agonist), 즉 주작용근(prime mover)이고 그 반대의 관절 동작을 일으키 는 근육이 길항근(antagonist)이다.[1]

이와 같은 주동근-길항근의 짝은 척수 차원에 있는 신경계에서 직접적인 관계를 가질 수 있다. 짝의 한 근육이 작용하면 다른 근육이 메시지를 받아 반응하고 조절한다. 이러 한 관계를 상반신경지배(reciprocal innervation) 또는 상호억제(reciprocal inhibition)라 고 한다. 모든 주동근-길항근 근육 짝이 척수 차원에서 관계를 가지는 것은 아니며, 일 부는 척수보다는 뇌에서 보다 높은 차원에 기록되는 반복적인 동작 패턴을 통해 함께

---

1) Agonist는 '경쟁자' 또는 '참가자'를 의미하는 그리스어에서 유래한다. Antagonist는 '상대방'을 의미하는 그리스어에서 유래한다.

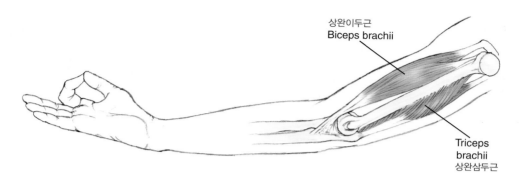

그림 4-5. 초점이 되는 관절이 팔꿈치이고 관절 동작이 중력에 대항한 굴곡이라면, 상완이두근이 주동근이고 상완삼두근이 길항근이다.

짝을 이룬다.

주동근과 길항근의 역할은 상대적이며, 초점이 되는 관절과 관절 동작이 바뀌면 그 역할이 변화한다. 이들 용어는 근육 자체에 내재하는 절대적인 특성을 말하는 것이 아니라 특정 순간에 특정 관절에서 한 근육이 또 다른 근육과 이루는 관계에 대한 어떤 것을 말한다. 한 근육이 길항근인지 주동근인지는 어느 관절과 어느 관절 동작이 초점이 되느냐 그리고 움직임에 대한 주요 저항이 어디에 존재하느냐에 달려 있다(그림 4-5).

주동근 또는 길항근 근육의 작용을 지지하고 조절하는 근육은 협력근(synergistic muscle)이라고 한다. 또한 협력근은 관절에서 과도한 움직임을 최소화하는 작용을 하거나 신체의 한 부위를 안정화하여 다른 부위의 움직임을 지지하는 작용을 한다. 협력근이 이런 식으로 안정화하는 작용을 하면 고정근(fixator)이라고도 한다. 아니면 '협력근'이란 용어는 협력하여 어떤 동작을 일으키는 근육군 전체를 말하기도 한다. 협력근은 관절의 건강을 위해 균형 잡힌 관절강을 유지하는 데 필수적이다.

초점이 되는 하나의 관절에서 특정 동작을 살펴볼 때 근육을 주동근-길항근 짝으로 분류해보면 매우 유용하다. 하지만 서로 다른 관절들이 어떻게 서로 관련되어 있는지를 고려하기 위해서는 기타 종류의 근육 간 관계를 살펴보아야 한다.

단관절 및 다관절 근육[2]

근육군과 개별 근육에는 층이 있다. 사지에서 가장 깊은 층은 뼈에 가장 가깝고 천층은 피부에 더 가깝다. 그러나 몸통에서는 근육의 일부 가장 깊은 층이 뼈보다 더 깊으며, 흉부, 복부 또는 골반의 강과 장기에 가장 가깝다.

근육마다 지나가는 관절의 수는 서로 다를 수 있다. 일부는 1개의 관절을 지나가고 일부는 2개의 관절을 지나갈 수 있다. 손과 발의

때로 단순한 움직임에서도 움직임의 첫째 부분에서 길항근이 움직임의 둘째 부분에서 주동근이 된다. 예를 들어 팔을 측면으로 바닥과 평행하게 내뻗고 팔꿈치를 굴곡시켜 손이 어깨 쪽으로 움직이도록 할 때, 움직임의 첫째 부분(전완을 바닥과 직각으로 가져가는 것)에서 상완삼두근이 상완이두근의 작용에 대해 길항근이다. 움직임의 둘째 부분(전완을 직각에서 어깨로 가져가는 것)에서는 상완삼두근이 주동근이며 신장성으로 작용한다.

일부 근육은 8개 또는 9개의 관절을 지나가고 척추의 일부 근육은 12~15개의 관절을 지나간다. 횡격막은 100개 이상의 관절에 영향을 미치는데, 그 중 일부는 직접 지나가고 다른 일부에는 근막 및 골격 연결을 통해 영향을 준다.

몇몇 예외를 제외하면, 근육 또는 근육조직의 층은 깊을수록 짧아진다.[3] 하나의 관절을 지나가는 가장 짧고 가장 깊은 층의 근육을 단관절 근육(one-joint or monoarticular muscle)이라고 한다. 이들 단관절 근육은 각각의 관절에서 매우 특이적인 동작을 일으키고 관절 움직임과 차별을 지지하며, 개별 관절의 통합성과 정렬에 필수적이다.

근육의 층은 점점 더 천층이 되면서 더 길어지고 더 넓어지며 더 많은 관절을 지나간다. 근육이 하나 이상의 관절을 지나가면 작용할 때마다 자신이 지나가는 모든 관절에 직접적인 영향을 미치고 아울러 체내 모든 관절에 간접적인 영향을 준다. 이러한 긴 근육이 2개 이상의 관절을 지나가는 경우에 다관절 근육(multi-joint muscle)이라고 한다. 다관절 근육은 사지의 모든 부위를 함께 연결하며, 사지를 몸통으로 통합한다. 그러한 근육으로 인해 우리는 체중을 크게 이동시키고 공간에서 전신을 움직이며 몸통에서 정

---

2) 단관절(one-joint)과 다관절(multi-joint)은 오로지 바디 마인드 센터링(Body-Mind Centering, BMC)에서만 사용되는 용어는 아니지만, BMC에서 근육의 패턴 전환(repatterning)에 접근하는 방법은 내가 접한 이들 개념을 가장 정교하게 사용한다.

3) 예외는 다음과 같다: 손과 발에서 장지신근(extensor digitorum longus) 위에 놓여 있는 단지신근(extensor digitorum brevis) 그리고 몸통에서 대요근(psoas major)의 표면을 따라 주행하는 소요근(psoas minor). 또한 대요근과 횡격막은 체내에서 가장 깊은 근육의 일부이며, 둘 다 많은 관절을 지나간다.

교한 형태 변화를 조정(횡격막인 경우에)할 수 있는 것이다.

모든 관절에는 그 관절을 둘러싸는 단관절 및 다관절 근육이 모두 있다. 모든 관절은 개별적이고 특이적인 동작을 할 가능성과 아울러 전신을 지나가는 움직임의 흐름에 통합될 잠재력을 지닌다.

이와 같이 우리는 모든 관절에서 특이성 및 관절 움직임으로 동작을 일으키는 잠재력을 지니는데, 이러한 사실을 잊는다면 결코 우리에게 가용한 동작 대안들의 일부를 발견하지 못할 것이다. 더 크고 보다 천층의 근육만 사용할 경우에는 너무 힘들어진다. 반면 심층의 단관절 근육에만 집중할 경우에는 움직임의 전체 상황을 살펴보지 못할 수 있다. 모든 근육 층이 건강하고 효율적인 관절 움직임에 필수적이다.

근육의 운동 사슬

하나의 관절을 중심으로 특정 근육을 또는 심층에서 천층으로 근육의 층을 살펴보는 외에, 근육들이 어떻게 운동 사슬(kinetic chain[4])로 협력하는지도 고려해볼 수 있다. 이 경우에서는 더 이상 개별 근육을 고려하지 않고 그들 근육이 결합조직에 의해 서로 연결되어 역동적인 작용을 하는 긴 사슬이 되는 방법을 고려한다.

하나의 근육을 동원할 때에는 언제나 그 근육이 결합조직을 통해 신체의 나머지 부분에 영향을 미친다. 신체의 어느 부위에서 시작되든 움직임은 운동 사슬을 따라 한 근육에서 다른 근육으로, 개별 근육을 연결하는 결합조직의 직접적인 관계를 통해 그리고 근육들의 활성화를 순서화하는 신경계의 감각운동 경로를 통해 전해진다.

우리가 삶에서 하나의 근육을 사용하여 과제를 수행하는 경우는 결코 없다. 효율적이고 통합된 움직임에서는 너무 많은 에너지를 소모하거나 너무 많은 근육을 동원해 스스로 방해하지 않은 채 그 과제에 충분한 파워를 얻을 정도의 근육을 동원하게 된다.

---

4) 나는 '운동 사슬'이란 용어를 라반 움직임 분석(Laban Movement Analysis)과 바티니에프 기본원리(Bartenieff Fundamentals)를 학습할 때 처음 접했지만, 이 용어는 다양한 치료 기법에서 사용된다.

골격근의 기본원리

다음은 근육이 어떻게 뼈 및 신경과 관계를 가지면서 작용하는지에 관한 기본 개념들이다. 이들 원리를 이해하면 근육계의 복잡성과 정교함에 대한 인식을 촉진하는 데 도움이 될 수 있다. 또한 이러한 인식은 우리의 동작 대안을 매우 제한하는 지나친 단순화를 방지할 것이다.

뼈는 하중을 지지하고 근육은 뼈를 움직인다. 근육이 뼈를 적절한 위치로 움직여 하중을 받도록 하는 경우와 근육이 실제로 하중을 스스로 받치려 하는 경우 사이에 근육이 작용하는 방식은 큰 차이가 있다.

하중이 뼈를 통해 확실히 지나가는 것과 하중이 관절에 수동적으로 정체되는 것 사이에는 큰 차이가 있다. 우리가 관절에 정체될 경우에 그 관절 주위의 인대는 하중을 처리해야 하며, 하중은 뼈에서 뼈로 확실히 옮겨지지 않는다.

근육이 하중을 지지하는 기능을 맡으면 근육은 과작용하고 경직되며 고정된다. 대신 뼈가 하중을 지지하면 근육은 끊임없이 움직임을 유지하고 계속 미세 조정을 가하여, 단절과 관절에 잠기는 현상이 아니라 효율적인 움직임과 동적 정지가 일어날 수 있다.

근육은 긴장도를 보정할 수 있는 경우에 최적으로 작용한다. '긴장도(tone)'란 말의 기본적인 정의는 반응할 준비가 되어 있는 상태이다. 긴장도가 높은 조직은 반응할 준비가 더 갖추어져 있기 때문에 반응을 유도하기 전에 자극을 덜 필요로 한다. 반면 긴장도가 더 낮은 조직은 반응이 일어나기 전에 자극을 더 필요로 한다.

비록 관련은 있지만 이는 민감도와 동일한 것은 아니다. 조직은 매우 민감하면서도 긴장도가 낮을 수 있다. 그러한 조직은 아주 미세한 수준에서 자극을 인식하지만 그러한 자극을 상당히 받을 때까지 반응하지 않을 수 있다. 아니면 조직은 긴장도가 높으면서도 민감도가 낮을 수 있은데, 이러한 경우에는 반응할 준비가 잘 갖추어져 있지만 아무 자극도 인식하고 있지 못하기 때문에 실제로 반응하지 않는다.

모든 조직은 내부 및 외부 환경의 변화에 반응해 긴장도를 변화시킬 수 있어야 한다. 중요한 것은 긴장도의 절대적인 상태가 아니라 조직이 적응하는 능력이다.

어떤 근육 또는 근육군의 긴장도가 너무 낮으면, 근육이 어떤 과제에 관여할 필요가 있을 때 그 근육을 쉽게 이용할 수 없어 기타 근육이 보상해야 한다. 이는 관절강의 불균형, 인대 염좌 및 근육 좌상을 초래할 수 있다.

반면 근육 또는 근육군의 긴장도가 너무 높으면, 근육조직이 필요 이상으로 에너지를 연소하고, 과도하게 작용하기가 더 쉬우며, 손상을 초래하는 관절강의 불균형을 일으킨다.

근육은 신경종말이 풍부히 공급되어 있기 때문에 자신의 긴장도를 아주 정교한 수준으로 보정할 수 있다. 이는 근육이 과제를 완수할 만큼만 노력을 기울이는 데 있어 놀라울 정도로 효율적일 수 있다는 의미이다.

근육은 저항의 처리를 통해 긴장도를 보정하고 인식을 기른다. 근육조직에 있는 신경계 수용체를 근방추(muscle spindle)라고 하는데, 이는 특수한 종류의 고유감각기(proprioceptor), 즉 자기 감지기이다. 근방추가 감지하는 것의 하나는 근육이 저항에 직면할 때 근육에서 일어나는 일이다. 그러면 이들 고유감각성 근방추는 그러한 정보를 사용하여 근육에 대한 긴장도 수준을 설정해 각각의 근육이 자신이 접하는 저항에 맞추거나 일치시킬 수 있도록 한다.

근육은 점점 더 큰 저항에 직면하면서 긴장도를 기른다. 저항은 고유감각기에게 필수적인 피드백 공급원이고 근육조직과 저항 공급원(흔히 중력) 간의 관계를 감지하는 것에 기초한다. 근육은 많고도 다양한 정도의 저항과 작용할 기회를 가지면 자신의 긴장도 수준을 적응시키고 보정하는 법을 배운다.

저항이 없으면 근육에 있는 신경종말은 피드백을 받지 못하며, 근육은 신경을 사용하여 긴장도의 변화를 감지하거나 근육 긴장도에 미세 조정을 가할 수 없다.[5]

---

5) 신경계가 우리가 신체에 대해 정보를 얻는 유일한 길은 아니다. 세포들은 서로 직접적으로 그리고 신체의 체액계를 통해 통신할 수 있는데, 근접분비(juxtacrine), 주변분비(paracrine) 및 내분비(endocrine) 신호전달이 이의 예이다.

근육은 당긴다. 단축성 수축에서 근육이 당기는 파워는 저항보다 더 크다. 신장성 수축에서는 근육이 당기는 파워가 저항보다 더 작다. 등척성 수축에서는 근육이 당기는 파워가 정확히 저항과 동일하다.

이 모든 경우에서 근육은 활성화되고 근원섬유의 분자들은 함께 래칫처럼 작용하여 당긴다. 근육은 결코 근섬유들을 적극적으로 밀어 그들이 미끄러져 벌어지도록 하지 않는데, 이는 생성되는 당기는 힘보다 저항이 더 크기 때문이다.

그러면 어떻게 우리는 뭔가를 밀어젖힐 수 있다는 말인가? 어떠한 관절 움직임이라도 신장되는 부분과 단축되는 부분이 있다. 관절이 굴곡하거나, 신전하거나, 혹은 회전하는지 여부에 상관없이, 일부 근육은 신장되고 일부는 단축된다. 단축되는 근육은 단축성으로 수축하며, 신장되는 근육은 다양한 정도로 이완되거나 신장성으로 수축한다.

근유연성과 근력은 신경계와 근육 간의 관계를 말한다. 전형적인 정의로 보자면 근유연성은 근육이 신장되는 능력이고 근력은 근육이 힘과 속도를 생성하는 능력이다. 근유연성과 근력은 모두 근섬유와 결합조직이 길이로 적응하는 능력의 기능인 만큼이나 신경계의 기능이기도 하다.

대다수의 상황에서 근유연성은 근육 또는 그 근육을 이루는 근섬유의 실제 물리적 길이에 의해 결정되지 않는다. 근육의 안정 시 길이, 근육의 긴장도와 근육이 신장되는 정도는 모두 근육에 있는 고유감각성 신경종말에 의해 설정된다. 이러한 설정은 신경계에서 무엇이 적절하고 안전하며 기능적인지와 관련한 이전 경험을 통해 확립된다.

근육에서 근력의 정도는 근섬유의 실제 수치를 포함해 근육의 물리적 특성에 보다 의존한다. 또한 근력은 신경계가 근섬유를 동원하고 주변 근육과 운동 사슬을 조직하는 방식의 결과물이기도 하다. 신경계가 근육을 동원하고 조직하는 방식이 비효율적이면, 근육이 체내 기타 근육에서 오는 저항을 극복하기 위해 노력을 기울여야 하는 상황을 초래해 기능적 근력이 감소한다.

근유연성과 근력을 증가시키는 것은 스트레칭과 반복을 내용으로 하는 만큼이나 의식적인 주의 및 연습을 통해 신경계를 재교육하는 과정이기도 하다.

결론

근육은 관절을 둘러싸고 놀라울 정도로 정교하게 나선형을 이루는 층들로 뼈를 감싼다. 발생학적으로 근육은 신체의 중심에서 사지로 나가는 체액 경로를 따른다. 근육 경로의 3차원성으로 인해 근육은 자신이 움직이는 뼈에 믿을 수 없을 정도로 섬세한 영향을 미칠 수 있다.

3차원적 패러다임에서 분명한 것은 각각의 개인에게 근육은 서로 엮어 독특한 패턴의 신장과 단축을 가져옴으로써 걷기, 말하기, 병 따기, 혹은 이 닦기와 같이 일상생활의 움직임을 일으킨다는 점이다. 한 사람에게 통합된 움직임을 일으키는 것은 또 다른 사람에게 통합된 움직임을 일으키는 것과 동일한 패턴이 아니다.

근육에 대한 전통적인 개념들에 따라 우리의 동작 대안을 선택하면, 우리는 결국 동작을 일으키고 지지를 해주는 데 있어 근육의 역할에 대해 잘못된 일반화 및 가정을 하게 된다.

우리가 특정한 상황에서 모든 사람이 자신의 근육을 동일한 방식으로 사용할 것이라고 기대한다면 어떤 일이 벌어질까? 한 동작의 수행에는 근육 작용의 '올바른' 순서가 있다고 기대한다면? 이러한 방식은 모든 사람에게 통한다고 기대한다면? 그리고 더 열심히 단련할 경우에 사람이 더 강해진다고 기대한다면?

우리가 각 개인의 동작 대안에서 발현되는 근육 작용의 독특하고도 복잡한 순서를 최종적으로 그리고 완벽히 분석할 수 있다고 가정하면, 우리는 장애물을 만들고 새로운 대안이 나타날 수 있는 방식을 제한하게 된다. 대신 우리가 대안에 마음을 열고 관찰하면서 각 개인의 패턴을 살펴보면, 우리는 가장 단순한 동작을 성공적으로 수행하는 데 놀라울 정도로 다양한 방식이 존재한다는 점을 알게 된다.

CHAPTER 5
아사나의 내부

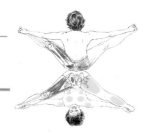

INSIDE THE ASANAS

아사나, 즉 요가 자세는 경험을 담는 그릇이다. 아사나는 특정 근육 또는 근육군을 강화하거나 스트레칭하기 위한 운동이 아니다. 비록 그러한 효과를 보일 수 있기는 하지만 말이다.

아사나는 우리가 잠시 거주하는 자세이고, 우리가 들어가고 나오는 형태이며, 계속 흐르는 삶의 움직임에서 우리가 잠시 멈출 수 있는 장소이다. 요가 자세에서 우리는 시간 상 미래 및 과거로 무한히 확장되는, 움직임과 호흡의 끝없는 진행에서 단면을 경험한다.

각각의 아사나는 전신 수행이고 그러한 수행에서 우리는 사물이 어떻게 나타나고, 어떻게 유지되며, 어떻게 용해되거나 변형되는지를 목격할 수 있다. 우리는 자세로 들어가고, 자세에 있으며, 자세에서 나오는 경험으로 우리가 어떻게 영향을 받는지, 그리고 그것이 우리의 삶에서 우리가 변화에 직면하는 기타 장소에 어떻게 영향을 미치는지 알 수 있다. 우리는 시간과 공간의 교차 속에 있는 한 결코 실제로 정적이지 않다.[1]

우리는 한 자세의 서로 다른 측면들을 선택하여 거기에 초점을 맞출 수도 있지만, 아사나 자체는 가능한 모든 초점의 복합체이며, 전체 경험은 그 부분들의 합보다 더 크다.

---

1) "각각의 신체 움직임은 무한한 행위들의 연쇄 속에 묻혀 있고 거기서 우리는 직전 단계들 및 간혹 바로 뒤따르는 단계들만 구분한다"(Laban 1966, p.54).

아사나 분석이란 무엇인가?

그러면 어떻게 우리가 아사나의 해부학을 분석할 수 있을까? 우리는 아사나가 최종 결과물이라기보다는 과정이라고 생각하기 때문에, 이 책을 만들기로 하였을 때 어느 순간을 사진에 담고 해부학의 어느 부분에 초점을 두어야 하는지를 결정하기가 힘들었다.

이 책의 목적상 우리는 흔한 아사나에서 가장 인식 가능한 부분을 포착하는 순간을 찾으려 하였고 그러한 부분을 근골격계와 호흡 메커니즘의 관점에서 분석했다. 우리가 장기, 내분비계 또는 결합조직에 초점을 맞춰 모든 아사나에서 논의하기에 마찬가지로 흥미로운 어떤 것을 찾았어도 좋았을 것이다.

각각의 아사나에서 우리는 시작 자세를 선택한 다음 그러한 아사나를 일으킬 수 있는 관절 동작과 근육 작용을 확인했다.

시작 자세와 지지기반

태어나서 첫 몇 해 동안 아기는 서로 다른 지지기반을 사용하는 방법, 중력과의 관계를 이루는 방법, 그리고 공간에서 움직이는 방법과 같이 기본적인 동작 기술을 배운다.

지지기반(base of support)은 신체가 지면과 접촉하는 부위이고 이러한 부위를 통해 체중 부하의 힘이 아래쪽 지면으로 전달되며, 그 결과 어느 정도의 지지 에너지가 생성되어 위쪽 신체로 올라간다. 우리가 지지기반을 변화시키면 중력 및 공간과의 관계에서 자신에 대한 경험도 변화시키게 된다.

발(다리와 골반을 지지함)은 성인에서 특별히 이러한 변화를 이루기 위해 진화되어 왔다. 당신이 지상에 서 있는 자세로부터 배우는 교훈은 당신이 경험할 수 있는 기타 어느 지지기반에도 적용할 수 있다. 이는 아마도 단순한 선 자세가 많은 요가 전통에 의해 아사나 수행의 시작점으로 여겨지는 이유일 것이다.

이 책에서 소개되는 자세들은 다음과 같은 자세로 시작하며, 이들 시작 자세는 지지기반에 의해 확인된다. 어느 아사나라도 다양한 시작 자세에서 일어날 수 있으나, 우리는 각각의 자세에 대해 가장 단순한 진입점을 사용하려 했다.

선 자세: 발바닥으로 지지한다(123페이지).

앉은 자세: 골반 바닥으로 지지한다(177페이지).

무릎 꿇은 자세: 무릎, 정강이와 발등으로 지지한다(215페이지).

바로 누운 자세: 신체 뒷면으로 지지한다(233페이지).

엎드려 누운 자세: 신체 앞면으로 지지한다(263페이지).

팔로 지지한 자세: 상지로 지지한다(275페이지)

관절 동작 분석

아사나를 위한 지지기반을 확인한 후, 우리는 다음과 같은 질문을 해서 관절의 동작을 분석한다.

축성 골격(몸통 뼈대)에서

척추는 무엇을 하고 있는가?

척추가 형태를 유지하면서 공간에서 움직이고 있는가, 아니면 실제로 관절 움직임을 일으키고 있는가?

척추가 관절 움직임을 일으키고 있다면, 관절 동작은 무엇인가?

척추가 관절 움직임을 일으키지 않고 공간에서 움직이고 있다면, 무엇이 실제로 관절 움직임을 일으키고 있는가?

부속 골격(팔다리 뼈대)에서

어떤 관절이 초점이 되는 관절(초점 관절)인가?

초점 관절이 관절 움직임을 일으키고 있는가 또는 공간에서 움직이고 있는가, 아니면

둘 다인가?

초점 관절이 관절 움직임을 일으키고 있다면, 관절 동작은 무엇인가?

초점 관절이 공간에서 움직이고 있다면, 무엇이 실제로 관절 움직임을 일으키고 있는가?

그림은 완전한 움직임에서 분리한 순간이기 때문에 움직임이 이루어진 순서는 알 길이 없다. 열거된 순서는 어떤 순서가 가장 좋다거나, 적절하다거나, 혹은 가장 효과적이라는 것을 시사하지 않는다. 이들 자세로 들어가거나 나오는 데 있어 단일의 올바른 방법은 없으며, 당신이 하는 각각의 선택은 서로 다른 경험을 일으킬 것이다.

근육 작용 분석

일단 주요 관절 동작이 무엇인지가 분명해졌으면, 근육을 고려할 수 있다. 이는 보다 복잡한 절차이다. 왜냐하면 어느 근육을 동원되는 근육으로 포함시켜야 하는지를 확인하기 위해서는 중력과의 관계와 기타 저항의 주요 지점을 고려해야 하기 때문이다.

근육들을 좁혀 초점을 맞추기 위해서, 우리는 다음과 같은 질문을 한다.

관절 움직임이 일어나는 관절에서

관절 동작은 무엇인가? 무엇이 관절 동작을 일으키는가?

관절 동작이 중력과 조화를 이루어 몸통 또는 사지의 하중이 관절 동작을 일으키는가? (그렇다면 우리는 중력의 당김을 조절하는 신장성 근육 작용을 살펴보게 된다.)

관절 동작이 몸통 또는 사지의 하중을 바닥에서 반대쪽으로 들어 올리거나, 혹은 또

다른 종류의 저항에 대항해 움직이도록 하는가? (이런 경우라면 우리는 중력의 당김을 극복하는 단축성 근육 작용을 살펴보게 된다.)

관절 움직임이 일어나고 있지는 않지만 자세 또는 중립 정렬을 유지하고 있는 관절에서
중력의 당김 또는 또 다른 신체 부위의 작용과 같이 외부의 힘이 있어, 아무것도 활성화되지 않는다면 관절이 당겨져 그러한 정렬에서 벗어나게 되는가? (그렇다면 관절에 변화가 없더라도 관절이 공간에서 움직이면서 정렬을 유지하기 위해 근육 작용의 변화가 필요할 수 있다.)

이 시점에서 제기될 수 있고 이해할 만한 질문이 있다면 다음과 같을 것이다: 자세들이 모두 정적인데, 왜 모든 근육이 그저 등척성 수축을 하고 있지 않는 것인가?

우리는 어떤 자세로 있는 방법이 아니라 시작 자세로부터 그러한 자세로 들어가는 방법을 설명하고 있다. 자세를 한동안 유지한다고 해도, 시작 자세에서 거기에 이르도록 해준 근육 작용은 여전히 존재할 가능성이 있다.

우리가 언제든 움직임 속에 있지 않다는 생각은 환영이다. 가장 기본적인 수준에서, 호흡 구조물들의 작용은 결코 멈추지 않는다. 우리는 최종 자세에 대해 말할지도 모르나, 사실 우리가 간직하는 이미지는 시간상 미래 및 과거로 무한히 확장되는, 움직임의 끝없는 진행에서 일종의 스냅 사진이다. 우리는 살아 있는 한 결코 실제로 정적이지 않다.

각 자세에 대한 정보

간혹 변동이 있긴 하지만 각각의 자세에 대한 설명에는 다음과 같은 섹션이 포함되어 있다.

• **이름:** 각각의 아사나는 산스크리트어 이름과 번역된 영어 이름으로 소개된다. 아울러 자

세 이름의 의미나 배경을 명확히 하기 위해 이를 간단히 설명하는 글도 추가되어 있다.

- **분류**: 자세는 대칭, 지지기반과 전반적인 동작(전방 굴곡, 비틀기, 균형 잡기 등)에 따라 분류된다.
- **관절 동작**: 아사나로 들어가는 과정에 관여하는 주요 관절은 그 동작(굴곡, 신전, 내전, 외전, 회전 등)에 따라 확인한다.
- **근육 작용**: 관절 동작을 일으키는 근육은 수축의 종류(단축성, 신장성 또는 등척성), 그 이름 및 일반적인 작용에 의해 확인한다.
- **지침**: 어떤 관점에서 보면 요가는 인체에서 장애물을 발견해 해소하는 수행이다. 요가 아사나의 수행은 그러한 장애물을 밝히고 그것들로부터 배우는 체계적인 방법이다. 잠재적인 장애물을 관찰하는 가장 흔한 기회와 당신의 탐구를 심화시키는 제안이 제시된다.
- **호흡**: 각각의 요가 자세는 호흡 메커니즘에 대해 특정한 형태 변화란 도전을 제기한다. 많은 자세에서 이러한 기저의 호흡 패턴을 설명하고 해당 자세에서 최대의 효과를 얻기 위해 그러한 호흡을 이용하는 방법에 관해 제안한다.

그림

이 책에 실린 아사나의 이미지는 여러 세션을 통해 촬영한 다양한 모델 사진에 근거한다(그림 5-1). 일부 사진의 관점은 아주 이례적인데, 이들 사진은 큰 아크릴판을 사용해 아래에서 찍거나 사다리를 이용해 위에서 찍었기 때문이다.

해부학 삽화가는 사진들을 참조하였으며, 모델의 골격을 다양한 자세로 놓고 뼈를 손으로 스케치했다. 일련의 수정을 거친 후 컴퓨터 소프트웨어를 이용해 근육과 기타 구조물을 추가하였으며, 몇 차례 더 수정과 조정을 가해 최종 이미지를 만들었다.

마지막으로 각각의 그림에 구조물의 이름, 다양한 화살표와 기타 표시를 추가했다. 근

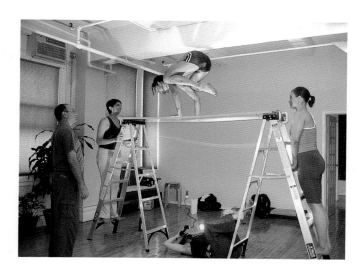

그림 5-1. 《요가 아나토미》의 사진은 뉴욕시에 있는 브리딩 프로젝트(Breathing Project)에서 촬영했다. 레슬리 카미노프(Leslie Kaminoff, 맨 왼쪽)가 감독하는 가운데 사진작가인 리디아 맨(Lydia Mann)이 데렉(Derek)의 바카아사나(bakasana) 자세를 아크릴판 아래에서 찍고 있다. 자넷(Janet)과 엘리자베스(Elizabeth)는 사다리를 잡고 있다. 이렇게 사진을 찍어 만든 최종 삽화는 284페이지에 있다.

육은 때로 그림에서 참조용으로 이름이 표기되어 있고 그 특정 아사나에서 활성화되지 않을 수도 있다. 글에 근육이 언급되어 있지만 해당하는 그림에는 이름이 표기되어 있지 않을 경우에는 324페이지에 있는 근육 색인을 이용하여 그 근육의 그림을 찾아본다.

결론

각각의 아사나에서 관절과 근육의 작용에 대해 뭘 말해야 할지는 종종 도전과제였다. 각각의 신체는 독특하다. 각각의 신체는 중력에 반응하는 방식, 근육을 동원하는 경로, 그리고 관절낭과 인대의 긴장도 수준이 다르다. 두 사람은 서로 다른 근육을 사용하여 동일한 관절 동작을 일으킨 다음 동일한 아사나에서 완전히 다른 감각의 경험을 할 수 있다. 우리 각자는 스트레칭과 렝스닝, 작용과 고정, 또는 통증과 이완의 감각 사이를 구분하는 나름의 방식을 가지고 있다.

일부 경우에 우리는 신장되지만 반드시 활성화되지는 않는, 즉 '수동적으로 신장되는' 근육을 열거하여 신장성 수축을 통해 능동적으로 신장되는 근육과 구분한다. 일부 사람들에게 수동적 신장 근육은 신장 감각을 가져올 것이나, 다른 일부에게는 적절한 운동범위를 훨씬 넘길 때까지는 신장 감각이 없을 것이다. 여전히 다른 일부에게는 이런 근육이 실제로 신장되기가 너무 쉬울 수 있어, 신장성 수축을 일으키고 운동범위를 조절하는 편이 더 나을 것이다.

아사나를 통해 어떻게 움직여야 하는지에 대한 우리의 선택은 우리의 시작 상태에 달려 있다. 예를 들어 어깨가 매우 벌어져 있다면 견갑골에 대해 상완골을 내회전시키는 움직임을 생각할 수 있는 반면, 상완와관절의 가동성이 떨어진다면 팔을 가능한 한 많이 돌려 벌린다. 두 동작은 아도 무카 스바나아사나(adho mukha svanasana), 즉 얼굴 아래로 향한 개 자세(downward-facing dog pose)에서 기능적일 수 있는데, 아사나의 요체는(신체 수준에서) 그것을 올바로 하는 것이 아니라 신체에서 모든 부위 간의 관계를 발견해 아사나의 경험이 전신(세포, 조직, 체액과 계통)에 걸쳐 반향을 불러일으키도록 하는 것이기 때문이다.

우리가 움직임을 시작하는 방식은 뼈와 근육으로부터이든 혹은 내분비계나 혈액으로부터이든 움직임의 질에 대단한 영향을 미친다. 수행과 능숙한 관찰을 통해 우리는 시작부터 움직임이 어떻게 신체를 지나갈지를 그리고 그것이 신체 계통에 미칠 영향을 알 수 있다. 우리가 무엇을 활성화하여 아사나로 들어가는지를 이해하면 그 아사나의 본질, 그것이 골격계, 근육계, 신경계 및 내분비계 그리고 정신과 마음에 미치는 영향을 이해하는 데 도움이 될 것이다.

아사나는 그저 사지와 척추의 최종 배열이 아니라 그러한 배열로 들어가는 전 과정이다. 최종 결과물이 아니라 과정을 살펴보면, 우리는 실제로 아사나를 수행하고 있지 않다고 생각하지 않은 채 머리를 무릎으로 가져가거나, 손을 바닥으로 가져가거나, 혹은 기타 어떤 구체적인 목표에 이를 때까지 아사나의 난이도를 증가시키거나 감소시키는 응용 자세를 개발할 수 있다. 우리는 아사나를 개인에게 맞출 수 있어 각자는 아사나의 독특한 구현을 발견할 수 있다.

　요가 수행은 근본적으로 경험에 의하기 때문에, 이 책에 담긴 정보는 독자 자신의 몸을 탐구하도록 고무하게 되어 있다. 아마도 독자는 이러한 내용을 검토함으로써 자신이 경험한 어떤 것을 보다 분명히 이해할 것이다. 다른 한편으로는, 어떤 해부학적 설명이 독자의 관심을 끌어 묘사되어 있는 자세를 통해 그러한 해부학을 탐구하도록 동기를 부여할 수도 있다. 어느 경우든 이 책이 이러한 탐구에서 독자를 지지한다면 그 목적을 달성한 셈일 것이다.

　이와 같은 생각들을 자세를 이루는 방법에 관한 최종적인 말로 여기기보다는 논의와 탐구를 위한 시발점으로 받아들이도록 한다. 그런 다음 일단 거기서 나름의 방법을 발견하였다면, 그것을 반대의 방법으로 해보도록 한다.

CHAPTER 6
선 자세

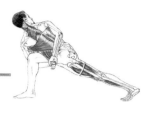

STANDING POSES

서 있을 때 사람은 인간 특유의 스탠스로 몸을 받치도록 특별히 진화된 체내 유일의 구조물, 즉 발로 체중을 지지한다. 발의 골격은 그 근육조직과 함께, 서로 대립하는 힘을 조화시키고 중화시키는 비할 데 없는 자연의 능력을 보여준다.

이와 같은 놀라운 구조물은 대부분의 사람이 문명세계에서 생활하는 방식을 고려하면 대단히 과분한 설계이다. 뻣뻣한 신발을 신고 포장도로를 걷는 생활을 하므로 우리의 발은 수동적이고 관절 움직임을 일으키지 않을 수밖에 없다. 다행히도 요가 운동은 대개 맨발로 하며, 발과 하퇴부의 근력과 유연성을 회복시키는 데 많은 관심을 기울인다.

요가 수행에서 초기 강습은 종종 똑바로 서는 단순한 행위에 집중하며, 이는 사람들이 생후 1년경부터 하는 것이다. 당신이 발과 지면 사이의 3개 접촉점으로 체중이 방출되는 것을 느낄 수 있으면, 당신은 지면이 발의 족궁(arch)들과 이들을 제어하는 근육들의 작용을 통해 당신에게 되돌리는 지지를 느낄 수 있을 것이다.

방출과 지지, 줌과 받음, 그리고 들숨과 날숨, 이들은 모두 파탄잘리(Patañjali)가 《요가 수트라(Yoga Sutras)》의 제2장에서 밝힌 아사나에 대한 기본적인 설명, 즉 '스티라 수캄 아사남(sthira sukham asanam)'을 해석하는 방법이다. T.K.V. 데시카차르(Desikachar)의 해석은 이를 요약하는데, 그는 스티라(sthira)를 '긴장 없는 각성' 그리고 수카(sukha)를 '둔함 없는 이완'이라고 정의한다(《The Heart of Yoga》, II.46). 당신이 선 자세에서 배우는 기본적인 교훈은 기타 아사나의 수행을 밝혀줄 수 있다.

선 자세는 시작 자세들 중에서도 무게중심이 가장 높으며, 그러한 중심을 안정화하려는 노력을 하면 선 자세는 (정의상) 브라마나(brhmana, 제1장 50페이지 참조)가 된다.

타다아사나 Tadasana

산 자세 Mountain Pose

tah–DAHS–anna

타다(tada) = 산

이 자세의 이름은 안정적이고 고정된 지지기반과 관련이 있는 많은 이미지 및 하늘로 향하는 왕관을 생각나게 한다.

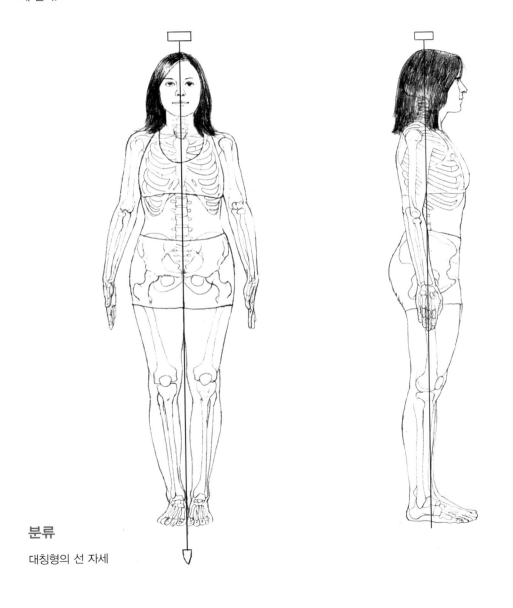

분류

대칭형의 선 자세

관절 동작		
척추	상지	하지
중립 신전 또는 경미한 축성 신전	중립 신전, 전완 회내	고관절 내전 및 중립 신전, 슬관절 중립 신전, 발목관절 족배굴곡

지침

이 자세에서는 몸통의 아주 다양한 근육이 중력 당김과의 관계에서 척추의 만곡을 유지하기 위해 단축성 및 신장성 수축의 복합적 작용에 관여한다. 각각의 사람에서 서로 다른 조합의 굴근과 신근이 다양한 종류 및 정도의 수축으로 활성화되어 필요한 자세 지지를 유지할 것이다.

또한 발의 족궁들이 작용하고, 골반저, 하복부, 흉곽, 경추 및 두정부의 지지와 연결되어 있다.

흔들리는 기초 위에서는 아무것도 지속될 수 없다. 이는 타다아사나가 많은 요가 전통에 의해 아사나 수행의 시작점으로 여겨지는 이유라고 할 수 있다. 흥미롭게도 이 자세는 동작 및 해부

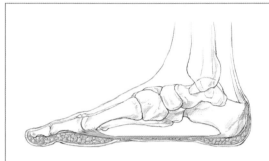

발을 지지하고 받치는 비근육 부위로, 지방체(fat pad, 노란색)와 족저근막(plantar fascia, 파란색)이 있다. 발의 근육은 족저근막과 뼈 사이의 공간을 차지한다.

학 연구의 기준이 되는 해부학적 자세(anatomical position)와 거의 동일하다. 두 자세 사이에 유일한 주요 차이점은 타다아사나에서는 전완이 회내되어 있다는 것이다(손바닥이 앞이 아니라 대퇴부의 양옆을 향한다).

또한 이 체위는 인간 특유의 것인데, 인간은 지구상에서 진정한 의미에서 두발로 걷는 유일한 포유동물이기 때문이다. 아울러 인간은 가장 안정성이 떨어지는 동물로, 지지기반이 제일 작고 무게중심이 가장 높으며 (비율상) 가장 무거운 뇌가 맨 위에서 균형을 잡고 있다.

이 자세의 지지기반(발)은 인체에서 방출과 지지란 힘이 작용하는 아름다운 모습을 보여준다. 발의 본질적인 구조는 삼각형으로 나타낼 수 있다. 삼각형의 세 꼭짓점은 발의 구조물이 발을 지지하는 표면에 얹히는 세 지점으로, 발뒤꿈치, 제1중족골(first metatarsal)의 원위 말단부와 제5중족골(fifth metatarsal)의 원위 말단부이다. 이 지점들을 연결하는 선이 3개의 족궁이며, 이렇게 들리는 족궁들을 통해 자세가 지지된다. 이러한 족궁에는 내측 종족궁(medial longitudinal arch), 외측 종족궁(lateral longitudinal arch)과 횡족궁(transverse arch, 중족골궁)이 있다. 또한 제4의 족궁으로 내측 횡족궁(medial transverse arch, 족근골궁)이 있는데, 이 족궁은 주상골(navicular bone)에서 입방골(cuboid bone)까지 족근골들을 가로지른다.

밑에서 양발의 두 삼각형을 이어보면 타다아사나에서 지지기반의 크기와 형태를 알 수 있다. 또한 이 자세에서 신체의 무게중심을 통과하는 추선(plumb line)은 이 지지기반의 정중앙에 놓여야 한다.

근육조직의 많은 층(127페이지 위 그림 참조)이 모두 협력하여 몸을 들어 올리고 균형을 잡으며 발의 28개

뼈(26개의 주요 뼈와 2개의 종자골[sesamoid bone])를 움직인다. 이러한 발은 놀라울 정도로 적응력이 뛰어난 구조물로 진화하여 사람은 평탄하지 않은 지형이라도 부드럽게 지나갈 수 있다.

발은 수백만 년에 걸쳐 도로나 인도가 없는 세상에서 진화했다. 발의 적응력이 더 이상 보행을 위해 필요하지 않을 경우에 족궁을 지지하는 심층 근육은 약화될 수 있어, 결국 천층의 비근육성 족저근막만이 발의 붕괴를 막는 책임을 떠맡게 된다. 이렇게 족저근막에 가해지는 스트레스는 종종 족저근막염(plantar fasciitis) 및 종골극(calcaneal spur, 발뒤꿈치뼈 돌기[heel spur])을 초래한다.

선 자세 전반과 특히 타다아사나의 수행은 발에서 자연적인 활력, 근력 및 적응력을 회복시키는 최선의 방법들 중 하나이다. 일단 토대가 개선되면, 집의 나머지 부분을 정리하기가 한층 더 쉽다.

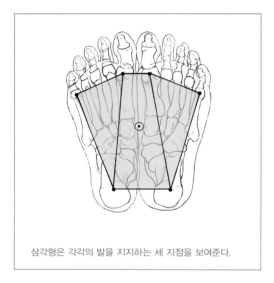

삼각형은 각각의 발을 지지하는 세 지점을 보여준다.

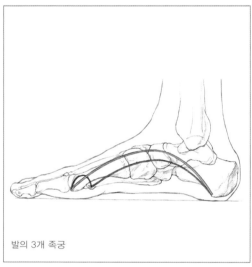

발의 3개 족궁

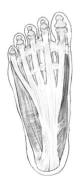

족저근막으로, 가장 천층에서 발을 지지한다. 족궁을 지지하는 근육이 약할수록 족저근막에 가해지는 압력이 커져, 족저근막염과 종골극을 초래할 수 있다.

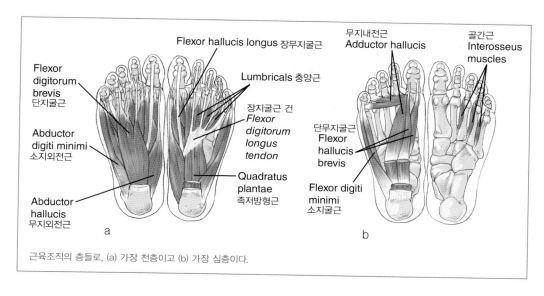

근육조직의 층들로, (a) 가장 천층이고 (b) 가장 심층이다.

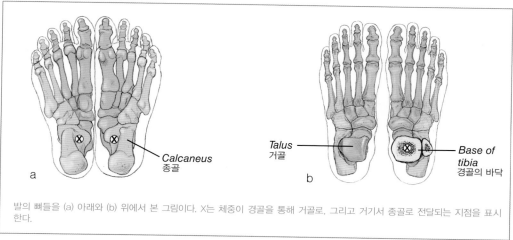

발의 뼈들을 (a) 아래와 (b) 위에서 본 그림이다. X는 체중이 경골을 통해 거골로, 그리고 거기서 종골로 전달되는 지점을 표시한다.

호흡

타다아사나는 자세 지지에 사용되는 근육과 복강 및 흉강의 형태 변화를 일으키는 근육 사이에 일어나는 상호작용을 관찰하기에 아주 좋은 자세이다. 발, 다리 및 척추로부터 확실한 지지를 받는 경우에는 흉곽과 견갑대의 가동성이 더 많아 호흡운동이 가능하다.

타다아사나 응용자세
사마스티티 Samasthiti
대등하게 서기, 기도 자세 Equal Standing, Prayer Pose
사마(sama) = 같은, 대등한; 스티티(sthiti) = 확립하다, 서다

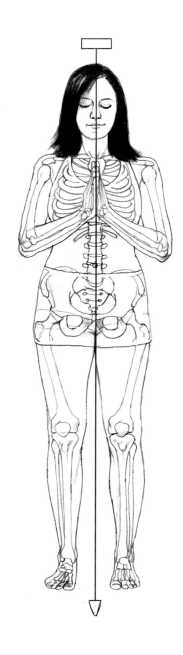
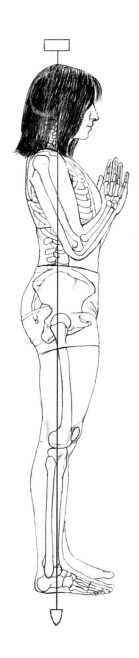

지침

사마스티티는 타다아사나보다 지지기반이 더 넓은데, 양발을 서로 가능한 한 가까이 두는 것이 아니라 발뒤꿈치가 좌골결절(ischial tuberosity, sitting bone) 아래에(또는 더 넓게) 놓이도록 양발이 떨어져 있기 때문이다. 따라서 타다아사나와 달리 이러한 지지기반에서 수행되는 선 자세는 모두 지지기반이 더 넓고 보다 안정적이다.

아울러 이 응용자세에서는 머리를 내리고 손은 나마스테(namaste, 기도) 자세이다. 이는 태양경배(sun salutation) 시작 자세의 대표적인 모습이다. 태양경배는 하타(hatha) 요가의 많은 체계에서 아사나들을 연결해 물 흐르는 듯한 연속동작으로 만들기 위해 사용하는 빈야사이다.

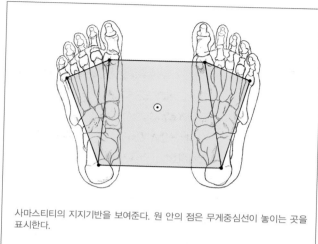

사마스티티의 지지기반을 보여준다. 원 안의 점은 무게중심선이 놓이는 곳을 표시한다.

용어

파타비 조이스(Sri K. Pattabhi Jois)의 아쉬탕가(Ashtanga) 요가 전통에서 '사마스티티'란 용어는 여기서 '타다아사나'로 설명한 내용을 말한다. 크리쉬나마차르야(Sri T. Krishnamacharya)와 그의 아들 데시카차르(T.K.V. Desikachar)의 교습 전통에서는 '타다아사나'란 용어가 양팔을 머리 위로 올린 채 서서 양발의 볼로 균형 잡는 자세를 가리킨다(그 지지기반은 아래 그림과 같다).

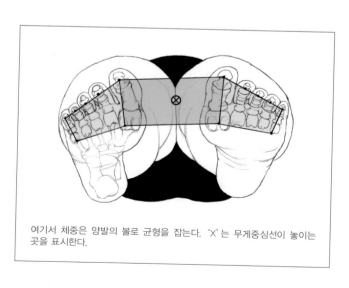

여기서 체중은 양발의 볼로 균형을 잡는다. 'X'는 무게중심선이 놓이는 곳을 표시한다.

웃카타아사나 Utkatasana

의자 자세, 어색한 자세 Chair Pose, Awkward Pose

OOT–kah–TAHS–anna

웃카타(utkata) = 어색한

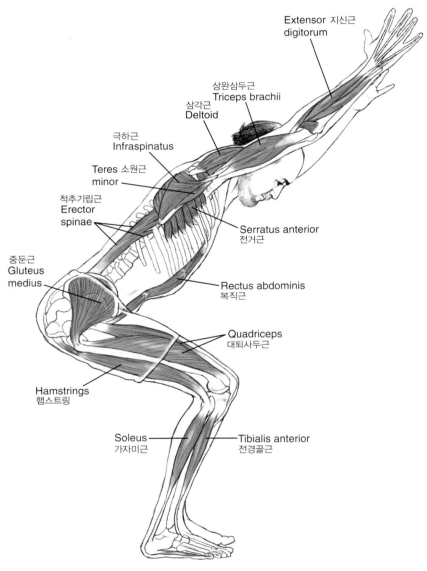

Extensor 지신근
digitorum

상완삼두근
Triceps brachii

삼각근
Deltoid

극하근
Infraspinatus

Teres 소원근
minor

척추기립근
Erector
spinae

중둔근
Gluteus
medius

Serratus anterior
전거근

Rectus abdominis
복직근

Quadriceps
대퇴사두근

Hamstrings
햄스트링

Soleus
가자미근

Tibialis anterior
전경골근

분류

대칭형의 선 자세

관절 동작		
척추	**상지**	**하지**
축성 신전	견갑골 상방 회전, 외전 및 상승; 어깨관절 굴곡; 팔꿈치관절 신전	고관절 굴곡, 슬관절 굴곡, 발목관절 족배굴곡
근육 작용		
척추		
단축성 수축		
척추의 정렬 유지: 횡돌간근(intertransversarii), 극간근(interspinalis), 횡돌극근(transversospinalis), 척추기립근 골반의 전방 경사 및 요추의 과신전 방지: 소요근, 복근		
상지		
단축성 수축		
견갑골의 상방 회전, 외전 및 상승: 상승모근, 전거근 어깨관절의 안정화 및 굴곡: 회건근개(rotator cuff), 오훼완근(coracobrachialis), 대/소흉근, 전삼각근, 상완이두근(단두) 팔꿈치관절의 신전: 주근(anconeus), 상완삼두근		
하지		
단축성 수축	신장성 수축	
무릎이 넓어지는(고관절이 외전하는) 경향에 대한 저항: 박근, 장/단내전근	중력으로 주저앉지 않으면서 고관절 및 슬관절 굴곡과 발목관절 족배굴곡의 허용: 대/중/소둔근, 고관절의 햄스트링, 광근, 가자미근, 발의 내재근(intrinsic muscles)	

지침

이 자세에서 광배근의 단축은 팔을 머리 위로 들어 올리는 데 방해가 될 것이다.

중력으로 주저앉기 때문에 요추가 지나치게 아치를 이루거나 고관절을 지나치게 굴곡시키는 일이 벌어질 수 있다. 햄스트링을 사용하여 좌골결절을 앞으로 당기거나 소요근을 사용하여 치골을 들어 올리면 꼭 척추의 정렬에 영향을 미치지 않으면서 골반의 지나친 전방 경사를 방지할 수 있다.

이 자세에서 무릎은 부분적으로 굴곡되어 있기 때문에 매우 가동적이다.

이 자세에서는 서로 대립하는 근육들이 아니라 중력이 저항의 주요 근원이어야 한다. 이는 노력과 이완 사이의 균형을 탐구하는 데 흥미로운 자세이다.

호흡

신체에서 가장 크고 산소를 가장 많이 요구하는 근육을 동원하면서 축성 신전(이는 호흡의 형태 변화를 최소화한다)을 유지하는 것은 어려운 일로 노력 및 호흡의 효율성을 요한다.

웃타나아사나 Uttanasana
서서 전방 굴곡 Standing Forward Bend
OTT-tan-AHS-anna
웃(ut) = 강한; 탄(tan) = 신장

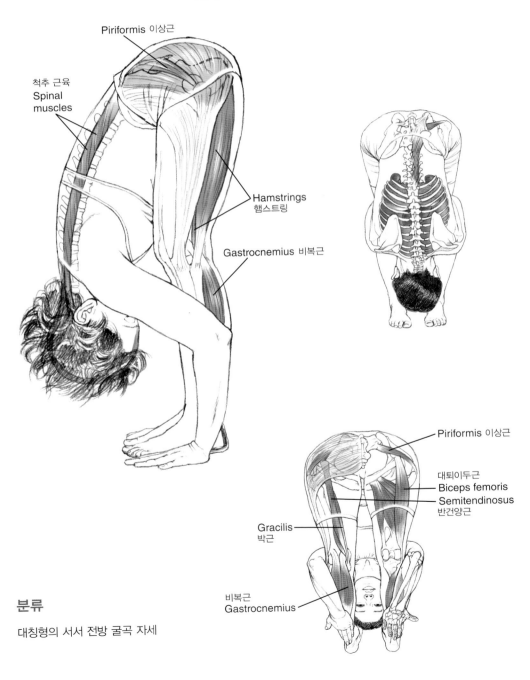

Piriformis 이상근

척추 근육
Spinal
muscles

Hamstrings
햄스트링

Gastrocnemius 비복근

Piriformis 이상근

대퇴이두근
Biceps femoris
Semitendinosus
반건양근

Gracilis
박근

비복근
Gastrocnemius

분류

대칭형의 서서 전방 굴곡 자세

관절 동작		
척추	**하지**	
경미한 굴곡	고관절 굴곡, 슬관절 신전	
근육 작용		
척추		
수동적 신장		
척추 근육		
하지		
단축성 수축	신장성 수축	수동적 신장
슬관절 신전의 유지: 슬관절근(articularis genu), 광근	균형의 유지: 발과 하퇴부의 내/외재근	햄스트링, 중/소둔근(후방 섬유), 대둔근, 이상근, 대내전근, 가자미근, 비복근

지침

이 자세에서는 고관절이 덜 굴곡할수록 척추의 굴곡이 더 일어난다.

햄스트링, 척추 근육 및 둔근의 긴장은 노력이 과도한 부위를 드러낸다. 이 자세에서는 중력의 작용으로 더 깊이 움직여 자세를 취해야 한다. 다리 뒤에서 긴장을 경험하는 사람은 때로 고관절 굴근을 사용해 몸통을 아래로 당기는데, 그러면 고관절의 앞쪽에서 긴장과 충혈이 생긴다. 보다 효율적인 대안은 무릎을 풀어주고, 고관절을 약간 부드럽게 하며, 척추가 풀어지도록 하는 것이다. 척추가 풀어진 후 다리를 신전시키면 몸의 뒤쪽 라인 전체에 걸쳐 고른 신장이 일어날 수 있다.

호흡

심한 고관절 굴곡과 척추 굴곡이 복부를 압박하고 복부가 호흡과 함께 움직이는 능력을 제한한다. 또한 이러한 압박은 중력이 더해져 횡격막의 중심을 두측으로 이동시키므로, 호흡을 위해서는 흉곽의 뒤쪽에서 여유가 더 필요하다.

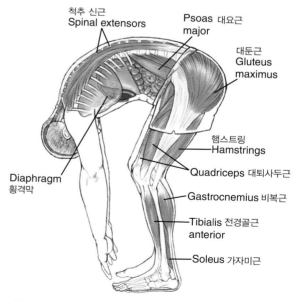

척추 신근
Spinal extensors

Psoas 대요근
major

대둔근
Gluteus
maximus

햄스트링
Hamstrings

Quadriceps 대퇴사두근

Gastrocnemius 비복근

Tibialis 전경골근
anterior

Soleus 가자미근

Diaphragm
횡격막

햄스트링이 긴장되어 있는 경우에 무릎을 약간 구부리면 척추를 풀어주는 데 도움이 된다.

우티타 하스타 파단구스타아사나
Utthita Hasta Padangusthasana
뻗은 손으로 발가락 잡기 자세 *Extended Hand-Toe Pose*
oo-TEE-tah HA-sta pad-an-goosh-TAHS-anna

우티타(utthita) = 뻗은; 하스타(hasta) = 손; 파다(pada) = 발; 안구스타(angusta) = 엄지발가락

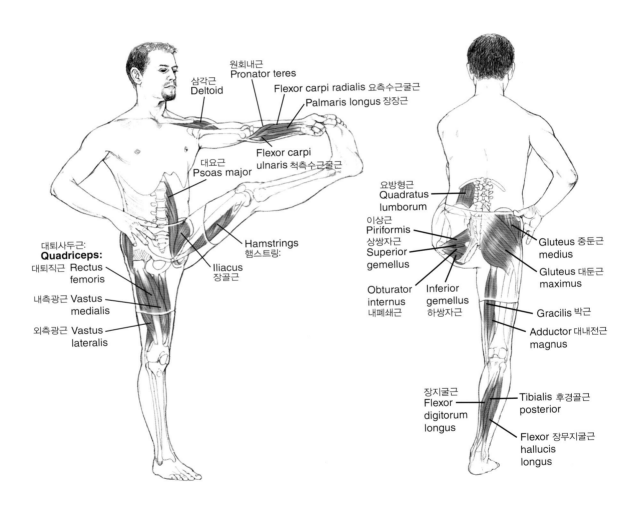

삼각근
Deltoid

원회내근
Pronator teres

Flexor carpi radialis 요측수근굴근

Palmaris longus 장장근

Flexor carpi
ulnaris 척측수근굴근

대요근
Psoas major

Hamstrings
햄스트링:

Iliacus
장골근

대퇴사두근:
Quadriceps:

대퇴직근 Rectus
femoris

내측광근 Vastus
medialis

외측광근 Vastus
lateralis

요방형근
Quadratus
lumborum

이상근
Piriformis

상쌍자근
Superior
gemellus

Obturator
internus
내폐쇄근

Inferior
gemellus
하쌍자근

Gluteus 중둔근
medius

Gluteus 대둔근
maximus

Gracilis 박근

Adductor 대내전근
magnus

장지굴근
Flexor
digitorum
longus

Tibialis 후경골근
posterior

Flexor 장무지굴근
hallucis
longus

분류

비대칭형의 서서 균형 잡는 자세

관절 동작			
척추	**상지**	**하지**	
	들어 올린 팔	지지하는 다리	들어 올린 다리
척추 중립, 골반 수평	어깨관절 굴곡 및 약간의 내전, 팔꿈치관절 신전, 손가락 굴곡	고관절 중립 신전, 슬관절 중립 신전	고관절 굴곡 및 정중선으로 약간의 내전, 슬관절 중립 신전, 발목관절 중립 족배굴곡

근육 작용			
척추			
척추의 중립 정렬을 유지하기 위한 단축성 및 신장성 수축의 보정: 척추 신근 및 굴근	단축성 수축		
	팔의 당김으로 인한 몸통의 회전에 대한 대응: 회선근 (rotatores), 횡돌극근, 외/내복사근		

상지

들어 올린 팔

단축성 수축

어깨관절의 안정화, 굴곡 및 약간의 내전: 회전근개, 오훼완근, 소흉근, 전삼각근, 상완이두근(단두)
엄지발가락 붙잡기: 손과 손가락의 굴근

하지

지지하는 다리		들어 올린 다리	
단축성 수축	신장성 수축	단축성 수축	수동적 신장
슬관절 중립 신전의 유지와 한 다리로 균형 잡기: 슬관절근, 대퇴사두근, 햄스트링, 발과 하퇴부의 내/외재근	균형을 위해 지지하는 발 위로 골반의 측면 이동 허용과 골반 수평의 유지: 중/소둔근, 이상근, 상/하쌍자근, 대퇴근막장근	고관절의 굴곡과 정중선 쪽으로 약간의 다리 내전: 대요근, 장골근, 대퇴직근, 치골근, 단/장내전근	대둔근, 햄스트링, 비복근, 가자미근

지침

들어 올린 다리에서 햄스트링이나 대둔근의 긴장은 골반을 당기고 후방으로 경사시킴으로써 척추 굴곡을 유발할 수 있다. 이는 지지하는 다리에서 고관절 신전이나 슬관절 굴곡을 초래할 수 있다. 들어 올린 다리의 무릎을 구부리고 척추의 중립 만곡, 지지하는 엉덩이의 중립 신전 및 지지하는 다리의 무릎 신전(하지만 과신전은 아님)을 이루는 편이 낫다. 또한 들어 올린 다리에서 고관절 굴근(대요근, 장골근과 대퇴직근)이 약하면 요방형근이 다리 들어올리기를 도우려할 수도 있다.

지지하는 다리의 외전근은 신장성으로 작용한다. 이들 근육이 약하거나 긴장되어 있으면, 들어 올린 다리의 엉덩이가 들리거나, 들어 올린 다리의 회전근(대둔근, 이상근과 폐쇄근)이 골반을 안정화하려 하고 지지하는 다리의 골반이 수평으로 머물면서 앞을 향하는 대신 회전한다.

발과 발목에 근력과 적응력이 더 많을수록 지지하는 다리로 균형을 잡기 위한 대안이 더 많아진다.

호흡

이러한 균형 잡는 자세를 유지할 때 심부 고관절 굴근(대요근과 장골근)의 지지가 충분하지 않으면, 복근의 안정화 작용이 팔의 지지 작용과 결합되고 이는 호흡량을 전반적으로 감소시킬 수 있다. 근육 긴장이 과도하면 호흡량의 감소는 그러한 작용에 연료를 공급하기에 충분하지 않으며, 그렇다고 호흡량을 증가시키면 움직임이 유발되어 균형을 흐트러뜨릴 것이다.

우티타 하스타 파단구스타아사나 응용자세
척추를 굴곡시킨 자세 *With Spine Flexed*

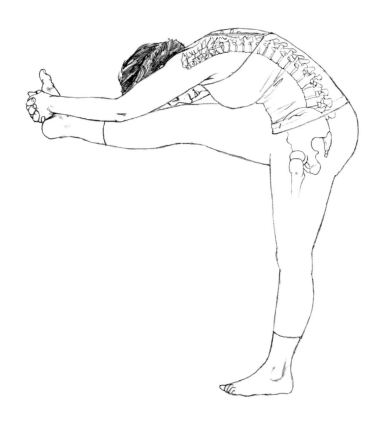

지침

이 응용자세에서 들어 올린 다리는 바닥과 평행하고 머리는 무릎으로 기울인다. 이 응용자세에서는 다리를 머리로 들어 올리는 대신 머리를 무릎으로 내리기 때문에, 균형을 잡기가 한층 더 어렵다. 운동범위의 극단으로 가는 데 익숙한 사람인 경우에 이 자세는 몸의 배치에 있어 정확성을 알아보는 데 유용한 탐구가 된다.

 햄스트링에 요구되는 길이는 더 작지만 등의 근육에 요구되는 가동성은 훨씬 더 크다. 척추가 아주 깊이 굴곡하기 위해서는 복부가 부드러우면서 척추 근육이 상당히 신장되어야 한다. 이는 전통적인 복부 고정 패턴을 어떻게 풀어줄 수 있는지를 탐구하는 데, 그리고 복근과 등 하부 및 흉곽 후방의 근육을 동원하는 대신 골반저의 지지를 통해 균형을 잡는 데 아주 좋은 자세이다.

브릭샤아사나 Vrksasana

나무 자세 Tree Pose

vrik–SHAHS–anna

브릭샤(vrksa) = 나무

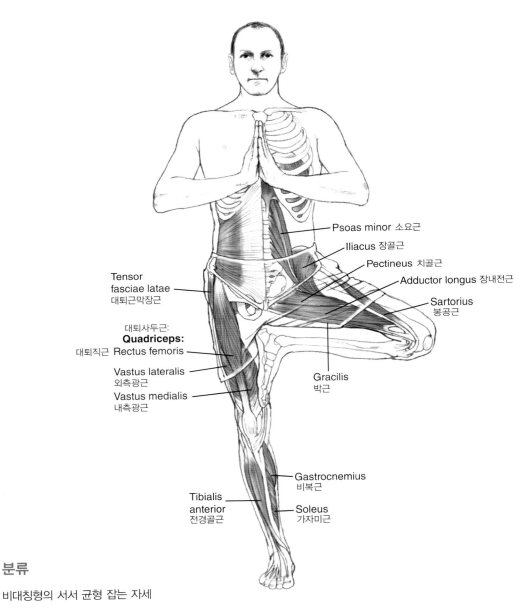

Psoas minor 소요근

Iliacus 장골근

Pectineus 치골근

Adductor longus 장내전근

Sartorius
봉공근

Tensor
fasciae latae
대퇴근막장근

대퇴사두근:
Quadriceps:

대퇴직근 Rectus femoris

Vastus lateralis
외측광근

Vastus medialis
내측광근

Gracilis
박근

Gastrocnemius
비복근

Tibialis
anterior
전경골근

Soleus
가자미근

분류

비대칭형의 서서 균형 잡는 자세

관절 동작			
척추	상지	하지	
		지지하는 다리	들어 올린 다리
척추 중립, 골반 수평	어깨관절 내전 및 약간의 굴곡; 팔꿈치관절 굴곡; 전완 회내; 손목, 손 및 손가락 신전	고관절 중립 신전, 슬관절 중립 신전	고관절 굴곡, 외회전 및 외전; 슬관절 굴곡; 발목관절 족배굴곡

근육 작용			
척추			
척추의 중립 정렬을 유지하기 위한 단축성 및 신장성 수축의 보정: 척추 신근 및 굴근			
하지			
지지하는 다리		들어 올린 다리	
단축성 수축	신장성 수축	단축성 수축	수동적 신장
슬관절 중립 신전의 유지와 한 다리로 균형 잡기: 슬관절근, 대퇴사두근, 햄스트링, 발과 하퇴부의 내/외재근	균형을 위해 지지하는 발 위로 골반의 측면 이동 허용과 골반 수평의 유지: 중/소둔근, 이상근, 내폐쇄근, 상/하쌍자근, 대퇴근막장근	고관절의 굴곡: 장골근, 대요근 다리의 외회전 및 측면으로 벌리기: 대둔근, 중/소둔근(후방 섬유), 이상근, 내/외폐쇄근, 상/하쌍자근, 대퇴방형근 발을 지지하는 다리로 밀기: 대/소내전근	이상근, 장/단내전근, 박근

지침

이전 자세에서처럼 지지하는 다리의 외전근은 신장성으로 작용한다. 이들 근육이 약하거나 긴장되어 있으면, 들어 올린 다리의 엉덩이가 들리거나, 들어 올린 다리의 회전근(대둔근, 이상근과 폐쇄근)이 골반을 안정화하려 하고 지지하는 다리의 골반이 수평으로 머물면서 앞을 향하는 대신 회전한다.

발과 발목에 근력과 적응력이 더 많을수록 지지하는 다리로 균형을 잡기 위한 대안이 더 많아진다.

들어 올린 다리에서는 무릎을 끌어올려 측면으로 내미는데, 이 다리의 동작은 실제로 근육 면에서 매우 복잡한 움직임이다. 먼저 고관절 굴근이 활성화되어 무릎을 들어 올리나, 고관절의 외회전 및 외전과 함께 신전도 관여한다. 다음으로 무릎을 측면으로 내민 상태를 유지하면서(그리고 골반을 전방으로 경사시키지 않으면서) 발을 지지하는 다리로 누르기 위해 고관절이 굴곡 없이 내전되어야 한다. 물론 지지하는 다리에서 발이 높을수록 발을 누를 필요가 덜해지는데, 다리의 하중이 발을 고정시키기 때문이다. 그러나 내전근을 사용하여 발을 지지하는 다리로 누를 필요가 있다면, 대내전근처럼 보다 후방으로 있는 내전근을 찾아야 한다. 치골근(이 근육은 많은 사람에서 단축되고 활성화되는데, 부분적으로 너무 많이 앉아 생활하기 때문이다)과 같은 전방 내전근은 내전시키려 하면서 동시에 골반을 전방으로 경사시키고 들어 올린 다리를 내회전시킬 것이다.

호흡

양팔을 들어 올린 브릭샤아사나 응용자세(141페이지)나 우티타 하스타 파단구스타아사나(134페이지)에 비해, 이 자세에서는 상체가 보다 자유로이 호흡운동에 관여할 수 있다.

브릭샤아사나 응용자세

양팔을 들어 올린 자세 *With Arms Elevated*

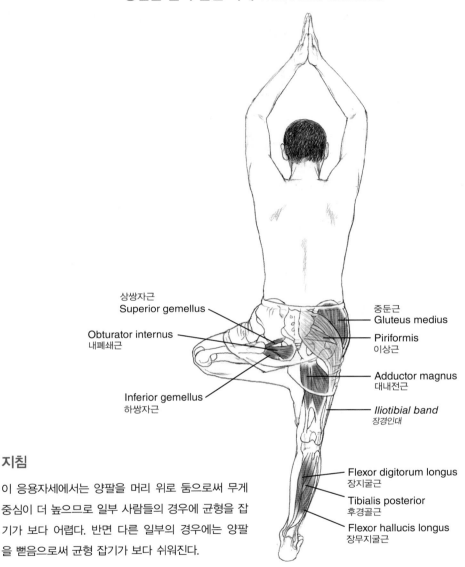

상쌍자근
Superior gemellus

Obturator internus
내폐쇄근

Inferior gemellus
하쌍자근

중둔근
Gluteus medius

Piriformis
이상근

Adductor magnus
대내전근

Iliotibial band
장경인대

Flexor digitorum longus
장지굴근

Tibialis posterior
후경골근

Flexor hallucis longus
장무지굴근

지침

이 응용자세에서는 양팔을 머리 위로 둠으로써 무게 중심이 더 높으므로 일부 사람들의 경우에 균형을 잡기가 보다 어렵다. 반면 다른 일부의 경우에는 양팔을 뻗음으로써 균형 잡기가 보다 쉬워진다.

호흡

양팔을 머리 위로 유지하는 근육의 안정화 작용 때문에, 이 자세에서는 흉식호흡 운동이 더 많은 저항에 직면할 수 있다. 아울러 무게중심이 보다 높아 복근의 안정화 작용이 더 강해지는 경향이 있다. 복합적으로 이러한 요인들은 횡격막의 전반적인 운동을 감소시킨다.

가루다아사나 Garudasana

독수리 자세 *Eagle Pose*

gah-rue-DAHS-anna

가루다(garuda) = 힌두교의 신인 비슈누(Vishnu)가 타고 다닌 사나운 맹금으로, 대개 독수리로 묘사되지만 때로 매나 솔개로 묘사되기도 한다.

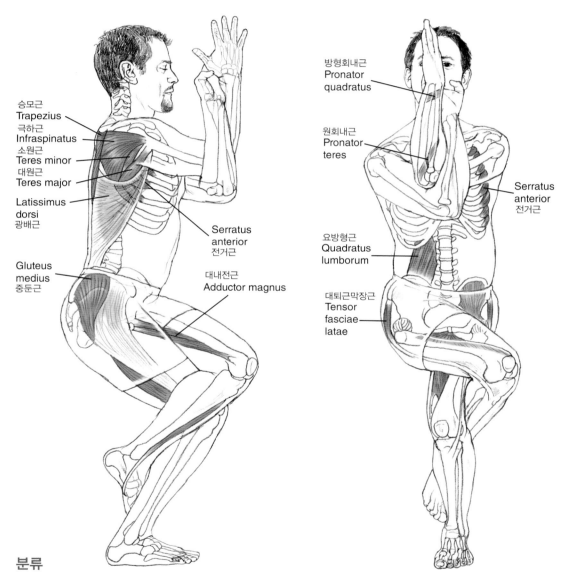

승모근
Trapezius
극하근
Infraspinatus
소원근
Teres minor
대원근
Teres major
Latissimus
dorsi
광배근
Gluteus
medius
중둔근

Serratus
anterior
전거근
대내전근
Adductor magnus

방형회내근
Pronator
quadratus
원회내근
Pronator
teres
요방형근
Quadratus
lumborum
대퇴근막장근
Tensor
fasciae
latae

Serratus
anterior
전거근

분류

비대칭형의 서서 균형 잡는 자세

관절 동작		
척추	상지	하지
중립 또는 굴곡	견갑골 외전 및 상방 회전, 어깨관절 굴곡 및 내전, 팔꿈치관절 굴곡, 전완 회내	고관절 굴곡, 내회전 및 내전; 슬관절 굴곡 및 내회전(경골); 발목관절 족배 굴곡; 들어 올린 발 회내

근육 작용			
척추			
척추의 중립 정렬을 유지하기 위한 단축성 및 신장성 수축의 보정: 척추 신근 및 굴근			
상지			
단축성 수축		수동적 신장	
견갑골의 외전 및 상방 회전: 전거근 어깨관절의 안정화, 굴곡 및 내전: 회전근개, 오훼완근, 대/소흉근, 전삼각근, 상완이두근(단두) 팔꿈치관절의 굴곡: 상완이두근, 상완근 전완의 회내: 방형회내근, 원회내근		능형근, 중/하승모근, 광배근	
하지			
지지하는 다리		들어 올린 다리	
단축성 수축	신장성 수축	단축성 수축	수동적 신장
고관절의 내전 및 내회전: 치골근, 단/장내전근	중력으로 주저앉지 않으면서 고관절 및 슬관절 굴곡과 발목관절 족배굴곡의 허용: 대/중/소둔근, 고관절의 햄스트링, 광근, 가자미근, 발의 내재근 지지하는 발 위로 골반의 측면 이동 허용과 능동적 신장으로 균형의 유지: 중/소둔근, 이상근, 내폐쇄근, 상/하쌍자근	고관절의 굴곡, 내전 및 내회전: 대요근, 장골근, 치골근, 단/장내전근, 박근 슬관절의 굴곡 및 내회전: 슬와근(popliteus), 박근, 내측 햄스트링 발의 회내: 비골근, 장지신근	대둔근, 중/소둔근(후방 섬유), 이상근, 내폐쇄근, 상/하쌍자근

지침

다리들이 완전히 휘감긴 자세를 취하기 위해서는 들어 올린 다리는 물론 지지하는 다리도 고관절과 슬관절에서 굴곡해야 한다.

고관절의 내회전 및 내전과 함께 굴곡이 이루어지는 이 자세는 구조적으로 쉽지 않다(고관절의 소켓 형태로 인해 일반적으로 고관절이 굴곡되어 있을 때에는 외회전이 보다 쉬워진다). 내회전과 함께 내전 작용은 특히 이상근, 내폐쇄근과 상/하쌍자근을 신장시킨다. 또한 대퇴부의 외측을 따라 제한이 장경인대의 꼭대기 근처에 부착되어 있는 근육의 단축에서 올 수도 있다. 대둔근과 대퇴근막장근은 장경인대에 직접 부착되어 있으며, 중/소둔근은 인근에 부착되어 있고 장경인대에 강한 영향을 미친다.

이 자세에서는 슬관절이 힘들 수 있다. 고관절이 내전 및 내회전 동작을 수행하지 못하면 슬관절이 어쩔 수 없이 보상해야 하고 아마도 과다 회전할 것이다. 경골을 내회전시키는 데 주의를 기울이면 슬관절에서 이러한 과도한 움직임의 방지에 도움이 될 수 있다.

다리에서 이와 같은 동작은 일반적으로 천장관절을 안정화하는데, 동작이 골반의 양쪽이 앞쪽에서 모아지도록 촉진하고 이는 천골과 장골의 전면에서 천장관절의 가장자리를 합치시킬 수 있기 때문이다.

호흡

견갑골은 외전과 상방 회전을 모두 할 수 있어야 한다. 견갑골이 너무 많이 아래로 당겨지면 흉곽의 움직임이 불필요하게 억제된다.

이 자세는 형태, 무게중심과 호흡이란 견지에서 한쪽 다리로 균형을 잡는 자세들 가운데 가장 밀집된(compacted) 자세이다. 양팔을 휘감으면 흉곽의 앞쪽을 압박하므로, 흉곽의 후방 부분에서 움직이는 여유가 필수적이다.

나타라자아사나 Natarajasana
무용수의 왕 자세 King of the Dancers Pose
not–ah–raj–AHS–anna

나타(nata) = 무용수; 라자(raja) = 왕

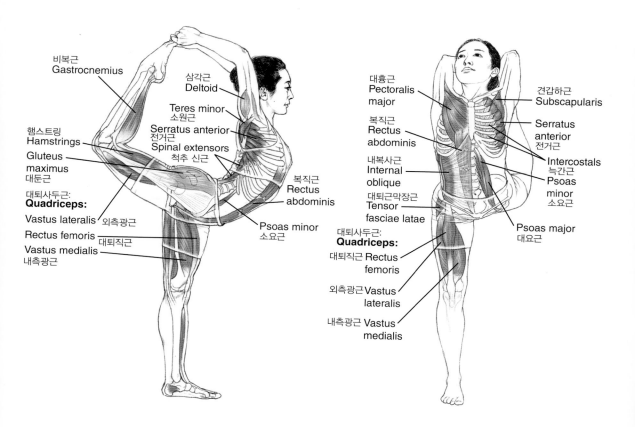

비복근
Gastrocnemius

삼각근
Deltoid

Teres minor
소원근

Serratus anterior
전거근
Spinal extensors
척추 신근

햄스트링
Hamstrings

Gluteus
maximus
대둔근

대퇴사두근:
Quadriceps:

Vastus lateralis
외측광근

Rectus femoris
대퇴직근

Vastus medialis
내측광근

복직근
Rectus
abdominis

Psoas minor
소요근

대흉근
Pectoralis
major

복직근
Rectus
abdominis

내복사근
Internal
oblique

대퇴근막장근
Tensor
fasciae latae

대퇴사두근:
Quadriceps:

대퇴직근 Rectus
femoris

외측광근 Vastus
lateralis

내측광근 Vastus
medialis

견갑하근
Subscapularis

Serratus
anterior
전거근

Intercostals
늑간근
Psoas
minor
소요근

Psoas major
대요근

분류

비대칭형의 서서 균형 잡는 후방 굴곡 자세

관절 동작			
		하지	
척추	**상지**	지지하는 다리	들어 올린 다리
신전	견갑골 상방 회전, 외전 및 상승; 어깨관절 굴곡, 내전 및 외회전; 전완 회외; 손 및 손가락 굴곡	고관절 굴곡, 슬관절 중립 신전	고관절 신전 및 정중선으로 약간의 내전, 슬관절 굴곡, 발목관절 족저굴곡

근육 작용

척추

단축성 수축	신장성 수축
척추의 신전: 척추 신근	요추의 과신전 방지: 소요근, 복근

상지

단축성 수축	수동적 신장
견갑골의 외전, 상방 회전 및 상승: 전거근, 상승모근 어깨관절의 안정화, 굴곡 및 내전: 회전근개, 오훼완근, 대흉근(상부 섬유), 전삼각근, 상완이두근(단두) 전완 회전과 발 붙잡기: 손과 손가락의 회외근 및 굴근	능형근, 광배근, 대흉근(하부 섬유), 소흉근

하지

지지하는 다리		들어 올린 다리	
단축성 수축	신장성 수축	단축성 수축	수동적 신장
슬관절 중립 신전의 유지와 한 다리로 균형 잡기: 슬관절근, 대퇴사두근, 햄스트링, 발과 하퇴부의 내/외재근	균형을 위해 지지하는 발 위로 골반의 측면 이동 허용: 중/소둔근, 이상근, 내폐쇄근, 상/하쌍자근, 대퇴근막장근 앞으로 무너지지 않으면서 골반의 전방 경사 허용: 햄스트링, 대둔근	자세로 들어가기 위한 고관절의 신전과 슬관절의 굴곡: 햄스트링 고관절의 신전, 내회전 및 내전: 대내전근 고관절의 신전: 대둔근 발을 붙잡은 손의 저항에 대항해 슬관절을 신전시키고 고관절의 신전을 증가시키기: 광근	장골근, 대요근, 대퇴직근

지침

견갑골의 가동성은 이렇게 팔을 완전히 움직이는 형태의 자세에서 중요하다. 이 뼈의 가동성은 어깨관절을 과도하게 움직이지 않으면서 팔의 자세를 잡기 위해서도 그리고 흉추의 신전에서 가동성을 위해서도 중요하다.

광배근을 사용하여 척추를 신전시키면 견갑골의 운동범위를 방해하고 흉곽의 움직임을 제한한다.

이 아사나에서는 들어 올린 다리에서 고관절의 내전 및 내회전을 유지하는 것이 어려울 수 있다. 고관절의 외회전을 통해 신전을 증가시킬 수도 있지만, 이렇게 하면 천장관절의 과도한 움직임이나 요추의 과신전을 동반할 위험이 있다.

다누라아사나(dhanurasana, 268페이지)에서처럼 손으로 발을 붙잡음으로써 생기는 추가 저항은 무릎과 허리 같은 취약한 부위에 압력을 가할 수 있다.

호흡

이 자세에서는 횡격막의 운동이 심층적인 척추 신전에 의해 최소화된다. 척추의 내재근이 더 확실히 지지하고 등과 몸통에서 천층 근육의 작용이 덜 요구될수록 호흡에 이용할 수 있는 움직임이 많아진다.

비라바드라아사나 I Virabhadrasana I

전사 자세 I Warrior I

veer-ah-bah-DRAHS-anna

비라바드라(virabhadra) = 신화에 나오는 용맹한 전사의 이름

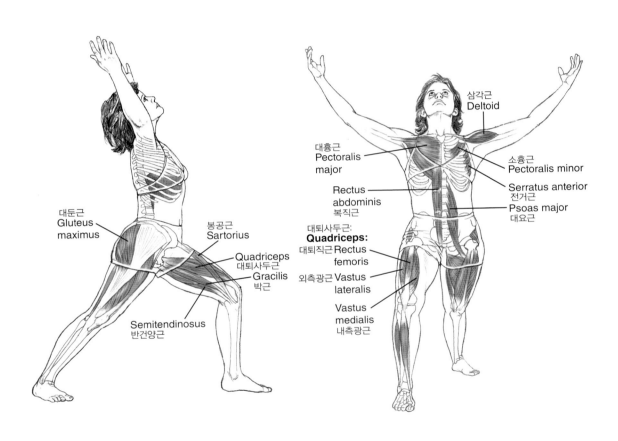

대둔근
Gluteus maximus

봉공근
Sartorius

Quadriceps
대퇴사두근
Gracilis
박근

Semitendinosus
반건양근

삼각근
Deltoid

대흉근
Pectoralis major

소흉근
Pectoralis minor

Rectus abdominis
복직근

Serratus anterior
전거근

Psoas major
대요근

대퇴사두근:
Quadriceps:

대퇴직근 Rectus femoris

외측광근 Vastus lateralis

Vastus medialis
내측광근

분류

비대칭형의 서서 균형 잡는 후방 굴곡 자세

관절 동작			
척추	**상지**	**하지**	
		앞쪽 다리	뒤쪽 다리
신전, 가슴이 앞으로 향하게 하기 위한 약간의 회전, 골반 수평	견갑골 외전 및 상방 회전, 어깨관절 외전 및 외회전, 약간의 팔꿈치관절 굴곡, 전완 회외	천장관절 골반 숙이기 (nutation), 고관절 굴곡, 슬관절 굴곡, 발목관절 족배굴곡	천장관절 골반 들기 (counternutation), 고관절 신전 및 내전, 슬관절 신전, 발목관절 족배굴곡, 발뒤꿈치에서 발 회외 및 앞발에서 발 회내

근육 작용	
척추	
단축성 수축	신장성 수축
척추의 신전: 척추 신근 가슴이 앞으로 향하게 하기 위한 회전: 내복사근(앞쪽 다리 측), 외복사근(뒤쪽 다리 측)	요추의 과신전 방지: 소요근, 복근 목이 신전되면서 머리의 무게 지지: 두직근(rectus capitis), 두장근(longus capitis), 경장근(longus colli), 수직근(verticalis), 사각근(scalenes)

상지
단축성 수축
견갑골의 외전 및 상방 회전: 전거근 전완의 회외: 회외근 어깨관절의 안정화 및 외전: 회전근개, 상완이두근(장두), 중삼각근

하지

앞쪽 다리		뒤쪽 다리	
단축성 수축	신장성 수축	단축성 수축	신장성 수축
무릎이 넓어지는(고관절이 외전하는) 경향에 대한 저항: 박근, 장/단내전근	중력으로 주저앉지 않으면서 고관절 및 슬관절 굴곡과 발목관절 족배굴곡의 허용: 대둔근, 고관절의 햄스트링, 광근, 가자미근, 발의 내/외재근 골반을 수평으로 하고 양발 위로 골반의 중심을 잡기 그리고 좌우로 균형을 유지하기(스탠스가 좁을수록 아래 근육이 더 활성화되고 길어야 한다): 중/소둔근, 이상근, 상/하쌍자근	고관절의 신전: 고관절의 햄스트링, 중둔근(후방 섬유), 대내전근, 대둔근 슬관절의 신전: 슬관절근, 광근 발목관절의 족배굴곡을 억제하지 않으면서 족궁의 유지: 발의 내재근	내측 무릎 또는 내측 발을 무너뜨리지 않으면서 외측 발목의 신장 허용: 비골근

지침

전사 자세 I, 전사 자세 II(152페이지)와 기타 런지 자세들에서는 체중이(중력과의 관계에서) 앞쪽 다리의 슬관절과 고관절에서 굴곡을 일으키며, 앞쪽 다리의 근육들이 신장성으로 수축한다. 이는 이들 근육이 신장되면서 활성화되어 지나친 굴곡을 일으키지 않도록 한다는 의미이다.

또한 앞쪽 다리의 외전근도 신장성으로 활성화되어 골반이 수평을 이루면서 앞쪽 다리를 향하게 하고 균형을 유지해야 한다. 이들 근육이 단축되면 앞쪽 무릎을 너무 측면으로 당기거나 골반을 비틀어 정렬을 흐트러뜨릴 수 있다.

일반적으로 근육은 최대로 작용하는 길이에 가까우면 보다 빨리 피로해지므로, 위와 같은 자세들에서 스태미나를 기르는 데에는 어느 정도 시간이 걸릴 수 있다.

전사 자세 I에서 뒤쪽 다리의 외회전 또는 내회전의 정도에 대해서는 많은 서로 다른 말이 나온다. 하지만 일관되게 사실인 점은 뒤쪽 다리를 신전시키고 어느 정도 내전시킨다는 것이다(이에 비해 전사 자세 II에서는 뒤쪽 다리를 신전시키고 외전시킨다).

뒤쪽 다리가 발에서 위로 올라가면서 나선형을 이루도록 하고, 하퇴부, 대퇴부 및 골반의 뼈들이 스스로 방향을 정해 발에서 척추까지 분명한 통로를 만들도록 한다. 뒤쪽 다리가 이런 식으로 되면 고관절의 내회전 또는 외회전의 정도는 사람마다 다르나, 관절강의 균형이 잡히고 뒤쪽 다리가 몸통의 하중을 강하게 지지한다. 또한 이렇게 하면 이 자세에서 기울이는 노력의 일부를 앞쪽 다리로부터 떠맡는다.

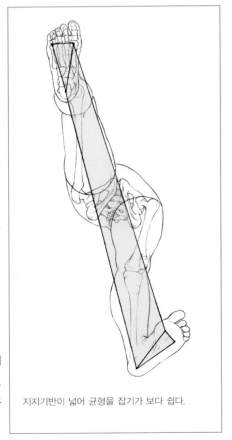

지지기반이 넓어 균형을 잡기가 보다 쉽다.

뒤쪽 발에서는 거골하관절(subtalar joint) 및 족근골과 중족골 사이에 있는 관절이 관절 움직임을 일으켜야 발의 뒷부분이 회외해서 종골이 바닥과 확실히 연결될 수 있고 앞발이 회내해서 발가락이 바닥과 확실히 연결될 수 있다. 발이 이런 식으로 관절 움직임을 일으키지 않으면 외측 발목이 과도하게 움직이고 약화될 수 있다.

척추에서 필요한 회전의 정도는 천장관절과 고관절이 얼마나 관절 움직임을 일으키느냐에 달려 있어, 하지에서 가동성이 떨어질수록 가슴이 앞으로 향하게 하기 위해 척추에서 회전이 더 필요하다.

호흡

하체는 관절 움직임을 일으키면서도 강해야 강한 지지를 제공해(스티라) 상체에서 호흡운동이 자유로이 일어난다(수카). 이러한 전사 자세들에서 런지 자세의 다양한 난이도는 호흡 역학을 탐구하기 위한 흥미로운 평가항목들을 제공한다.

비라바드라아사나 I 응용자세
스탠스가 더 긴 자세 With Longer Stance

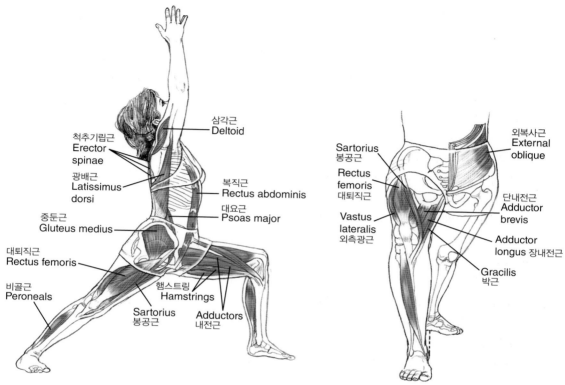

- 척추기립근 Erector spinae
- 삼각근 Deltoid
- 광배근 Latissimus dorsi
- 복직근 Rectus abdominis
- 대요근 Psoas major
- 중둔근 Gluteus medius
- 대퇴직근 Rectus femoris
- 비골근 Peroneals
- 햄스트링 Hamstrings
- Sartorius 봉공근
- Adductors 내전근

- Sartorius 봉공근
- Rectus femoris 대퇴직근
- Vastus lateralis 외측광근
- 외복사근 External oblique
- 단내전근 Adductor brevis
- Adductor longus 장내전근
- Gracilis 박근

지침

다른 발 배열이 이 자세에서 어려움을 겪는 곳에 영향을 미친다. 앞의 본 자세와 같이 스탠스(전후로)가 더 짧으면 골반의 가동성이 덜 요구되므로, 다리의 지지를 더 이용할 수 있다는 생각이 들 것이다. 지지기반이 넓으면 균형을 잡기가 보다 쉬워지나, 스탠스가 더 짧은 자세에서는 무게중심이 더 높아 일부 사람들의 경우에 오히려 균형을 잡기가 보다 불안정하다는 생각이 들 수도 있다.

더 길고 보다 좁은 스탠스에서는 무게중심이 더 낮기 때문에 균형을 잡기가 보다 쉬울 수 있다. 그러나 스탠스가 더 좁아 내전근이 더 긴 길이에서 효과적이어야 하므로 균형을 잡기가 보다 어려울 수도 있다. 또한 연장된 자세에서는 천장관절, 고관절, 슬관절, 발목관절 및 발에서 가동성이 더 많이 요구되고 고관절과 슬관절의 굴곡에 저항하여 더 긴 길이에서 작용하는 근육이 필요한데, 이에 따라 자세가 덜 안정적이라는 생각이 들 수 있다.

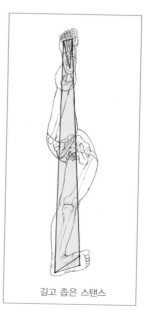

길고 좁은 스탠스

비라바드라아사나 II Virabhadrasana II

전사 자세 II Warrior II

veer–ah–bah–DRAHS–anna

비라바드라(virabhadra) = 신화에 나오는 용맹한 전사의 이름

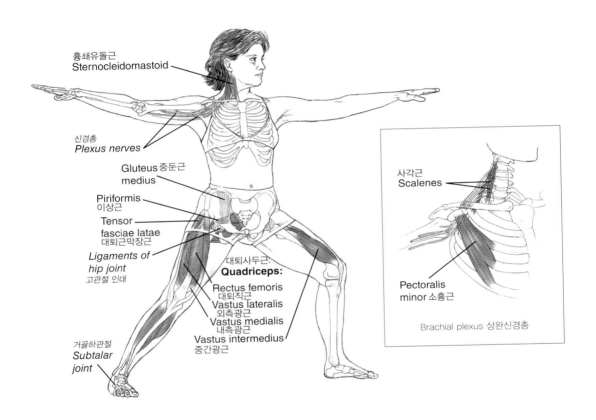

흉쇄유돌근
Sternocleidomastoid

신경총
Plexus nerves

Gluteus 중둔근
medius

Piriformis
이상근

Tensor
fasciae latae
대퇴근막장근

*Ligaments of
hip joint*
고관절 인대

거골하관절
*Subtalar
joint*

대퇴사두근:
Quadriceps:
Rectus femoris
대퇴직근
Vastus lateralis
외측광근
Vastus medialis
내측광근
Vastus intermedius
중간광근

사각근
Scalenes

Pectoralis
minor 소흉근

Brachial plexus 상완신경총

분류

비대칭형의 선 자세

관절 동작			

척추	상지	하지	
		앞쪽 다리	뒤쪽 다리
척추 중립, 가슴이 측면으로 향하게 하기 위한 약간의 회전, 앞쪽 다리를 향하게 하기 위한 머리의 회전, 골반 수평	견갑골 외전, 어깨관절 외전 및 외회전, 전완 회내	천장관절 골반 숙이기, 고관절 굴곡 및 외전, 슬관절 굴곡, 발목관절 족배굴곡	천장관절 골반 들기, 고관절 신전 및 외전, 슬관절 신전, 발목관절 족배굴곡, 발뒤꿈치에서 발 회외 및 앞발에서 발 회내

근육 작용			

척추

단축성 및 신장성 수축의 교대	단축성 수축
척추 중립 정렬의 유지: 척추 신근 및 굴근	가슴이 측면으로 향하게 하기 위한 회전: 외복사근 (앞쪽 다리 측), 내복사근(뒤쪽 다리 측) 앞쪽 다리 방향으로 머리의 회전: 후두직근(rectus capitis posterior), 하두사근(obliquus capitis inferior), 두장근 (longus capitis), 경장근(longus colli), 두판상근(splenius capitis)(앞쪽 다리 측); 흉쇄유돌근, 상승모근(뒤쪽 다리 측)

상지

단축성 수축	수동적 신장
견갑골의 외전: 전거근 어깨관절의 안정화 및 외전: 회전근개, 상완이두근(장두), 삼각근 전완의 회내: 방형회내근, 원회내근	대/소흉근(특히 뒤쪽 팔에서)

하지

앞쪽 다리		뒤쪽 다리	
단축성 수축	신장성 수축	단축성 수축	신장성 수축
고관절의 외전: 중/소둔근	고관절의 외전과 중력으로 주저앉지 않으면서 고관절 굴곡의 허용: 대둔근, 이상근, 외폐쇄근, 상/하쌍자근 중력으로 주저앉지 않으면서 고관절 및 슬관절 굴곡과 발목관절 족배굴곡의 허용: 고관절의 햄스트링, 광근, 가자미근, 발의 내/외재근	고관절의 신전 및 외전: 중/소둔근, 고관절의 햄스트링, 이상근, 외폐쇄근, 상/하쌍자근 슬관절의 신전: 슬관절근, 광근 발목관절의 족배굴곡을 억제하지 않으면서 족궁의 유지: 발의 내재근	내측 무릎의 지지: 박근 내측 무릎 또는 내측 발을 무너뜨리지 않으면서 외측 발목의 신장 허용: 비골근

지침

전사 자세 I에서처럼 앞쪽 고관절 및 슬관절에서 굴곡 작용은 중력의 당김과의 관계에서 신장성 수축이다. 그러나 전사 자세 I과 달리 앞쪽 다리의 외전근은 단축성으로 작용하여 고관절을 외전시키는데, 발이 지면과 접촉하기 때문에 이러한 작용은 근위적이고 골반을 회전시켜 측면으로 여는 효과를 보인다.

뒤쪽 다리에서 고관절 신전 및 외전의 동시 수행은 어렵다. 천장관절에서 골반과 천골이 관절로 이어지는 것이 이들 동작의 일부 압력을 고관절의 인대와 관절낭으로부터 가져갈 수 있다.

전사 자세 I에서처럼 뒤쪽 고관절에서 얼마만큼의 외회전이 필요한지에 대해서는 아주 다양한 견해가 있다. 회전의 정도는 다양한 요인에 의존하고 고립된 고관절 동작이기보다는 발과 다리 전체의 동작에 기인할 것이다.

앞쪽 다리의 천장관절과 고관절에서 가동성이 클수록 가슴을 돌려 측면으로 향하게 하기 위해 척추를 회전시킬 필요가 줄어든다.

가슴이 확실히 측면을 향하고 있지 않으면, 양팔을 펼칠 때 상완신경총(brachial plexus)에 압박을 가할 수 있다. 상완신경총은 팔까지 뻗어 있는 신경얼기로, 경추의 측면에서 시작되어 쇄골 아래와 소흉근 아래를 지나간다. 상완신경총의 압박은 팔에 무감각 또는 저림을 초래할 수 있는데, 양팔을 몸통의 양옆과 정렬하면 이러한 압박의 방지에 도움이 된다.

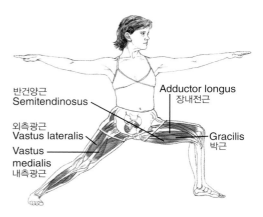

반건양근
Semitendinosus

Adductor longus
장내전근

외측광근
Vastus lateralis

Gracilis
박근

Vastus medialis
내측광근

스탠스가 더 긴 비라바드라아사나 II

호흡

모든 전사 자세에서 하체는 관절 움직임을 일으키면서도 강해야 호흡운동이 자유로이 일어나도록 할 수 있다. 비라바드라아사나 II에서는 비라바드라아사나 I에서보다 골반 및 척추의 비틀림이 덜하기 때문에 호흡운동이 보다 쉬울 수 있다. 일부 사람들의 경우에 이러한 다리 자세는 힘이 덜 들어 역시 호흡이 보다 쉬워진다.

비라바드라아사나 Ⅲ Virabhadrasana Ⅲ

전사 자세 Ⅲ Warrior Ⅲ

veer-ah-bah-DRAHS-anna

비라바드라(virabhadra) = 신화에 나오는 용맹한 전사의 이름

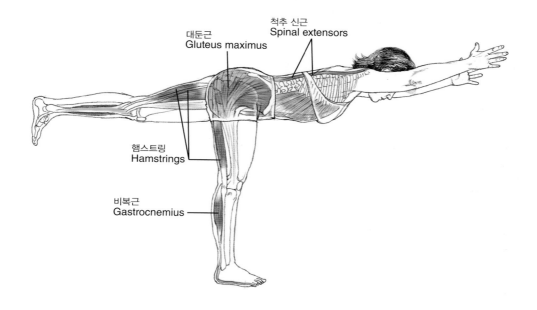

대둔근
Gluteus maximus

척추 신근
Spinal extensors

햄스트링
Hamstrings

비복근
Gastrocnemius

분류

비대칭형의 서서 균형 잡는 자세

관절 동작			
척추	**상지**	**하지**	
		지지하는 다리	들어 올린 다리
중립 또는 축성 신전	견갑골 상방 회전, 외전 및 상승; 어깨관절 외전; 팔꿈치관절 신전	천장관절 골반 숙이기, 고관절 굴곡 및 내전, 슬관절 신전, 발목관절 족배굴곡	천장관절 골반 들기, 고관절 중립 신전 및 회전, 슬관절 신전, 발목관절 족배굴곡

척추

단축성 수축

척추의 정렬 유지: 횡돌간근, 극간근, 횡돌극근, 척추기립근
골반의 전방 경사 및 요추의 과신전 방지: 소요근, 복근

상지

단축성 수축

견갑골의 상방 회전, 외전 및 상승: 상승모근, 전거근
어깨관절의 안정화 및 굴곡: 회전근개, 오훼완근, 대/소흉근, 중삼각근, 상완이두근(단두)
팔꿈치관절의 신전: 주근, 상완삼두근

하지

지지하는 다리		들어 올린 다리
단축성 수축	신장성 수축	단축성 수축
슬관절 중립 신전의 유지와 한 다리로 균형 잡기: 슬관절근, 대퇴사두근, 발과 하퇴부의 내/외재근	고관절 굴곡의 조절: 햄스트링 균형을 위해 지지하는 발 위로 골반의 측면 이동 허용과 골반 수평의 유지: 중/소둔근, 이상근, 상/하쌍자근	고관절 중립 신전 및 회전의 유지: 햄스트링, 대내전근, 대둔근

지침

이 동작에서 골반의 수평을 유지하려면 지지하는 다리의 외전근이 활성화되면서 신장되어야 하는데, 중력은 골반에서 지지받지 않는 측면을 바닥 쪽으로 당긴다. 대신 외전근이 단축되면 골반이 경사되어 반대 측 엉덩이가 바닥 반대쪽으로 들린다.

또한 들어 올린 다리를 평행하게 유지하는 것도 어려울 수 있다. 내측 햄스트링과 대내전근 같은 신근과 내회전근의 사용이 강력한 고관절 신근이자 외회전근인 대둔근의 작용과 균형을 이루어야 한다.

호흡

웃카타아사나(130페이지)에서와 흡사하게 이 자세에서 복합적인 동작(특히 양팔을 머리 위로 올린 상태)은 몸통에서 큰 근육군의 일부를 동원할 수 있다. 척추 정렬의 유지에 등에서 가장 천층에 있는 근육(광배근 등)을 사용하면, 그들 근육은 흉곽의 움직임을 억제해 호흡이 한층 더 어려워질 수 있다. 척추에서 더 깊이 있는 근육을 보다 효율적으로 작용시키는 편이 더 낫다.

우티타 파르스바코나아사나 Utthita Parsvakonasana

신장된 측면 각 자세 Extended Side Angle Pose

oo–TEE–tah parsh–vah–cone–AHS–anna

우티타(utthita) = 신장된; 파르스바(parsva) = 측면, 옆구리; 코나(kona) = 각도

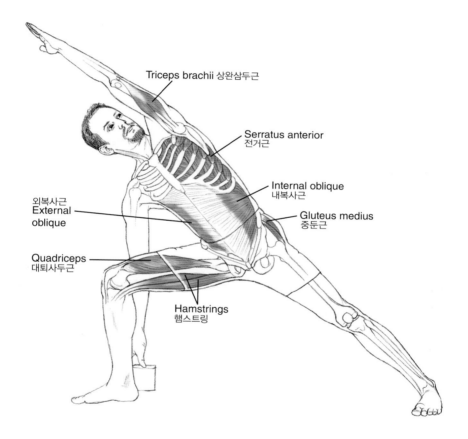

Triceps brachii 상완삼두근

Serratus anterior
전거근

Internal oblique
내복사근

외복사근
External
oblique

Gluteus medius
중둔근

Quadriceps
대퇴사두근

Hamstrings
햄스트링

분류

비대칭형의 선 자세

관절 동작				
척추	**상지**		**하지**	
	위쪽 팔	아래쪽 팔	앞쪽 다리	뒤쪽 다리
척추 중립 또는 약간의 측면 굴곡, 가슴이 측면으로 향하게 하기 위한 약간의 회전, 위쪽 팔을 향하게 하기 위한 머리의 회전	견갑골 상방 회전, 외전 및 상승; 어깨관절 외전 및 외회전; 팔꿈치관절 신전; 전완 회내	어깨관절 외전, 전완 회내, 손목 배측굴곡	전장관절 골반 숙이기, 고관절 굴곡 및 외전, 슬관절 굴곡, 발목관절 족배굴곡	천장관절 골반 들기, 고관절 신전 및 외전, 슬관절 신전, 발목관절 족배굴곡, 발 뒤꿈치에서 발 회외 및 앞발에서 발 회내

근육 작용	

척추

단축성 수축	신장성 수축
측면으로 가슴의 회전: 내복사근(뒤쪽 다리 측), 외복사근(앞쪽 다리 측) 천장 쪽으로 머리의 회전: 후두직근, 하두사근, 두장근, 경장근, 두판상근(뒤쪽 다리 측); 흉쇄유돌근, 상승모근(앞쪽 다리 측)	중력으로의 측면 굴곡에 대한 저항: 요방형근, 광배근, 척추 근육(뒤쪽 다리 측)

상지

위쪽 팔

단축성 수축	신장성 수축
견갑골의 상방 회전, 외전 및 상승: 전거근 팔꿈치관절의 신전: 상완삼두근, 주근	중력으로 무너지지 않으면서 머리 위로 팔의 신전: 회전근개, 대원근, 광배근

하지

앞쪽 다리		뒤쪽 다리	
단축성 수축	신장성 수축	단축성 수축	신장성 수축
고관절의 외전: 중/소둔근, 이상근, 외폐쇄근, 상/하쌍자근	중력으로 주저앉지 않으면서 고관절 및 슬관절 굴곡과 발목관절 족배굴곡의 허용: 대둔근, 고관절의 햄스트링, 광근, 가자미근, 발의 내/외재근	고관절의 신전 및 외전: 중/소둔근, 고관절의 햄스트링, 이상근, 외폐쇄근, 상/하쌍자근 슬관절의 신전: 슬관절근, 광근 발목관절의 족배굴곡을 억제하지 않으면서 족궁의 유지: 발의 내재근	내측 무릎의 지지: 박근 내측 무릎 또는 내측 발을 무너뜨리지 않으면서 외측 발목의 신장 허용: 비골근

지침

이 자세에서 다리는 전사 자세 II(152페이지)에서와 동일한 동작을 수행하고 비슷한 근육군이 활성화된다. 그러나 이 자세에서는 몸통의 하중이 앞쪽 다리 위로 더 많이 놓여 앞쪽 다리의 근육에 근력, 길이 및 스태미나가 추가로 필요하다.

여기서 머리 곁에 있는 위쪽 팔의 자세는 웃카타아사나(130페이지) 및 비라바드라아사나 III(155페이지)에서 팔의 자세와 비슷하지만, 여기서는 중력과의 관계가 다르기 때문에 팔의 자세를 유지하는 데 다른 근육이 필요하다. 또한 팔의 하중이 중력과 가지는 관계 때문에 이러한 근육의 작용은 단축성이기보다는 신장성이다.

호흡

이와 같은 형태의 자세에서는 호흡 메커니즘의 왼쪽 부분이 강한 신장 작용을 받지만, 보다 흥미로운 것은 몸통의 오른쪽 부분에 미치는 영향이고 거기서는 복강 장기에 작용하는 중력의 힘에 의해 횡격막의 돔이 두측으로 쏠린다. 이러한 자세에서 호흡 작용은 횡격막과 거기에 부착되어 있는 모든 장기에게 매우 유용한 비대칭적인 자극을 제공한다.

파리브리타 밧다 파르스바코나아사나
Parivrtta Baddha Parsvakonasana
몸통 회전시킨 측면 각 자세 *Revolved Side Angle Pose*
par-ee-VRIT-tah BAH-dah parsh-vah-cone-AHS-anna

파리브리타(parivrtta) = 비틀다, 회전시키다; 밧다(baddha) = 구속된; 파르스바(parsva) = 측면, 옆구리;

코나(kona) = 각도

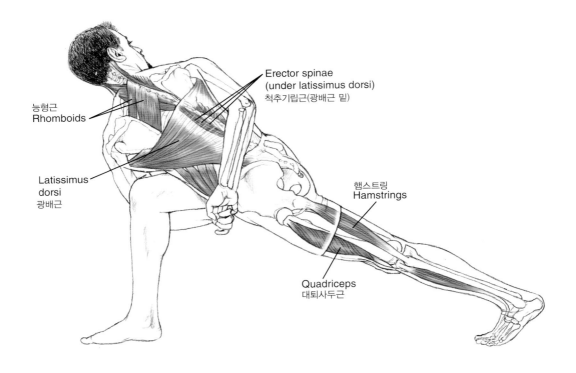

능형근
Rhomboids

Erector spinae
(under latissimus dorsi)
척추기립근(광배근 밑)

Latissimus
dorsi
광배근

햄스트링
Hamstrings

Quadriceps
대퇴사두근

분류

비대칭형의 서서 몸통 비틀기 자세

관절 동작			
척추	상지	하지	
		앞쪽 다리	뒤쪽 다리
축성 회전	견갑골 하방 회전 및 외전(그런 다음 내전으로 움직임); 어깨관절 내회전, 신전 및 내전; 팔꿈치관절 신전; 전완 회내; 손 및 손가락 굴곡	천장관절 골반 숙이기, 고관절 굴곡, 슬관절 굴곡, 발목관절 족배굴곡	천장관절 골반 들기, 고관절 신전 및 내전, 슬관절 신전, 발목관절 족배굴곡, 발가락 굴곡

근육 작용			

척추

단축성 수축	신장성 수축
앞쪽 다리로 척추의 회전: 척추기립근, 내복사근(앞쪽 다리 측); 횡돌극근, 회선근, 외복사근(뒤쪽 다리 측) 팔의 작용으로 인한 굴곡에 대한 저항: 척추 신근	축 중심 회전의 균형 잡기: 횡돌극근, 회선근, 외복사근(앞쪽 다리 측); 척추기립근, 내복사근(뒤쪽 다리 측)

상지

단축성 수축	신장성 수축 또는 수동적 신장
상완골두의 안정화: 회전근개 어깨관절의 내회전과, 전인의 방지: 견갑하근, 전삼각근 팔 뒤로 뻗기: 대원근, 후삼각근, 광배근 어깨관절과 팔꿈치관절의 신전: 상완삼두근 손 붙잡기: 손가락과 손의 굴근	상승모근, 대/소흉근, 전거근, 오훼완근

하지

앞쪽 다리		뒤쪽 다리	
단축성 수축	신장성 수축	단축성 수축	수동적 신장
무릎이 넓어지는(고관절이 외전하는) 경향에 대한 저항: 박근, 장/단내전근	중력으로 주저앉지 않으면서 고관절 및 슬관절 굴곡과 발목관절 족배굴곡의 허용: 대둔근, 고관절의 햄스트링, 광근, 가자미근, 발의 내/외재근 골반을 수평으로 하고 양발 위로 골반의 중심을 잡기 그리고 좌우로 균형을 유지하기(스탠스가 좁을수록 아래 근육이 더 활성화되고 길어야 한다): 중/소둔근, 이상근, 상/하쌍자근	고관절의 신전: 고관절의 햄스트링, 중둔근(후방 섬유), 대내전근, 대둔근 슬관절의 신전: 슬관절근, 광근	가자미근, 비복근

지침

척추의 축을 중심으로 (굴곡, 신전 또는 측면 굴곡 없이) 이루어지는 척추 회전에서는 몸통의 한쪽에서 단축성으로 수축하는 근육이 반대쪽에서는 신장성으로 수축한다는 점에 주목한다. 이는 결국 복근의 한 층이 단축성으로 수축하면서 그 위나 아래의 층이 신장성으로 수축한다는 의미이다. 이와 같은 층 배열로 척추 동작에서 아주 미세하게 조정된 조절과 몸통 둘레 전체에서 균형이 가능하다.

어느 자세에서든 팔을 서로 잡는 동작은 견갑대와 척추에 강한 영향을 미친다. 상완와관절 관절낭의 전하방 부위는 탈구에 가장 취약하다. 내회전과 신전으로 팔을 서로 잡으면 관절낭의 이 부위가 압력을 받으며, 특히 나머지 견갑대의 가동성이 제한되어 있을 경우에 그렇다. (이러한 유의사항은 팔을 서로 잡는 동작 전반에 적용되는데, 이와 같은 동작을 취하면 지레작용 또는 힘이 관절에 더 쏠리기 때문이다.)

손을 서로 잡는 과정에서 견갑골과 팔은 모두 외전한 다음 내전한다. 견갑골의 내전이 대개 최종 단계이다. 견갑골의 기타 움직임 외로 이 뼈가 하강되어(등 아래로 당겨져) 있으면 그 가동성이 떨어진다.

견갑대가 제한되어 있을 경우에 일어나는 또 다른 보상은 척추 굴곡이다. 척추의 굴곡이 척추의 회전과 결합되면 척추의 관절이 과도한 움직임을 일으키기 쉽다. 팔을 서로 잡은 곳에서 그리고 다리에 대해서 팔의 지레작용을 이용하면 척추를 적절한 운동범위 이상으로 움직이게끔 하는 것이 가능하다.

호흡

골반 구조물들이 열려 있을수록 이 아사나에서 균형과 호흡은 쉬워진다. 여기서 상체는 하체의 저항에 대항해 회전에 확고히 갇혀 있으므로, 횡격막, 복부 및 흉곽의 움직임에 대한 저항이 현저하다.

우티타 트리코나아사나 Utthita Trikonasana

신장된 삼각형 자세 Extended Triangle Pose

oo–TEE–tah trik–cone–AHS–anna

우티타(utthita) = 신장된; 트리(tri) = 셋; 코나(kona) = 각도

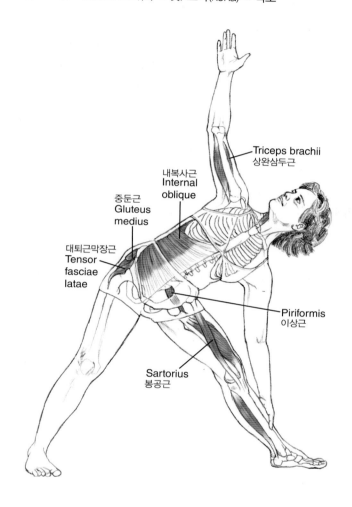

Triceps brachii
상완삼두근

내복사근
Internal
oblique

중둔근
Gluteus
medius

대퇴근막장근
Tensor
fasciae
latae

Piriformis
이상근

Sartorius
봉공근

분류

비대칭형의 선 자세

관절 동작			
척추	상지	하지	
		앞쪽 다리	뒤쪽 다리
척추 중립, 가슴이 측면을 향하게 하기 위한 약간의 회전, 위로 향하게 하기 위한 머리의 축성 회전	견갑골 외전, 어깨관절 외전 및 외회전, 전완 중립	천장관절 골반 숙이기, 고관절 굴곡 및 외전, 슬관절 신전, 약간의 발목관절 족저굴곡	천장관절 골반 들기, 고관절 신전 및 내전, 슬관절 신전, 발목관절 족배굴곡, 발뒤꿈치에서 발 회외 및 앞발에서 발 회내

근육 작용		
척추		
단축성 및 신장성 수축의 교대	단축성 수축	신장성 수축
척추 중립 정렬의 유지: 척추 신근 및 굴근	측면으로 가슴의 회전: 내복사근(뒤쪽 다리 측), 외복사근(앞쪽 다리 측) 천장 쪽으로 머리의 회전: 후두직근, 하두사근, 두장근, 경장근, 두판상근(뒤쪽 다리 측); 흉쇄유돌근, 상승모근(앞쪽 다리 측)	중력으로의 측면 굴곡에 대한 저항: 요방형근, 광배근, 척추 근육(뒤쪽 다리 측)

상지		
단축성 수축		
견갑골의 외전: 전거근 어깨관절의 안정화 및 외전: 회전근개, 상완이두근(장두), 삼각근		

하지			
앞쪽 다리		뒤쪽 다리	
단축성 수축	신장성 수축	단축성 수축	신장성 수축
고관절의 외전: 중/소둔근 슬관절의 신전: 슬관절근, 광근	고관절의 외전과, 중력으로 주저앉지 않으면서 고관절 굴곡의 허용: 대둔근, 이상근, 외폐쇄근, 상/하쌍자근 중력으로 주저앉지 않으면서 고관절 굴곡의 허용: 고관절의 햄스트링 무너지지 않으면서 발의 통합성 유지: 발의 내/외재근	고관절의 신전: 고관절의 햄스트링 슬관절의 신전: 슬관절근, 광근 내측 무릎의 지지: 박근 발목관절의 족배굴곡을 억제하지 않으면서 발의 족궁 유지: 발의 내재근	고관절을 내전시키면서 신전의 유지: 이상근, 외폐쇄근, 상/하쌍자근 고관절 내전의 허용: 중/소둔근 내측 무릎 또는 내측 발을 무너뜨리지 않으면서 외측 발목의 신장 허용: 비골근

지침

우티타 파르스바코나아사나(157페이지)에서처럼 이 자세에서도 몸통의 하중이 거의 앞쪽 다리 위로 놓인다. 반면 앞쪽 무릎이 신전되어 있기 때문에, 이 자세에서 근육의 작용은 무릎이 너무 깊이 구부러지지 않도록 하기 위한 대퇴사두근의 신장성 수축(우티타 파르스바코나아사나에서처럼)으로부터, 관절을 중심으로 작용들이 균형을 이뤄 무릎을 과신전시키지 않으면서 확실한 지지 통로를 만드는 것으로 전환된다.

앞쪽 무릎에서 느끼는 통증이나 압력은 고관절과 골반에서 가동성의 부족에 따른 결과일 수 있다. 움직임의 부족이 내전근의 단축 혹은 또 다른 원인으로 인한 것이든, 움직임이 갈 수 있는 다음 부위는 내측 무릎이다. 무릎 내(또는 아무 관절)에서 오는 감각은 하고 있는 동작을 멈추고 동작이나 자세를 조정하라는 중요한 신호이다.

뒤쪽 다리에서는 골반의 측면, 외측 엉덩이 및 외측 무릎을 지나가는 근육들이 능동적으로 신장되어(신장성으로 수축하여) 골반이 다리 위로 측면으로 기울(내전할) 수 있도록 해야 한다. 이들 근육이 신장될 수 없으면, 골반이 그리 많이 움직이지 않고 척추 측면이 구부러진다. 반면 이들 근육이 전혀 활성화되지 않으면, 몸통의 하중이 중력 쪽으로 내려앉아 외측 고관절과 외측 발목관절에 압력을 가할 수 있다.

이 자세에서 척추가 회전하는가? 우티타 트리코나아사나를 가르치는 데에는 많은 서로 다른 방법이 있으며, 각각의 관점에는 충분한 이유가 있다. 일반적으로 천장관절, 골반 양쪽 및 고관절이 더 관절 움직임을 일으킬수록 가슴이 측면으로 향하게 하기 위해 척추를 회전시킬 필요가 줄어든다. 예를 들어 앞쪽 다리에서 내전근인 치골근이 긴장되어 있으면 골반은 바닥으로 회전할 수 있고 척추는 가슴을 열기 위해 반대쪽으로 더 회전해야 한다. 척추의 회전은 다리에서의 다양한 장애를 수용할 수 있다. 모든 자세에서처럼 균형 잡힌 관절강을 유지하는 것이 한두 관절에서 특정한 운동범위를 이루는 것보다 훨씬 더 중요하다.

우티타 트리코나아사나 응용자세
스탠스가 더 긴 자세 With Longer Stance

지침

요가에 대한 일부 접근법에서는 다른 일부보다 양발을 훨씬 더 멀리 벌린다. 다리 자세의 다양성은 어느 관절이 더 가동성을 필요로 하고 어느 근육이 더 길거나 더 짧은 범위에서 작용해야 하는지에 영향을 미친다.

양발을 더 멀리 벌리면, 앞쪽 다리의 근육은 더 긴 길이에서 작용해야 하지만 뒤쪽 다리에서 외측 엉덩이의 근육은 더 짧은 길이에서 작용한다. 양발을 더 멀리 벌릴 경우에 척추가 측면으로 구부러지지 않도록 하기는 오히려 보다 쉬울 수 있다. 반면 양발을 더 가까이 좁힐 경우에는 골반이 바닥 쪽으로 덜 회전할 수 있다.

우티타 트리코나아사나에서 양발의 거치에 있어 절대적으로 옳은 거리는 없으며, 각각의 거리는 몸통과 다리 간의 관계에 대해 서로 다른 정보를 제공한다.

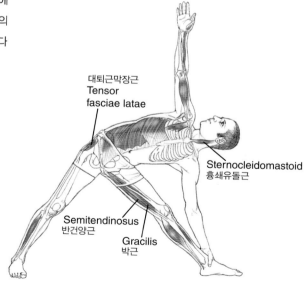

대퇴근막장근
Tensor fasciae latae

Sternocleidomastoid
흉쇄유돌근

Semitendinosus
반건양근

Gracilis
박근

파리브리타 트리코나아사나 Parivrtta Trikonasana

몸통 회전시킨 삼각형 자세 *Revolved Triangle Pose*

par–ee–VRIT–tah trik–cone–AHS–anna

파리브리타(parivrtta) = 돌리다, 회전시키다; 트리(tri) = 셋; 코나(kona) = 각도

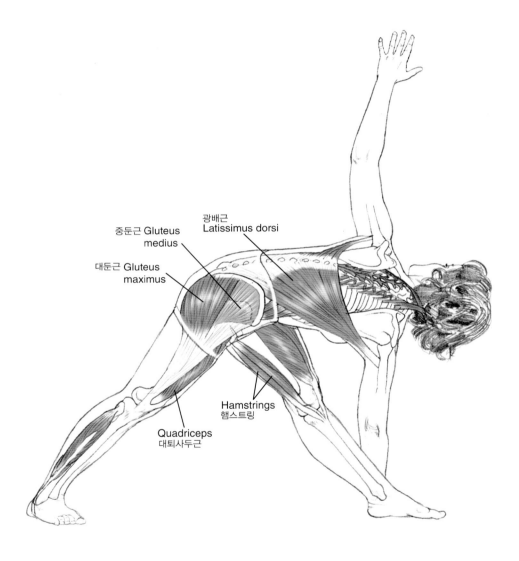

중둔근 Gluteus medius

광배근 Latissimus dorsi

대둔근 Gluteus maximus

Hamstrings 햄스트링

Quadriceps 대퇴사두근

분류

비대칭형의 서서 몸통 비트는 자세

관절 동작			
척추	상지	하지	
		앞쪽 다리	뒤쪽 다리
축성 회전	견갑골 외전, 어깨관절 외전 및 외회전, 전완 중립	고관절 굴곡, 슬관절 신전, 약간의 발목관절 족저굴곡	경미한 고관절 굴곡, 슬관절 신전, 발목관절 족배굴곡, 발뒤꿈치에서 발 회외 및 앞발에서 발 회내

근육 작용		
척추		
단축성 및 신장성 수축의 교대	단축성 수축	신장성 수축
척추 중립 정렬의 유지: 척추 신근 및 굴근	앞쪽 다리로 척추의 회전: 척추기립근, 내복사근(앞쪽 다리 측); 횡돌극근, 회선근, 외복사근(뒤쪽 다리 측)	축 중심 회전의 균형 잡기: 횡돌극근, 회선근, 외복사근(앞쪽 다리 측); 척추기립근, 내복사근(뒤쪽 다리 측)

상지
단축성 수축
견갑골의 외전: 전거근 어깨관절의 안정화 및 외전: 회전근개, 상완이두근(장두), 삼각근

하지				
앞쪽 다리		뒤쪽 다리		
단축성 수축	신장성 수축	단축성 수축	신장성 수축	수동적 신장
슬관절의 신전: 슬관절근, 광근	고관절 굴곡의 허용: 고관절의 햄스트링, 대둔근 골반을 수평으로 하고 양발 위로 골반의 중심을 잡기 그리고 좌우로 균형을 유지하기: 중/소둔근, 이상근, 상/하쌍자근, 발의 내/외재근	슬관절의 신전: 슬관절근, 광근 발목관절의 족배굴곡을 억제하지 않으면서 족궁의 유지: 발의 내재근	뒤쪽 다리를 앞으로 처지게 하지 않으면서 고관절 굴곡의 허용: 고관절의 햄스트링, 중둔근(후방 섬유), 대내전근, 대둔근 내측 무릎 또는 내측 발을 무너뜨리지 않으면서 외측 발목의 신장 허용: 비골근	가자미근, 비복근

지침

이 자세에서는 척추의 회전으로 고관절의 외측에 있는 근육들이 매우 길어야 하며, 지지기반이 좁기 때문에 이들 근육이 아주 능동적으로 자신의 작용을 조절하여 좌우로 넘어지지 않도록 해야 한다. 이와 같이 균형을 위해 안정화하면서 신장성 작용이 일어나므로, 이 자세는 매우 불안정하다는 생각이 들 수 있다.

다리와 골반에서 필요한 만큼 많이 굴곡하고 회전하는 가동성이 없으면 척추가 굴곡하여 보상할 것이다. 척추가 굴곡된 자세에서 척추를 회전시키면 척추의 뒤쪽을 따라 있는 관절들이 과도하게 움직이기 쉽다. 이 자세에서는 척추에서 가용한 운동범위를 존중하고 바닥에 또는 다리에 대해 손의 압력을 사용하여 움직임을 강제하지 않도록 해야 한다.

호흡

이 자세에서는 골반 구조물들이 열려 있을수록 균형과 호흡이 쉬워진다. 그렇지 않으면 상체가 하체의 저항에 대항해 회전에 확고히 고정되며, 횡격막, 복부 및 흉곽의 움직임이 상당한 저항에 직면한다.

파르스보타나아사나 Parsvottanasana

강한 측면 신장 Intense Side Stretch

parsh–voh–tahn–AHS–anna

파르스바(parsva) = 측면, 옆구리; 웃(ut) = 강한; 탄(tan) = 신장하다

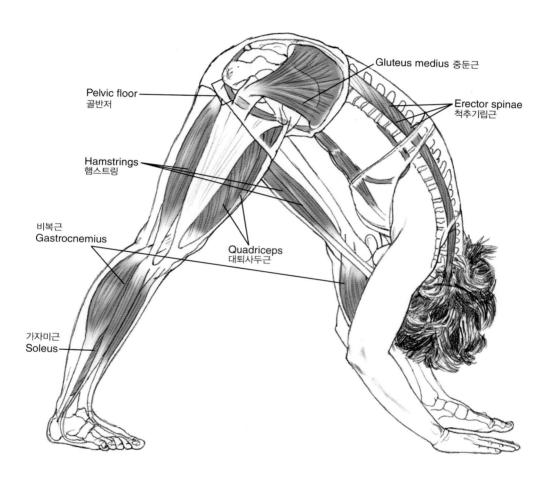

Pelvic floor
골반저

Hamstrings
햄스트링

비복근
Gastrocnemius

가자미근
Soleus

Quadriceps
대퇴사두근

Gluteus medius 중둔근

Erector spinae
척추기립근

분류

비대칭형의 서서 전방 굴곡 자세

관절 동작		
척추	**하지**	
	앞쪽 다리	뒤쪽 다리
경미한 굴곡	고관절 굴곡, 슬관절 신전, 약간의 발목관절 족저굴곡	경미한 고관절 굴곡, 슬관절 신전, 발목관절 족배굴곡, 발뒤꿈치에서 발 회외 및 앞발에서 발 회내

근육 작용				
척추				
단축성 수축 또는 수동적 신장				
척추기립근				
하지				
앞쪽 다리		뒤쪽 다리		
단축성 수축	신장성 수축	단축성 수축	신장성 수축	수동적 신장
슬관절의 신전: 슬관절근, 광근	고관절 굴곡의 허용: 고관절의 햄스트링, 대둔근 골반을 수평으로 하고 양발 위로 골반의 중심을 잡기 그리고 좌우로 균형을 유지하기: 중/소둔근, 이상근, 상/하쌍자근, 발의 내/외재근	슬관절의 신전: 슬관절, 광근 발목관절의 족배굴곡을 억제하지 않으면서 족궁의 유지: 발의 내재근	뒤쪽 다리를 앞으로 처지게 하지 않으면서 고관절 굴곡의 허용: 고관절의 햄스트링, 중둔근(후방 섬유), 대내전근, 대둔근 내측 무릎 또는 내측 발을 무너뜨리지 않으면서 외측 발목의 신장 허용: 비골근	가자미근, 비복근

지침

이 자세에서 다리의 작용은 우티타 트리코나아사나(163페이지)에서와 거의 동일하며, 동일한 이유(지지기반이 좁고 외측 엉덩이의 근육들이 길면서 활성화되어야 한다)로 이 아사나에서는 균형을 잡기가 어려울 수 있다. 아울러 눈의 도움을 받아 균형을 잡는 데 익숙한 사람은 머리를 앞으로 올린 채 이 자세를 취하면 흥미로울 수 있다.

이와 같은 전방 굴곡 동작은 자세의 비대칭 때문에 웃타나아사나(132페이지 참조)보다 앞쪽 다리의 햄스트링에 더 강하게 작용한다. 왜냐하면 뒤쪽 다리의 자세가 굴곡을 보다 특정적으로 앞쪽 다리의 고관절로 옮기며, 척추의 가동성이 다리의 가동성 부족을 덜 보상할 수 있기 때문이다. (이러한 면에 있어 한층 더 극단적인 형태는 하누만아사나[208페이지]에서 관찰된다.)

파르스보타나아사나 응용자세
팔을 역전된 기도 자세로 두는 자세 *With Arms in Reverse Namaskar*

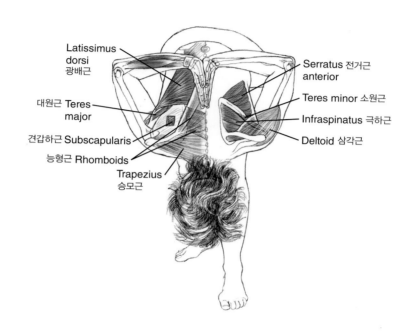

Latissimus dorsi 광배근
Serratus anterior 전거근
대원근 Teres major
Teres minor 소원근
견갑하근 Subscapularis
Infraspinatus 극하근
능형근 Rhomboids
Deltoid 삼각근
Trapezius 승모근

지침

이러한 팔 자세는 다양한 아사나로 통합될 수 있다. 이와 같은 자세는 견갑대의 가동성을 상당히 요하며, 견갑골이 흉곽 위에서 쉽게 움직일 수 없는 경우에 양손을 이러한 자세로 가져가면 어깨관절 자체에 과도한 압력이 가해질 수 있다.

양팔을 이런 자세로 가져가려면 일반적으로 견갑골을 외전시켜 척추에서 반대쪽으로 펼친 다음 최종적으로 견갑골을 내전시켜 척추 쪽으로 움직이는 동작을 취해야 한다. 이와 같은 최종적인 내전 움직임은 척추가 굴곡되어 있거나 견갑골이 하강되어 등 아래로 당겨져 있으면 훨씬 더 어렵다.

파르스보타나아사나 응용자세
척추를 굴곡시킨 자세 *With Spine Flexed*

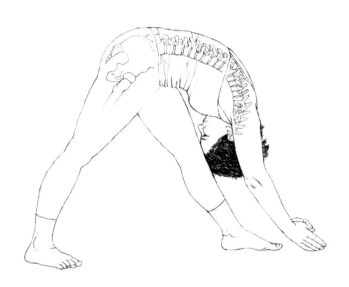

지침

이 응용자세에서 의도는 이마를 정강이를 따라서가 아니라 무릎으로 가져가는 것이다. 이러한 동작을 취하기 위해서는 척추가 매우 깊이 굴곡해야 하며, 이전 자세에서보다 고관절 굴곡은 덜하다. 이런 동작은 척추 굴곡 보다는 고관절 굴곡으로 전방 굴곡을 취하는 데 익숙한 사람들인 경우에 의외로 어려울 수 있다.

또한 이 자세에서는 어깨를 보다 완전히 굴곡시켜 머리 위로 더 높이 가져가고, 아울러 내전시켜 손바닥을 합친다. 손바닥을 바닥에 얹기보다는 손끝을 바닥을 따라 뻗어 새끼손가락을 발에서 반대쪽으로 민다. 손이 발의 어느 측면으로도 바닥과 접촉하지 않기 때문에 이 자세에서 균형을 잡기는 보다 어렵지만, 손을 서로 누르면 정중선에 대한 감각이 보다 분명해지는 점이 있다.

프라사리타 파도타나아사나 Prasarita Padottanasana
다리 넓게 벌려 전방 굴곡 Wide-Stance Forward Bend
pra-sa-REE-tah pah-doh-tahn-AHS-anna

프라사리타(prasarita) = 펼쳐진, 확장된; 파다(pada) = 발; 웃(ut) = 강한; 탄(tan) = 신장하다

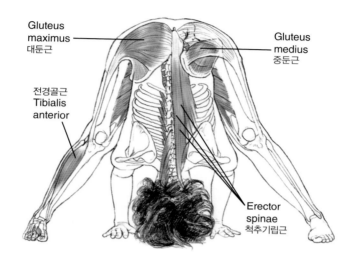

Gluteus maximus 대둔근
Gluteus medius 중둔근
전경골근 Tibialis anterior
Erector spinae 척추기립근

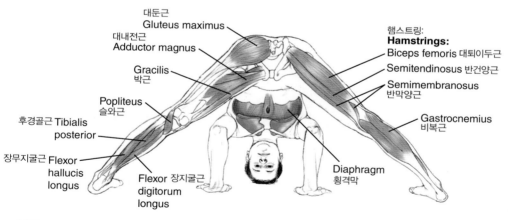

대둔근 Gluteus maximus
대내전근 Adductor magnus
Gracilis 박근
Popliteus 슬와근
후경골근 Tibialis posterior
장무지굴근 Flexor hallucis longus
Flexor digitorum longus 장지굴근
햄스트링: Hamstrings:
Biceps femoris 대퇴이두근
Semitendinosus 반건양근
Semimembranosus 반막양근
Gastrocnemius 비복근
Diaphragm 횡격막

분류

대칭형의 서서 전방 굴곡 자세

관절 동작	
척추	하지
경미한 굴곡	고관절 굴곡 및 외전, 슬관절 신전, 발목관절 족배굴곡, 발 뒤꿈치에서 발 회외 및 앞발에서 발 회내

근육 작용

척추

수동적 신장

척추 근육

하지

단축성 수축	신장성 수축 또는 수동적 신장
슬관절의 신전: 슬관절근, 광근 발목관절의 족배굴곡을 억제하지 않으면서 발의 족궁 유지: 발의 내재근	햄스트링, 특히 내측 햄스트링(반건양근과 반막양근), 대/소 내전근, 박근

지침

이 자세는 흔히 내전근 또는 내측 다리의 근육에 대한 신장이라고 묘사된다. 실은 다리를 넓게 벌리고 몸을 접을 경우에(고관절 외전 및 굴곡) 치골근과 장/단내전근의 전방 섬유 같이 내전근군의 일부 근육은 전혀 신장되지 않는다. 이는 일부 내전근이 굴근이기도 한데다. 고관절이 외전되고 신전되는 경우, 예를 들어 다리를 넓게 벌린 채 똑바로 서는 경우(단 골반이 전방으로 경사되지 않을 경우로, 골반의 전방 경사는 고관절 신전을 무효화할 것이며 흔한 패턴이다)처럼 고관절이 신전될

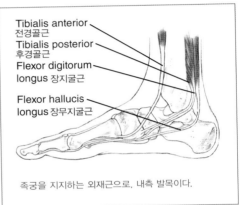

족궁을 지지하는 외재근으로, 내측 발목이다.

때까지는 이러한 일부 내전근이 최장의 길이가 되지 않기 때문이다.

스탠스가 넓을 때에는 발이 강하면서도 가동적이어야 하는데, 외측 발목을 과도하게 움직이거나 내측 발목을 무너뜨리지 않으면서 외측 발을 통해 접지하기 위해서이다.

호흡

다리 넓게 벌려 전방 굴곡은 아마도 모든 요가 수행에서 가장 안전하고 가장 이용하기 쉬운 전도(轉倒) 자세일 것이다. 다리가 보다 확고히 지지하면서 동시에 골반이 고관절에서 자유로이 앞으로 회전하도록 허용할수록 몸통과 호흡은 더 이완될 수 있다. 이러한 전도 자세는 척추를 가볍게 당기고 풀어주면서 통상적인 호흡 작용을 거꾸로 하게 한다.

몸통이 뒤집히면 횡격막이 중력에 의해 두측으로 당겨지므로, 날숨과 하체로부터 정맥 환류에 유리하다. 숨을 들이쉬는 동안에는 횡격막이 중력에 대항해 복강 장기의 하중을 미측으로 밀면서 동시에 흉추의 늑추관절(costovertebral joint)을 가동시켜 흉추가 당겨져 열린다. 이렇게 변화된 근육 작용은 모두 똑바로 서 있을 때 체중 부하의 통상적인 스트레스를 끊임없이 받는 근육과 장기에서 순환의 정상화를 도울 수 있다.

우파베샤아사나 Upavesasana

쪼그려 앉은 자세 *Squat, Sitting-Down Pose*

oo-pah-ve-SHAHS-anna

우파베샤(upavesa) = 앉기, 자리

이 자세는 산스크리트어 이름으로 언급된 적이 거의 없으나, 위와 같이 이름이 붙여진 선례가 일부 있다.

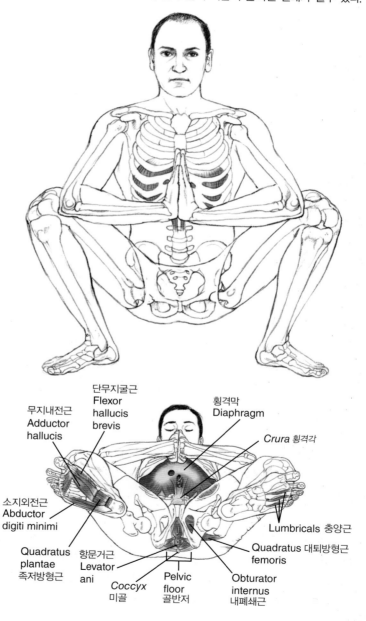

단무지굴근
Flexor
hallucis
brevis

무지내전근
Adductor
hallucis

횡격막
Diaphragm

Crura 횡격각

소지외전근
Abductor
digiti minimi

Lumbricals 충양근

Quadratus
plantae
족저방형근

항문거근
Levator
ani

Coccyx
미골

Pelvic
floor
골반저

Quadratus 대퇴방형근
femoris

Obturator
internus
내폐쇄근

분류

대칭형의 선 자세

관절 동작		
척추	상지	하지
축성 신전	약간의 어깨관절 굴곡; 팔꿈치관절 굴곡; 전완 회내; 손목, 손 및 손가락 신전	천장관절 골반 숙이기; 고관절 굴곡, 외회전 및 외전; 슬관절 굴곡; 발목관절 족배굴곡

근육 작용	
척추	
단축성 수축	신장성 수축
발목관절의 족배굴곡을 억제하지 않으면서 발의 족궁 유지: 발의 내재근	고관절 굴곡의 허용과 외회전의 지지: 대둔근, 이상근, 상/하 쌍자근, 내폐쇄근 고관절 및 슬관절 굴곡과 발목관절 족배굴곡의 허용: 고관절의 햄스트링, 광근, 가자미근

지침

일부 사람들의 경우에 이 자세에서 골반저가 쉽게 만져지는데, 거기서 골반저는 상승적으로 작용하여 들숨의 움직임에 반응하고 날숨을 일으킨다.

중력이 바닥으로 몸을 내리는 작용을 하며, 다리의 근육이 활성화되어 관절들로 완전히 주저앉지 않도록 한다. 이는 특히 고관절에서 중요한데, 상체의 하중이 수동적으로 고관절에 가해지면 골반저를 이용할 가능성이 떨어질 수도 있기 때문이다.

발뒤꿈치의 접지를 유지할 정도로 깊이 발목관절을 족배굴곡시킬 수 없다면 아킬레스건(이 자세에서 특히 가자미근)의 단축 때문일 수 있다. 그러나 제한은 발목의 앞쪽에서도 있을 수 있다. 임시변통으로 발뒤꿈치 밑에 지지대를 낄 수도 있지만 이에 너무 의존해서는 안 되는데, 발에서 내재근의 활성화를 막기 때문이다. 발의 내재근은 족궁을 안정화하고, 발목관절이 더 깊이 굴곡될 수 있도록 하며, 발의 뼈와 슬관절을 정렬한다. 전경골근의 건이 앞으로 튀어나와 있는지 찾아보는데, 이는 깊은 지지가 결여되어 있다는 징후이다. 중력이 굴곡을 일으키도록 하고, 내재근을 사용하여 통합성을 유지한다.

호흡

이 자세는 척추의 3개 만곡을 모두 강력하게 신장시키는(축성 신전) 기회를 제공한다. 정의상 이는 대개 3가지 반다를 모두 적용시킨다. 이 자세에서는 족궁의 깊은 지지가 골반저 및 하복부 근육의 들어 올리는 작용(물라 반다, mula bandha)에 에너지를 공급한다. 팔꿈치를 무릎에 대고 지지하면 흉추를 강하게 신장시키고 흉곽 바닥과 호흡 격막을 들어 올리는 작용(웃디야나 반다, uddiyana bandha)이 가능하다. 척추의 꼭대기에서 머리를 굴곡시켜 축성 신전을 완료하는 잘란다라 반다(jalandhara bandha)의 작용은 본질적으로 호흡의 정상적인 형태 변화를 동결한다. 이는 바로 마하무드라(mahamudra)와 연관된 이례적인 호흡 패턴이 신체 중심부의 깊은 곳(수숨나, susumna)에서 일어날 수 있는 경우이다.

CHAPTER 7
앉은 자세
SITTING POSES

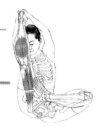

산업사회에서 많은 사람의 경우에 의자와 같은 가구에 앉아 있는 자세(실은 구부정한 자세)는 깨어 있는 시간의 대부분을 보내는 체위이다. 신발이 발에 대해 갖는 관계는 의자, 자동차 좌석과 소파가 골반 관절과 요추에 대해 갖는 관계와 같다.

요가 수행에서는 서서 하는 아사나의 수행을 통해 맨발이 지면과의 새로운 관계를 체득하듯이, 앉은 자세에서도 엉덩이, 골반 관절과 요추가 자신에게 직접 실리는 하중의 지지를 통해 지면과의 새로운 관계를 체득한다.

이 장에서 소개하는 아사나는 앉은 자세 자체이거나 앉은 자세에서 시작하는 자세이다. 관련 관절, 근육 및 결합조직의 해부학에 주의를 기울이면서 수행하면, 이들 아사나는 어렸을 적 바닥에 앉아 몇 시간씩 노는 것이 힘들지 않았던 시절에 사람들이 지녔던 자연적인 유연성의 일부를 회복시키는 데 도움이 될 수 있다.

골반과 요추에 자연적인 기능을 회복시킨다는 생각을 넘어, 요가에서 앉은 자세는 보다 고급 수준의 수행과도 연관이 있다. 사실 '아사나' 라는 말은 말 그대로 '앉은 자세 (seat)' 로 번역할 수 있으며, 어떤 관점에서 보면 아사나 수행은 모두 척추, 사지와 호흡을 풀어줘 요가 수행자가 앉은 자세에서 오랜 시간을 보낼 수 있도록 하는 방법으로 볼 수 있다. 똑바른 신체 형태 중에서도 가장 안정적인 이 자세에서는 중력과 균형의 처리로 인한 주의산만이 많이 사라질 수 있으므로, 신체의 에너지가 자유로워져 보다 깊은 명상 수행에 쓰인다.

수카아사나 Sukhasana
편안한 자세 *Easy Posture*
suk–HAS–anna

수카(sukha) = 편안한, 부드러운, 유쾌한

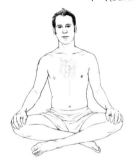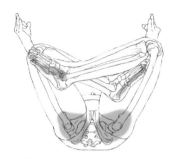

싯다아사나 Siddhasana
달인의 자세 *Adept's Posture*
sid–DHAS–anna

싯다(siddha) = 성취한, 실현한, 완성한; 현인, 달인

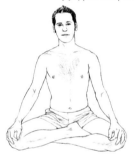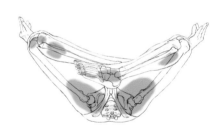

스바스티카아사나 Svastikasana
상서로운 자세 *Auspicious Posture*
sva–steek–AHS–anna

스바스틱(svastik) = 행운의, 상서로운

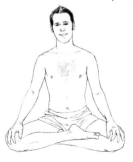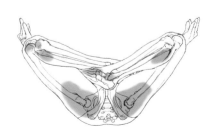

파드마아사나 Padmasana

연꽃 자세 *Lotus Posture*

pod–MAHS–anna

파드마(padma) = 연꽃

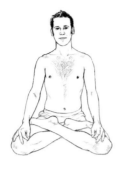 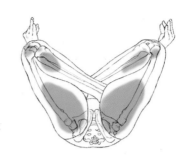

물라반다아사나 Mulabandhasana

뿌리 잠금 자세 *Pose of the Root Lock*

moola–ban–DHAS–anna

물라(mula) = 뿌리, 기초, 바닥; 반다(bandha) = 결합, 묶음

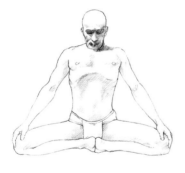 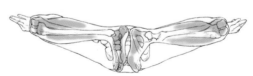

공통적인 관절 동작(앞의 5가지 자세에서)	
척추	하지
중립 또는 축성 신전	고관절 굴곡, 슬관절 굴곡

지침

이들 앉은 자세의 목표는 스티라와 수카, 즉 안정성과 편안함이다. 골반과 다리가 척추를 확실히 지지하는 방식으로 정렬되어 있으면, 척추는 두개골에 대해 지지가 될 수 있고 척추와 두개골은 함께 뇌와 척수를 보호할 수 있다. 신경계는 이러한 지지 및 편안함의 감각을 인식하고 그 주의를 프라나야마 또는 명상과 같은 수행으로 돌릴 수 있다.

척추가 골반과 다리에 의해 효율적으로 지지받을 경우에 늑골도 앉은 자세를 지지하는 메커니즘의 일부가 되는 것이 아니라 호흡과 함께 자유로이 움직인다.

다리의 정렬에서 관찰해야 하는 한 가지는 무릎이 엉덩이보다 더 높은지 낮은지를 알아보는 것이다. 이 두 경우 중 어느 쪽을 선택하든 장점과 어려움이 공존한다.

다리를 괴고 앉는 자세에서 무릎이 고관절보다 더 높으면 고관절에서 외회전 또는 외전이 많이 일어나지 않는(즉 무릎이 아주 쉽게 처져 측면으로 벌어지지 않는) 사람들에게 도움이 될 수 있다. 이러한 사람들인 경우에 다리를 괴고 무릎을 엉덩이보다 더 높이면 대퇴골의 하중이 깊이 고관절 소켓으로 그리고 아래로 좌골 결절로 자리 잡을 수 있다.

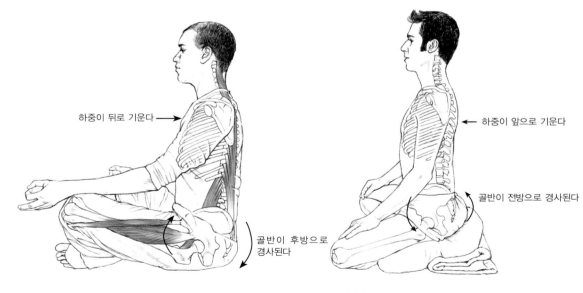

하중이 뒤로 기운다 →

골반이 후방으로 경사된다

← 하중이 앞으로 기운다

골반이 전방으로 경사된다

무릎이 엉덩이보다 위에 있는 상태로 앉으면 골반이 후방으로 경사되고 1차 만곡이 과장될 수 있다.

엉덩이가 무릎보다 위에 있는 상태로 앉으면 골반이 전방으로 경사되고 2차 만곡이 과장될 수 있다.

그러나 골반 또는 고관절의 뒤쪽에서 단축이 있는 경우에 무릎을 엉덩이보다 더 높이면 골반이 후방으로 경사되고 척추가 둥글어져 굴곡될 수 있다. 그래서 몸통을 똑바로 세우기 위해서는 척추의 근육을 동원하거나, 고관절 굴근을 수축시켜 골반과 척추를 앞으로 당길 필요가 있다. 이렇게 하면 등과 고관절 앞쪽의 근육이 급속히 매우 지친다.

반면 무릎을 엉덩이보다 더 낮추면(자리를 올려) 골반의 후방 경사가 방지되고 척추의 요추 만곡을 유지하기가 더 쉬워진다. 이러한 다리 배열에서 어려운 점은 몸통을 좌골결절에서 너무 앞으로 기울일 수 있다는 것이다. 이러한 전방 경사로 척추의 만곡, 특히 요추 만곡이 크게 과장될 수 있으므로, 등의 근육이 활성화 상태를 유지하여 몸통이 앞으로 쏠리지 않도록 해야 한다.

어느 경우든 몸통을 너무 앞으로 기울이거나 너무 뒤로 기울이면 중력으로 무너지지 않도록 하기 위해 근육을 계속 사용해야 한다.

목표는 무릎이 골반에 대해 얼마나 높거나 낮은지에 상관없이, 하중이 척추로부터 골반을 거쳐 좌골결절과 바닥의 지지로 확실히 놓일 수 있도록 하는 다리의 자세를 찾는 것이다. 이런 식으로 하면 지지를 위해 뼈들을 정렬하는 데 필요한 근육의 작용이 최소화된다. 일부 사람들의 경우에 이렇게 하려면 척추의 편안함을 위해 자리를 상당히 올리거나 심지어 의자에 앉아야 하며, 골반과 다리에서 가동성이 더 길러질 때까지 그래야 한다. 앉아서 하는 아사나가 지지를 잘 받으면 골반, 척추 및 호흡 메커니즘의 고유 평형이 몸을 지지하며, 자세를 잡는 노력에서 자유로워진 에너지가 호흡이나 명상과 같이 보다 심층적인 과정으로 집중될 수 있다.

단다아사나 Dandasana
막대 자세 Staff Pose
dan–DAHS–anna

단다(danda) = 막대기, 지팡이

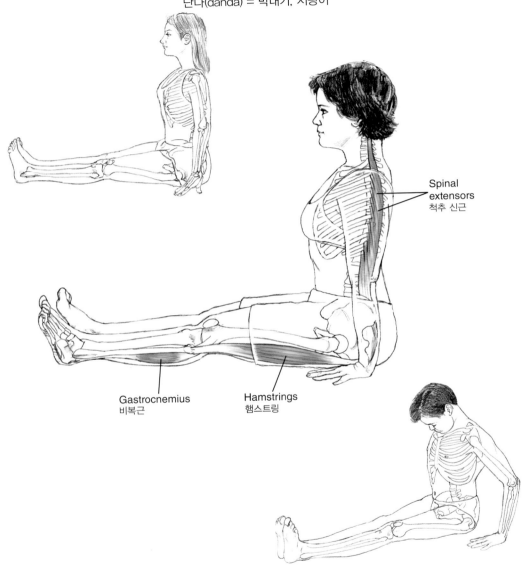

Spinal extensors
척추 신근

Gastrocnemius
비복근

Hamstrings
햄스트링

몸통 대비 팔의 비율: 위에서 아래로 팔이 짧고, 중립이며, 길다.

분류

대칭형의 앉은 자세

관절 동작		
척추	상지	하지
중립 또는 축성 신전	견갑골 중립, 어깨관절 내전, 팔꿈치 관절 신전, 손목 배측굴곡	고관절 굴곡 및 내전, 슬관절 신전, 발목관절 족배굴곡
근육 작용		
척추		
척추의 중립 정렬을 유지하기 위한 단축성 및 신장성 수축의 보정: 척추 신근 및 굴근		
상지		
단축성 수축		
팔 밀기로 인한 견갑골의 내전에 대한 저항: 전거근 팔꿈치관절의 신전: 상완삼두근		
하지		
단축성 수축		
고관절의 굴곡: 장골근 다리의 내전 및 내회전: 치골근, 대내전근 슬관절의 신전: 슬관절근, 광근		

지침

이 자세에서 다리는 중립으로 회전되어 있지만, 중력의 당김에 대항해 대부분의 사람은 다리가 떨어져 벌어지는 것에 저항하기 위해 내회전 근육을 능동적으로 사용해야 한다. 이 자세는 다리의 긴장이 어떻게 척추의 굴곡을 일으킬 수 있는지를 분명히 드러낸다. 이 자세에서 나타나는 장애물은 흔히 보다 복잡한 자세들에서 경험하는 어려움의 원인이 되며, 그러한 자세들에서는 제한이 덜 뚜렷하다. 예를 들어 다리의 긴장은 얼굴 아래로 향한 개 자세(downward-facing dog pose, 276페이지 참조)에 영향을 미치지만 오히려 어깨나 척추에 제한이 있는 것으로 보일 수 있다.

몸통 대비 팔 길이 면에서 비율 차이가 존재하기 때문에, 모든 사람이 단다아사나에서 팔을 사용하여 척추의 중립 신전을 일으키도록 도울 수 있는 것은 아니다. 반면 몸통 대비 팔의 비율 차이로 보이는 것은 때로 흉곽 위에서 견갑골이 만성적으로 상승되거나 하강된 위치에 있기 때문일 수 있다. 아울러 엉덩이와 다리의 긴장 때문에 척추가 수직 자세로 신전할 수 없을 경우에도 팔이 너무 길어 보일 수 있다.

호흡

이 자세는 다리를 편 상태에서 호흡하여 척추를 축성 신전시킬 수 있는 기회이다(마하무드라, mahamudra). 여기서는 3가지 반다를 모두 적용할 수 있으나, 척추의 축성 신전 상태에서 반다들을 유지하면서 호흡을 10회 하는 것조차도 매우 어렵다.

파스치모타나아사나 Paschimottanasana

서쪽(등) 신장 West(Back) Stretching

POS-chee-moh-tan-AHS-anna

파스차(pascha) = 뒤에, 후에, 나중에, 서쪽으로; 웃타나(uttana) = 강한 신장

아침 경배를 할 때 떠오르는 태양을 마주하면서 수행하는 전통 때문에 몸의 뒤쪽을 '서쪽'이라고 한다. 몸의 앞쪽을 신장시키는 푸르보타나아사나(purvottanasana, 311페이지)와 비교해본다(purva = 앞에, 전에, 동쪽으로).

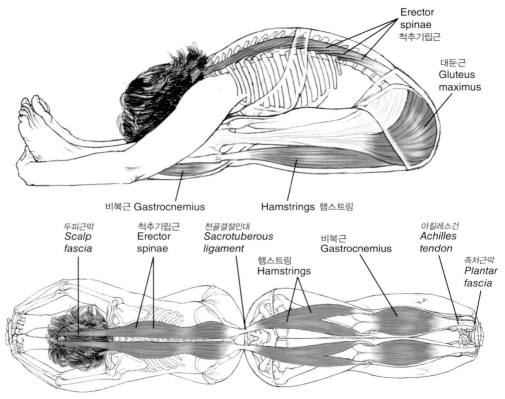

몸의 뒤쪽 라인은 발바닥(족저근막)에서 두피근막 및 눈썹 융기까지 이어지는 근육과 근막의 연속적인 연결망이다.

분류

대칭형의 앉아서 전방 굴곡 자세

관절 동작		
척추	**상지**	**하지**
경미한 굴곡	견갑골 외전 및 상방 회전, 어깨관절 굴곡 및 내전, 팔꿈치관절 신전	천장관절 골반 숙이기, 고관절 굴곡 및 내전, 슬관절 신전, 발목관절 족배굴곡

근육 작용	
척추	
신장성 수축	
척추의 길이에 걸쳐 굴곡의 분배: 척추 신근	
상지	
수동적 신장	
능형근, 하승모근, 광배근	
하지	
단축성 수축	수동적 신장
슬관절 신전의 유지: 슬관절근, 광근 내전과 내회전: 치골근, 장/단내전근	햄스트링, 중/소둔근(후방 섬유), 대둔근, 이상근, 대내전근, 가자미근, 비복근

지침

이 자세에서는 중력이 작용해 몸통을 더 깊이 움직여 전방 굴곡이 되도록 해야 한다. 그러나 척추의 신근이 신장되면서 이러한 신근은 또한 굴곡 동작을 척추의 길이를 따라 능동적으로 분배해 한 부분이 과도하게 굴곡되지 않도록 해야 한다. 다리와 골반의 뒤쪽에 긴장이 많을 경우에는 고관절 굴곡이 제한되고 고관절 굴근과 복근이 수축하여 몸통을 앞으로 당겨야 하며, 이는 고관절에서 충혈감을 일으킬 수 있다. 대신 접은 담요나 기타 지지대를 좌골결절 밑에 고여 중력이 상체를 앞으로 끌어당길 수 있도록 한다. 또한 무릎을 구부리면 척추가 보다 쉽게 앞으로 나갈 수 있다. 이때 햄스트링은 여전히 신장되나, 스트레스가 덜한 방식으로 신장된다.

관절 근처나 근육의 부착 지점에서 느끼는 신장 감각은 건과 결합조직이 스트레스를 받고 있다는 것을 시사한다는 점에 유의해야 한다. 대신 그러한 감각이 근육의 부착 지점이 아니라 근육의 전체 길이를 따라 일어나도록 해야 한다.

이 자세에서 다리는 내회전되지도 외회전되지도 않는다. 그러나 둔부 또는 다리의 뒤쪽에서 긴장의 패턴이 있어 그러한 패턴이 다리를 외회전으로 당기는 사람이 많다. 그러므로 중립 정렬을 유지하기 위해서는 내회전 근육을 동원해야 한다.

호흡

이 자세를 서서 하는 형태인 웃타나아사나(132페이지)에서처럼, 깊은 고관절 굴곡과 척추 굴곡이 몸의 앞쪽을 압박하고 복부가 호흡과 함께 움직이는 능력을 제한한다. 흉곽에서 여유가 많을수록 이 자세에서 호흡하기가 쉬워진다.

호흡은 이 자세로 들어가면서 매우 유용할 수 있다. 날숨 작용은 골반과 엉덩이에서 굴곡을 하복부 근육으로 시작하면 그러한 굴곡을 심화시킬 수 있으며, 들숨 작용은 흉곽의 가동화를 도울 수 있다.

자누 시르샤아사나 Janu Sirsasana

머리로 무릎 닿기 자세 Head-to-Knee Pose

JAH-new shear-SHAHS-anna

자누(janu) = 무릎; 시라스(shiras) = 머리로 닿다

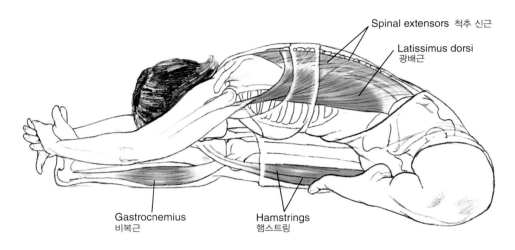

Spinal extensors 척추 신근

Latissimus dorsi 광배근

Gastrocnemius 비복근

Hamstrings 햄스트링

신전된 다리 측면의 뒤쪽 라인 전체, 즉 발바닥에서 두피근막까지가 신장될 수 있다.

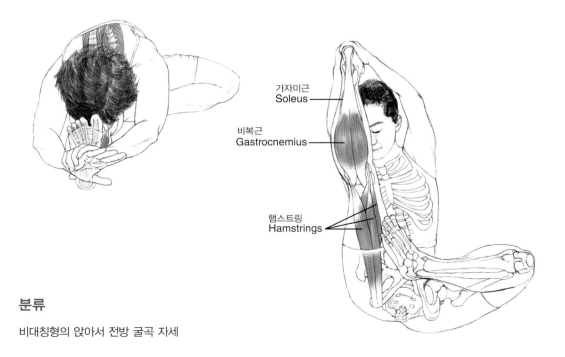

가자미근 Soleus

비복근 Gastrocnemius

햄스트링 Hamstrings

분류

비대칭형의 앉아서 전방 굴곡 자세

관절 동작			
척추	상지	하지	
		신전된 다리	굴곡된 다리
경미한 굴곡, 신전된 다리 쪽으로 가슴의 회전	견갑골 외전 및 상방 회전, 어깨관절 굴곡 및 내전, 팔 꿈치관절 신전	천장관절 골반 숙이기, 고관절 굴곡, 슬관절 신전, 발목관절 족배굴곡	천장관절 골반 숙이기; 고관절 굴곡, 외회전 및 외전; 슬관절 굴곡; 발목관절 족저굴곡; 발 회외

근육 작용			
척추			
단축성 수축		신장성 수축	
다리를 향하기 위한 가슴의 회전: 내복사근(신전된 다리 측); 외복사근, 회선근, 다열근(굴곡된 다리 측)		신장성으로 작용해 회전을 촉진하고 척추의 길이에 걸쳐 굴곡을 분배시키기: 외복사근, 회선근, 다열근(신전된 다리 측); 내복사근(굴곡된 다리 측)	
상지			
단축성 수축		수동적 신장	
견갑골의 상방 회전: 전거근 팔의 굴곡 및 내전: 전삼각근, 대흉근 팔꿈치관절의 신전: 상완삼두근		능형근, 하승모근, 광배근	
하지			
신전된 다리		굴곡된 다리	
단축성 수축	수동적 신장	단축성 수축	수동적 신장
슬관절 신전의 유지: 슬관절근, 광근 내전과 내회전: 치골근, 장/단내전근	햄스트링, 중/소둔근(후방 섬유), 대둔근, 이상근, 대내전근, 가자미근, 비복근	고관절의 외회전 및 외전: 내/외폐쇄근, 대퇴방형근, 이상근, 상/하쌍자근 고관절과 슬관절의 외회전 및 굴곡: 봉공근 슬관절의 굴곡: 햄스트링	대/장/단내전근

지침

이 자세의 비대칭성은 습관적으로 몸의 한쪽을 사용하는 우리의 선호, 즉 '측면성(sidedness)'이 어떻게 등의 근육에서 나타나는지를 드러낸다. 또한 자누 시르샤아사나는 천장관절의 상대적인 안정성 또는 가동성에서도 측면성을 드러낼 수 있다. 인체의 내재적인 비대칭성 때문에 누구에게나 이 자세에서 '쉬운' 및 '어려운' 쪽이 있다.

굴곡된 다리 측면에서 천장관절의 가동성이 클수록 이 관절이 돌아서 신전된 다리를 향하기가 쉬워진다. 이는 척추가 신전된 다리 쪽으로 신전되면서 특히 그렇다. 고관절 굴곡이 심화되면서 척추 굴곡은 덜 요구된다. 이는 요추에서 회전을 더욱 제한하기 때문에, 천장관절에서 움직임이 더 일어나야 한다.

자누 시르샤아사나에서는 천장관절을 과도하게 움직이는 경우가 매우 흔하다. 이는 너무 강하게 자세를 밀거나 굴곡시키고 움직임을 여러 관절로 분산시키는 대신 한 관절로 집중시킬 때 발생한다. 기타 많은 자세에서처럼 이 자세에서도 많은 곳에서 조금만 움직이면 어느 하나의 관절에 지나친 움직임을 요구하지 않으면서 최대의 운동범위를 이룰 것이다. 관절들을 통한 이러한 움직임의 분산을 이루기 위해서는 가장 쉽게 움직이는 관절들(덜 움직이도록 한다)과 덜 쉽게 움직이는 관절들(더 움직이도록 한다)을 확인해야 한다.

반대로 골반 관절의 가동성이 작으면 굴곡된 다리의 슬관절에서 토크(torque, 회전우력)가 과다할 수 있다. 많은 요가 수행자가 이 자세로 들어가면서 반달연골(meniscus)의 파열을 일으켰다고 보고한다. 이는 무릎이 부분적으로 굴곡된 상태에서 골반이 앞으로 굴곡되어 대퇴골이 골반과 함께 움직이고, 이에 따라 대퇴골의 내과(medial condyle)가 내측 반달연골을 압박할 경우에 발생한다. 굴곡된 다리가 정말로 완전히 굴곡되도록 하면 반달연골이 관절의 뒤쪽으로 안전하게 이동할 것이다.

이 모두는 척추와 천장관절, 고관절 및 슬관절에 가해지는 잠재적인 스트레스가 고르게 분산되어 어느 하나의 구조물이 이 자세의 모든 힘을 감당하지 않도록 해야 한다는 사실을 지적한다.

호흡

호흡은 이 자세로 들어가면서 매우 유용할 수 있다. 날숨 작용을 강조하면 골반에서 굴곡이 심화되는 반면, 들숨 작용을 강조하면 상부 척추의 신전에 도움이 된다. 이는 날숨이 하복부 근육으로 시작되고 들숨이 흉곽으로 향할 경우에만 일어날 것이다.

어떻게 대조적인지를 알기 위해 반대 패턴으로 호흡하는 실험을 하는 것도 흥미롭다. 즉 가슴을 압박해 숨을 내쉬고 복부 부위로 숨을 들이쉬도록 한다. 처음 제안한 것과 비교해 아사나에 미치는 효과에 주목한다.

파리브리타 자누 시르샤아사나
Parivrtta Janu Sirsasana
몸통 회전시켜 머리로 무릎 닿기 자세 *Revolved Head-to-Knee Pose*
par-ee-VRIT-tah JAH-new shear-SHAHS-anna

파리브리타(parivrtta) = 회전시키기, 돌리기; 자누(janu) = 무릎; 시라스(shiras) = 머리로 닿다

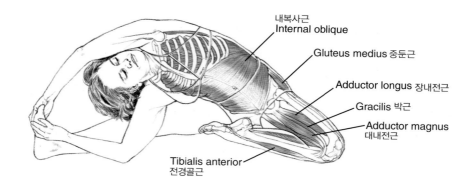

내복사근
Internal oblique

Gluteus medius 중둔근

Adductor longus 장내전근

Gracilis 박근

Adductor magnus
대내전근

Tibialis anterior
전경골근

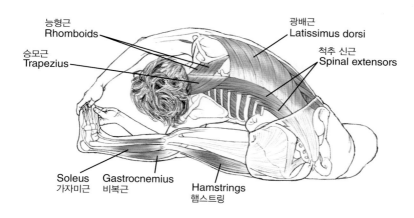

능형근
Rhomboids

광배근
Latissimus dorsi

승모근
Trapezius

척추 신근
Spinal extensors

Soleus
가자미근

Gastrocnemius
비복근

Hamstrings
햄스트링

분류

비대칭형의 앉아서 측면 굴곡 자세

관절 동작			
		하지	
척추	상지	신전된 다리	굴곡된 다리
측면 굴곡, 신전된 다리 반대쪽으로 회전	견갑골 외전, 상방 회전 및 상승; 어깨관절 외전; 팔꿈치관절 신전; 전완 회외	고관절 굴곡, 슬관절 신전, 발목관절 족배굴곡	고관절 굴곡, 외회전 및 외전; 슬관절 굴곡; 발목관절 족저굴곡; 발 회외

근육 작용			

척추

단축성 수축	신장성 수축
가슴을 측면으로 회전시키기: 내복사근(굴곡된 다리 측), 외복사근(신전된 다리 측) 머리를 천장 쪽으로 회전시키기: 후두직근, 하두사근, 두장근, 경장근, 두판상근(굴곡된 다리 측); 흉쇄유돌근, 상승모근(신전된 다리 측)	중력으로의 측면 굴곡에 대한 조절: 요방형근, 광배근, 척추근육(굴곡된 다리 측)

상지

단축성 수축	신장성 수축
견갑골의 상방 회전, 외전 및 상승: 전거근 팔꿈치관절의 신전: 상완삼두근, 주근	중력으로 무너지지 않으면서 머리 위로 팔의 신전: 회전근개, 대원근, 광배근

하지

신전된 다리		굴곡된 다리	
단축성 수축	수동적 신장	단축성 수축	수동적 신장
슬관절 신전의 유지: 슬관절근, 광근 내전과 내회전: 치골근, 장/단내전근	햄스트링, 중/소둔근(후방섬유), 대둔근, 이상근, 대내전근, 가자미근, 비복근	고관절의 외회전: 내/외폐쇄근, 대퇴방형근, 이상근, 상/하쌍자근 고관절과 슬관절의 외회전 및 굴곡: 봉공근 슬관절의 굴곡: 햄스트링	대/장/단내전근

지침

이 자세에서 다리는 이전 자세인 자누 시르샤아사나에서와 동일하지만, 척추의 동작은 매우 다르다. 즉 척추가 신전된 다리 쪽으로 회전하는 대신 이 다리의 반대쪽으로 회전하고, 척추의 전방 굴곡 대신 측면 굴곡이 일어난다. 이러한 척추 동작의 변화는 견갑대와 팔의 작용도 변화시키며, 특히 광배근이 더 신장된다.

측면 굴곡 자세는 어깨관절의 제한을 풀어주는 데 아주 좋다. 상완와관절의 굴곡이 제한되어 있는 경우에 견갑골을 측면 굴곡으로 움직이면 흔히 가동성이 더 커질 수 있다.

이 자세에서는 좌골결절이 바닥에 닿은 상태가 유지되어야 측면 굴곡의 동작이 척추에 집중된다. 굴곡된 다리의 좌골결절이 바닥에서 들리게 하면, 측면 굴곡의 동작은 신전된 다리의 고관절 및 그쪽 다리의 등으로 더욱 이동한다.

호흡

이 자세에서는 위쪽(몸통의 왼쪽)이 더 확장되고 흉곽이 더 열리나, 횡격막의 아래쪽(오른쪽) 돔이 더 가동적이고 아래쪽(오른쪽) 폐의 조직이 더 유연하다. 이러한 사실에 초점을 두면 아주 자연스럽게 아래쪽을 다소 더 의식할 수 있으며, 이는 압박으로 자세가 무너지는 것을 방지하는 데 도움이 된다.

마하무드라 Mahamudra

대인(大印) 자세 *The Great Seal*

ma-ha-MOO-dra

마하(maha) = 큰, 힘센, 강한; 무드라(mudra) = 봉인, 폐쇄, 닫기

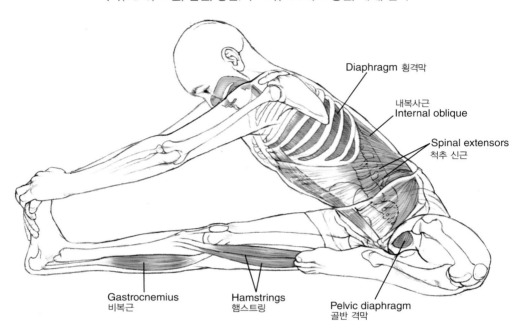

Diaphragm 횡격막

내복사근
Internal oblique

Spinal extensors
척추 신근

Gastrocnemius
비복근

Hamstrings
햄스트링

Pelvic diaphragm
골반 격막

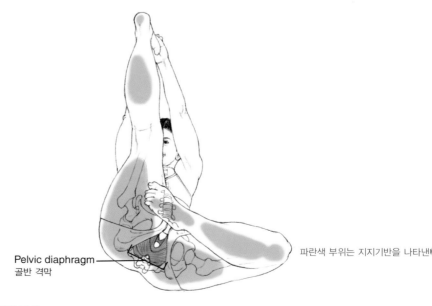

Pelvic diaphragm
골반 격막

파란색 부위는 지지기반을 나타낸

분류

비대칭형의 앉아서 축성 신전 자세

관절 동작			
척추	상지	하지	
		신전된 다리	굴곡된 다리
축성 신전, 신전된 다리 쪽으로 가슴의 회전	견갑골 외전 및 상방 회전, 어깨관절 굴곡 및 내전, 팔꿈치관절 신전	천장관절 골반 숙이기, 고관절 굴곡, 슬관절 신전, 발목관절 족배굴곡	천장관절 골반 숙이기; 고관절 굴곡, 외회전 및 외전; 슬관절 굴곡; 발목관절 족저굴곡; 발 회외

근육 작용	
척추	
단축성 수축	신장성 수축
다리를 향하게 하기 위한 가슴의 회전과 축성 신전의 분산: 내복사근(신전된 다리 측); 외복사근, 회선근, 다열근(굴곡된 다리 측)	머리 무게의 균형 잡기: 후방 후두하근(posterior suboccipitals) 신장성으로 작용해 회전을 촉진하고 척추의 길이에 걸쳐 축성 신전을 분산시키기: 외복사근, 회선근, 다열근(신전된 다리 측); 내복사근(굴곡된 다리 측)

지침

마하무드라의 지지기반은 자누 시르샤아사나(186페이지)와 매우 비슷하고 팔과 다리의 작용은 동일하다. 그러나 이 자세에서 척추의 주요 동작은 굴곡이 아니라 강한 축성 신전이다.

이 자세를 생각하는 단순한 방법은 이 자세를 전방 굴곡(요추와 경추의 굴곡), 후방 굴곡(흉추의 신전)과 비틀기(신전된 다리 쪽으로 흉추의 축성 회전 및 골반의 회전)를 결합한 자세라고 보는 것이다.

호흡

세 가지 반다를 모두 적용하면서 이 자세를 적절히 수행하는 것은 호흡에 대한 최고의 시험이라고 여겨지는데, 마하무드라는 체강(體腔)들에서 정상적인 호흡운동을 모두 몰아내기 때문이다. 즉 골반저근과 복근에서는 강한 안정화 작용이 있고, 흉곽은 들린 자세로 고정되어 있으며, 늑추관절은 흉추 비틀기에 의해 움직이지 못하고, 흉골은 사각근에 의해 턱 쪽으로 들려 있다. 요컨대 신체는 어쩔 수 없이 또 하나의 이례적인 호흡 방법을 찾아야 한다.

통상적이고 가시적이며 외부적인 호흡운동이 모두 안정되었을 경우에는 신체의 중심부 깊숙한 곳에 있는 뭔가가 새로운 통로를 통해 동원되어야 한다. 그러한 통로를 요가 문헌에서는 흔히 '수숨나(susumna),' 즉 중심 통로라고 한다.

우파비스타 코나아사나 Upavistha Konasana

앉아 다리 넓게 벌리기 자세 Seated Wide-Angle Pose

oo-pah-VEESH-tah cone-AHS-anna

우파비스타(upavistha) = 앉은; 코나(kona) = 각도

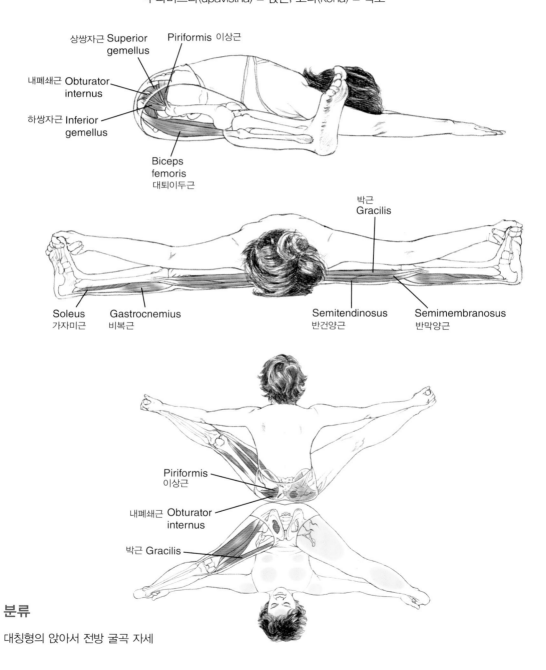

상쌍자근 Superior gemellus
Piriformis 이상근
내폐쇄근 Obturator internus
하쌍자근 Inferior gemellus
Biceps femoris 대퇴이두근

박근 Gracilis
Soleus 가자미근
Gastrocnemius 비복근
Semitendinosus 반건양근
Semimembranosus 반막양근

Piriformis 이상근
내폐쇄근 Obturator internus
박근 Gracilis

분류

대칭형의 앉아서 전방 굴곡 자세

관절 동작	
척추	**하지**
경미한 굴곡 후 축성 신전으로 움직임	천장관절 골반 숙이기, 고관절 외전 및 굴곡, 슬관절 신전, 발목관절 족배굴곡
근육 작용	
척추	
신장성 수축	
척추의 길이에 걸쳐 굴곡의 분배: 척추 신근	
하지	
신장성 수축	수동적 신장
고관절에서 앞으로 접으면서 다리의 외전: 중/소둔근, 이상근, 상/하쌍자근, 내폐쇄근 전방 굴곡의 조절: 반건양근, 반막양근(내측 햄스트링)	박근

지침

척추의 신근이 신장되고 활성화된다. 자세가 깊어지면서 척추는 바닥으로 납작해지고 축성 신전으로 움직인다.

천골의 꼭대기가 앞으로 숙여지면서 장골이 뒤로 남겨져, 천장관절에서 골반 숙이기(nutation) 동작이 강하게 일어난다. 좌골결절이 바닥에서 떼어지면 동작이 고관절과 다리의 뒤쪽에서 더 많이 일어난다. 좌골결절이 접지 상태를 유지하면 동작이 다리와 척추 사이에 보다 고르게 분산된다.

다리의 시작 자세는 때로 외회전이라고 말한다. 발이 천장을 가리키면 고관절에서 외회전은 없다. 대신 고관절의 굴곡 및 외전이 있다.

다리가 안쪽으로 돌아가면 내측 무릎과 내전근이 지나치게 신장될 수 있다. 근육이 긴장되어 있는 수련생은 가급적 무릎을 약간 구부려(지지대로) 신장 감각이 관련 근육의 근복에서 더 많이 느껴지도록 한다. 관절 및 근육 부착부 근처에서 신장 감각이 일어나면 운동으로부터 유용한 결과를 얻을 가능성이 없다는 점을 시사한다.

호흡

이 자세에서 점진적으로 척추를 신장시키는 동작은 호흡에 의해 큰 도움을 받을 수 있다. 날숨은 하복부에서 시작되면 좌골결절의 고정과 대퇴부 뒤쪽의 접지에 도움이 될 수 있는 반면, 들숨은 상흉부에서 시작되면 척추의 신장에 도움이 될 수 있다. 요컨대 날숨은 자세의 하부 절반을 접지할 수 있고 들숨은 자세의 상부 절반을 신장시킬 수 있다.

밧다 코나아사나 Baddha Konasana

잠근 각 자세 Bound Angle Pose

BAH–dah cone–AHS–anna

밧다(baddha) = 구속된; 코나(kona) = 각도

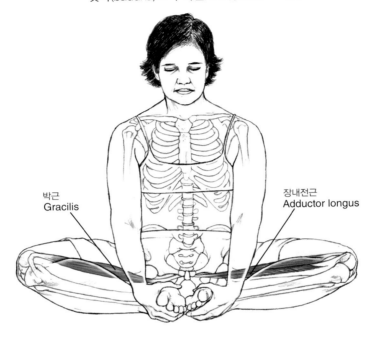

박근
Gracilis

장내전근
Adductor longus

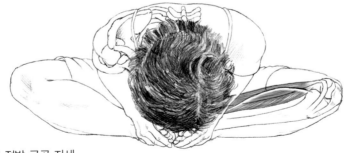

분류

대칭형의 앉아서 전방 굴곡 자세

관절 동작	
척추	하지
경미한 굴곡 후 축성 신전으로 움직임	천장관절 골반 숙이기; 고관절 굴곡, 외회전 및 외전; 슬관절 굴곡; 발목관절 족배굴곡; 발 회외

근육 작용	
척추	
신장성 수축	
척추의 길이에 걸쳐 굴곡의 분배: 척추 신근	
하지	
신장성 수축	수동적 신장
고관절의 외회전: 내/외폐쇄근, 대퇴방형근, 이상근, 상/하쌍자근	대/장/단내전근, 박근

지침

파스치모타나아사나(184페이지)에서와 흡사하게, 머리를 아래로 내리는 데 지나치게 초점을 두면 결과적인 동작은 골반(천장관절과 고관절)보다는 척추에서 일어난다(굴곡). 이 때문에 머리를 발로 가져가려 하지 말고 배꼽을 발로 가져가려 해야 한다.

또한 이 자세에서 내폐쇄근의 작용은 골반저의 근육도 활성화하며, 이는 자세의 지지기반을 고정시킬 수 있다.

발이 사타구니에 얼마나 가까이 있는지에 따라 다리의 외회전을 돕기 위해 활성화되는 외회전근이 달라지고 신장되는 내전근도 달라진다. 무릎이 더 많이 신전되어 있을수록 박근이 더 많이 신장된다. 장/단내전근은 다리를 굴곡시키고 외회전시키는 작용을 하기 때문에, 이 자세에서 외전은 내전근군의 이들 두 근육을 신장시킨다. 그러므로 발을 골반에서 서로 다른 거리에 둔 채 운동하면 아주 유용하다. 더 가까이 두는 것이 항상 더 좋은 것은 아니다.

밧다 코나아사나는 무릎에 어려운 자세가 될 수 있다. 발의 회외(발바닥이 천장을 향함)는 경골의 회전을 일으키고 이는 굴곡과 함께 무릎에 대한 인대 지지를 불안정하게 한다. 엉덩이가 그리 가동적이지 않고 다리를 밀어 이 자세를 잡으면 하퇴부의 토크가 슬관절로 이동할 수 있다. 슬관절을 보호하는 한 가지 방법은 발을 외번시키는(evert, 발의 바깥쪽 가장자리를 바닥으로 누르는) 것이다. 이 방법은 비골근을 활성화하며, 이는 근막 연결을 통해 무릎의 외측 인대를 안정화하고 이들 인대가 지나치게 회전되지 않도록 도울 수 있다. 그 결과 자세의 작용은 보다 고관절로 옮겨진다.

호흡

머리가 아니라 배꼽을 발로 가져가라는 조언은 호흡에 대한 방해를 최소화해야 한다는 말을 달리 표현한 것이다. 머리를 바닥으로 밀면 흉곽이 내려앉고 복부가 압박을 받아 흉강과 복강이 형태를 변화시키는 능력이 감소한다. 척추가 신장되면 호흡이 더 자유로워진다.

밧다 코나아사나 응용자세

숩타 밧다 코나아사나 Supta Baddha Konasana

누워 잠근 각 자세 Reclining Bound Angle Pose

숩타(supta) = 휴식하는, 자려고 누운; 밧다(baddha) = 구속된; 코나(kona) = 각도

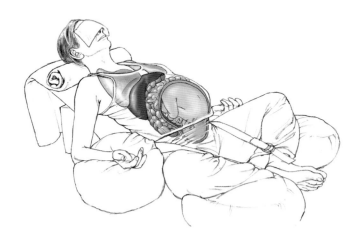

지침

밧다 코나아사나를 휴식하는 자세로 응용한 이 자세는 척추를 중립 정렬로 두거나 아주 경미하게 신전시켜 부드럽게 호흡을 연다. 이 자세는 몸을 회복시키는 자세로 이용되는 경우가 매우 흔하다. 베개, 담요, 방석과 같은 받침대를 사용하면 아주 다양한 방법으로 변형시킬 수 있다.

쿠르마아사나 Kurmasana

거북이 자세 Turtle Pose

koor–MAHS–anna

쿠르마(kurma) = 거북이

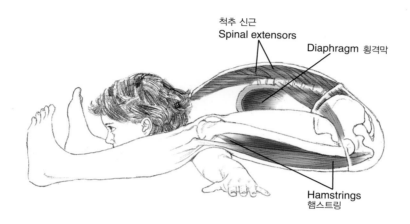

척추 신근
Spinal extensors

Diaphragm 횡격막

Hamstrings
햄스트링

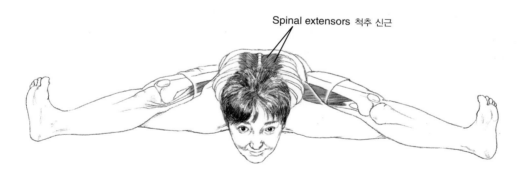

Spinal extensors 척추 신근

분류

대칭형의 앉아서 전방 굴곡 자세

관절 동작		
척추	**상지**	**하지**
경추 신전, 흉추 및 요추 굴곡 후 신전으로 움직임	견갑골 하방 회전 및 외전, 어깨관절 외전 및 내회전, 팔꿈치관절 신전, 전완 회내	천장관절 골반 숙이기, 고관절 굴곡 및 외전, 슬관절 신전, 발목관절 족배굴곡

근육 작용	
척추	
단축성 수축	신장성 수축
다리 및 팔 자세의 저항에 대항한 척추의 신전: 척추 신근	경추의 과신전에 대한 저항: 목 굴근
상지	
단축성 수축	신장성 수축
내회전과 어깨관절의 보호: 회전근개(특히 견갑하근) 팔이 다리 밑에 들어간 후 견갑골의 내전: 능형근, 승모근 다리에 대해 팔 밀기: 후삼각근	팔꿈치의 과신전에 대한 저항: 상완이두근
하지	
단축성 수축	신장성 수축
팔 위에서 슬관절의 신전: 슬관절근, 광근 다리의 내전 및 내회전: 치골근, 장/단내전근	전방 굴곡을 조절하면서 팔에 대해 다리 누르기: 중/소둔근, 이상근, 상/하쌍자근, 내폐쇄근, 햄스트링

지침

이 자세를 준비하기 위해서는 척추가 굴곡되고, 견갑골이 외전되고, 고관절이 굴곡 및 외전되고, 슬관절이 굴곡되어야 한다. 일단 팔이 다리 밑에 위치하면, 자세를 심화시키는 동작은 준비의 경우와 반대이다. 즉 척추 신전, 견갑골 내전, 고관절 신전 및 내전과 슬관절 신전이다.

이렇게 척추와 견갑골에서 일어나는 반대의 동작은 척추 신근과 능형근 같은 근육이 매우 신장된 자세로부터 단축성으로 수축하도록 요구된다는 의미이다(따라서 이는 보다 어려운 자세의 하나이다).

팔이 다리 밑에 잠겨 있기 때문에 동작이 어쩔 수 없이 취약한 부위로 몰릴 가능성이 있다. 즉 척추가 요추 또는 흉추 부위에서 과다 굴곡되거나, 혹은 햄스트링이 그 좌골결절 부착부에서 과도하게 작용할 수 있다.

호흡

이 자세로 들어갈 때에는 횡격막이 상당한 압박을 받으며, 흉추 굴곡에서 점진적으로 벗어나는 움직임은 흉강에서 호흡 공간을 재확립하려는 시도로 볼 수 있다.

쿠르마아사나 응용자세
숩타 쿠르마아사나 Supta Kurmasana
누운 거북이 자세 Reclining Turtle Pose
숩타(supta) = 누운; 쿠르마(kurma) = 거북이

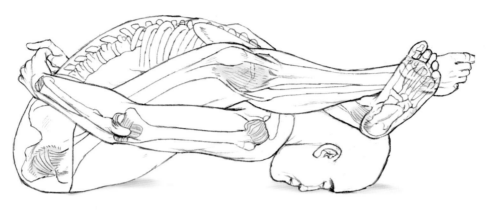

관절낭이 파란색으로 표시되어 있다.

지침

이 자세는 매우 극심하거나 아주 쉬울 수 있다. 팔과 다리가 잠겨 있는 상태에서는 몸의 모든 관절에서 자세로 들어갈 정도의 운동범위가 존재한다면 자세의 유지에 필요한 노력은 거의 없다. 동작이 모든 관절에 걸쳐 분산되지 않으면, 이 자세에서는 너무 많은 힘이 척추와 천장관절로, 그리고 팔이 이 자세로 잠겨 있을 경우에 어깨관절의 앞쪽으로 쏠릴 가능성이 있다. 회전근개(특히 견갑하근)가 상완골을 내회전시키고 전인으로부터 관절을 보호하는 작용을 한다.

견갑골이 흉곽 위에서 더 자유로이 활주할수록 상완와관절과 그 관절낭으로 쏠리는 힘은 덜하다. 광배근을 사용하여 팔의 내회전과 신전을 도우면 척추의 굴곡을 방해하는데, 광배근은 척추 신근이기도 하기 때문이다.

두개골과 경추 뒤에서 다리를 포갠 자세는 목의 뒤쪽을 과도하게 신장시키거나 다리의 미는 힘에 대항하는 근육을 과도하게 작용시켜 이 부위에 스트레스를 일으킬 가능성이 있다.

척추의 나머지 부분에서 가동성이 충분하지 않으면 다리의 자세를 잡기 위해 경추가 과다 굴곡될 수 있는데, 이는 피해야 한다.

호흡

일단 이러한 잠근 자세로 고정되면, 복근은 할 일이 많지 않으므로 복식호흡을 위해 이완될 수 있다. 이는 오히려 권할 만한데, 몸통 굴곡 중 과도한 흉부 동작은 이미 취약한 목에 스트레스를 줄 수 있기 때문이다.

아르다 마첸드라아사나 Ardha Matsyendrasana

반 물고기 신 자세 Half Lord of the Fishes Pose

ARD-hah MOTS-yen-DRAHS-anna

아르다(ardha) = 절반; 마츠야(matsya) = 물고기; 인드라(indra) = 지배자, 신

현인 마첸드라(Matsyendra)는 유명한 요가 스승으로, 전설에 따르면 그가 이 자세를 개발했다고 한다.

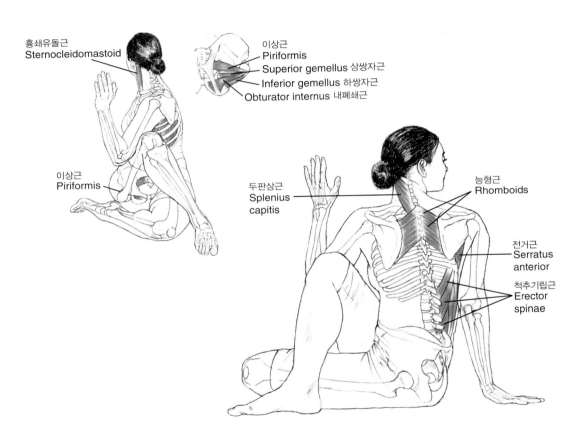

흉쇄유돌근
Sternocleidomastoid

이상근
Piriformis
Superior gemellus 상쌍자근
Inferior gemellus 하쌍자근
Obturator internus 내폐쇄근

이상근
Piriformis

두판상근
Splenius
capitis

능형근
Rhomboids

전거근
Serratus
anterior

척추기립근
Erector
spinae

분류

비대칭형의 앉아서 비트는 자세

관절 동작				
척추	**상지**		**하지**	
	앞쪽 팔(위쪽 다리 대측)	뒤쪽 팔	위쪽 다리	아래쪽 다리
위쪽 다리 측으로 회전	견갑골 중립, 어깨관절 외전, 팔꿈치관절 굴곡	어깨관절 신전, 팔꿈치관절 신전, 손목 배측굴곡	고관절 굴곡 및 내전, 슬관절 굴곡, 발의 바닥 접촉	고관절 굴곡, 외회전 및 내전; 슬관절 굴곡; 발목관절 족저굴곡

근육 작용

척추

단축성 수축	수동적 신장
팔의 압력에 대항해 신전의 유지: 척추 신근 다리 쪽으로 척추의 회전: 내복사근, 척추기립근, 두판상근 (위쪽 다리 측); 외복사근, 회선근, 다열근(아래쪽 다리 측) 머리의 회전: 흉쇄유돌근(아래쪽 다리 측)	외복사근, 회선근, 다열근, 흉쇄유돌근(위쪽 다리 측); 내복사근, 척추기립근, 두판상근, 광배근(아래쪽 다리 측)

상지

앞쪽 팔(위쪽 다리 대측)	뒤쪽 팔
단축성 수축	단축성 수축
상완골두의 안정화: 회전근개 흉곽 위에서 견갑골의 거치 유지: 능형근 다리에 대항한 팔의 신전: 후삼각근 팔꿈치관절의 굴곡: 상완이두근	상완골두의 안정화: 회전근개 견갑골이 흉곽 위에 거치된 상태의 유지와 이 견갑골의 내전에 대한 저항: 전거근 어깨관절과 팔꿈치관절의 신전: 상완삼두근

하지

위쪽 다리		아래쪽 다리	
단축성 수축	수동적 신장	단축성 수축	수동적 신장
다리의 굴곡 및 내전: 장/단내전근, 치골근	이상근, 상/하쌍자근, 내/외폐쇄근, 대퇴방형근, 대/중/소둔근	고관절의 외회전: 내/외폐쇄근, 대퇴방형근, 이상근, 상/하쌍자근 고관절과 슬관절의 외회전 및 굴곡: 봉공근 슬관절의 굴곡: 햄스트링 다리의 굴곡 및 내전: 장/단내전근	중/소둔근

지침

몸통의 모든 부분, 즉 앞쪽 좌우측과 뒤쪽 좌우측의 서로 다른 근육 층이 이 자세의 비틀기 동작에 기여할 수 있다. 척추는 중립 신전 상태에 있을 때 가장 균형 잡힌 회전을 한다. 요추의 굴곡은 요추 추골 및 디스크의 안정성을 위태롭게 하며, 신전이 지나치면 흉추를 제자리에 고정시키는 경향이 있어 거기서 축성 회전을 억제한다.

이 자세의 비트는 동작은 견갑골을 과도하게 움직여 견갑골의 내전(뒤쪽 견갑골)과 외전(앞쪽 견갑골)이 과도하게 일어나도록 함으로써 속임이 있을 수 있다. 이 경우에 겉으로는 회전이 일어나는 것으로 보이나, 실제로는 척추의 움직임이 그리 많지 않다. 이 방향에서 견갑대의 운동범위는 흉부 구조물의 경우보다 더 크기 때문에, 팔을 서로 잡지 않는 단순한 자세에서는 흔히 척추 비틀기가 보다 심하게 일어난다. 척추의 동작을 명확히 하고 싶다면 팔을 사용하지 않고 이 자세로 들어가 척추에서 안전한 동작이 최대로 일어나도록 한다. 팔의 지레작용은 심화 작용으로 마지막에 올 수 있다. 팔을 과다 사용하면 너무 많은 힘이 척추에서 취약한 부위, 특히 11번 및 12번 흉추로 쏠릴 수 있다.

이 자세에서 척추를 비트는 동작의 강도에 관여하는 또 하나의 요인은 다리의 배치이다. 이는 골반의 회전 운동을 크게 제한하며, 사실 척추의 회전과 반대 방향으로 골반을 역회전시킨다.

호흡

이 자세는 브라마나/랑가나(brhmana/langhana), 프라나/아파나(prana/apana) 및 스티라/수카(sthira/sukha)의 원리와 관련이 있으므로, 호흡의 기본 역학을 탐구할 아주 확실한 기회를 제공한다.

하체는 이 자세에서 안정적인 지지기반이며, 랑가나(복식호흡) 패턴은 하복부, 고관절 및 골반저의 긴장을 풀어줄 수 있다. 이러한 호흡 접근법은 아파나가 신체에서 아래로 흘러 지면으로 가는 경험을 자극한다.

상체는 이 자세에서 가동적이고 지지받는 측면이며, 브라마나(흉식호흡)는 여기서 그저 들숨을 시작하면서 복벽을 안정화함으로써 이루어질 수 있다. 이는 횡격막의 작용을 흉곽과 늑추관절로 이동시키고 흉추에서 깊은 회전성 이완을 크게 강화한다. 이러한 호흡 패턴은 아파나의 상향 움직임과 분명히 관련되어 있으며, 하복부 근육을 사용하여 날숨을 위로 몰아 몸 밖으로 나가도록 돕는다.

이 자세에서는 팔을 서로 잡지 않는 단순한 자세를 이용하고 우선은 이완된 복식호흡을 여러 차례 하도록 한다. 그런 다음 날숨 시에 하복부의 수축을 점차로 심화시켜, 궁극적으로 다음 들숨을 시작할 때 그러한 각각의 수축을 잠시 유지하도록 한다. 호흡 패턴이 자신의 자세 경험에 미치는 영향에 주목한다.

고무카아사나 Gomukhasana

소 얼굴 자세 Cow-Faced Pose

go-moo-KAHS-anna

고(go) = 암소; 무카(mukha) = 얼굴

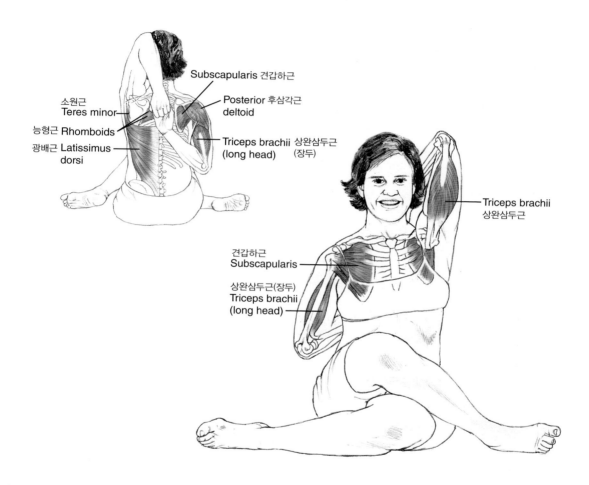

Subscapularis 견갑하근

소원근
Teres minor

Posterior 후삼각근
deltoid

능형근 Rhomboids

Triceps brachii 상완삼두근
(long head) (장두)

광배근 Latissimus
dorsi

Triceps brachii
상완삼두근

견갑하근
Subscapularis

상완삼두근(장두)
Triceps brachii
(long head)

분류

비대칭형의 앉은 자세

관절 동작			

척추	상지		하지
	위쪽 팔	아래쪽 팔	
흉추에서 약간의 신전이 있는 척추 중립	견갑골 상방 회전, 상승 및 내전; 어깨관절 외회전 및 굴곡; 팔꿈치관절 굴곡; 전완 회내	견갑골 하방 회전, 내전 및 하강; 어깨관절 내회전 및 신전; 팔꿈치관절 굴곡; 전완 회외	고관절 굴곡, 외회전 및 내전; 슬관절 굴곡

근육 작용			

척추

단축성 및 신장성 수축의 보정과 척추 중립 정렬의 유지: 척추 신근 및 굴근

상지

위쪽 팔		아래쪽 팔	
단축성 수축	수동적 신장	단축성 수축	수동적 신장
견갑골의 상방 회전: 전거근 견갑골의 내전: 능형근 어깨관절의 외회전: 극하근, 소원근 머리 위로 팔의 굴곡: 전삼각근 전완의 회내: 원회내근	상완삼두근, 광배근, 대원근, 소흉근	견갑골의 하방 회전 및 내전: 하승모근, 능형근 어깨관절의 내회전: 견갑하근 어깨관절의 내회전 및 신전: 대원근, 광배근 팔의 신전: 상완삼두근(장두), 후삼각근 팔꿈치관절의 굴곡: 상완이두근 전완의 회외: 회외근	상완이두근(장두), 대흉근, 전거근, 상승모근

하지

단축성 수축	수동적 신장
고관절의 외회전: 내/외폐쇄근, 대퇴방형근, 이상근, 상/하쌍자근 고관절과 슬관절의 외회전 및 굴곡: 봉공근 슬관절의 굴곡: 햄스트링 다리의 굴곡 및 내전: 장/단내전근	중/소둔근

지침

견갑골의 상방 및 하방 회전이 내전보다 선행해야 어깨관절의 과도한 움직임을 피할 수 있다. 견갑골이 움직이지 않으면 상완와관절의 움직임이 지나쳐 관절낭의 과도한 움직임 또는 상완이두근 건 및 극상근 건의 충돌을 유발할 수 있다.

고관절의 가동성이 충분하지 않으면 슬관절에 과도한 토크가 초래될 수 있다. 슬관절이 반굴곡(semiflexion) 상태인 경우에 반달연골이 가장 취약하기 때문에, 무릎에 좌상을 입지 않도록 매우 주의해야 한다.

호흡

복벽을 이완시키고 호흡을 하복부로 돌리면 골반저 및 고관절의 이완에 도움이 된다. 들숨 동안 하복부를 다시 긴장시키면 호흡을 흉부로 돌려 어깨 구조물의 움직임을 강화한다.

하누만아사나 Hanumanasana
원숭이 자세 Monkey Pose
ha–new–mahn–AHS–anna

하누마트/하누만(hanumat/hanuman) = 큰 턱을 가진; 원숭이 대장

하누만은 라마신을 섬기는 원숭이 군대의 반신(半神, semidivine) 대장이었다. 힌두 서사시 《라마야나 (Ramayana)》에 나오듯이 하누만은 한때 한 번의 도약으로 인도 남부와 스리랑카 사이의 거리를 건너뛰었다. 아래에서 다리를 엇갈려 벌린 자세는 하누만의 유명한 도약과 비슷하다.

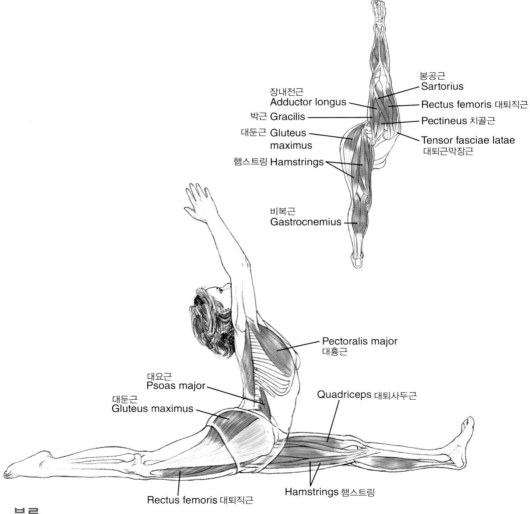

봉공근
Sartorius

장내전근
Adductor longus

박근 Gracilis

대둔근 Gluteus
maximus

햄스트링 Hamstrings

비복근
Gastrocnemius

Rectus femoris 대퇴직근

Pectineus 치골근

Tensor fasciae latae
대퇴근막장근

Pectoralis major
대흉근

대요근
Psoas major

대둔근
Gluteus maximus

Quadriceps 대퇴사두근

Rectus femoris 대퇴직근

Hamstrings 햄스트링

분류

비대칭형의 앉아서 전방 굴곡 및 후방 굴곡 자세

관절 동작			
척추	상지	하지	
		앞쪽 다리	뒤쪽 다리
신전	견갑골 상방 회전, 외전 및 상승; 어깨관절 굴곡 및 내전; 팔꿈치관절 신전	천장관절 골반 숙이기; 고관절 굴곡, 내회전 및 내전; 슬관절 신전; 발목관절 족배굴곡	천장관절 골반 들기; 고관절 신전, 내회전 및 내전; 슬관절 신전; 발목관절 족저굴곡

근육 작용	
척추	
단축성 수축	신장성 수축
척추의 신전: 척추 신근	중력으로 넘어지지 않으면서 척추 신전(후방 굴곡)의 허용: 소요근, 복근, 경장근, 수직근, 설골상근 및 설골하근 (suprahyoid and infrahyoid muscles)

상지	
단축성 수축	수동적 신장
견갑골의 외전, 상방 회전 및 상승: 전거근, 상승모근 어깨관절의 안정화, 굴곡 및 내전: 회전근개, 오훼완근, 대흉근(상부 섬유), 전삼각근, 상완이두근(단두)	능형근, 광배근, 대흉근(하부 섬유), 소흉근

하지		
앞쪽 다리		뒤쪽 다리
단축성 수축	신장성 수축	신장성 수축
슬관절 신전의 유지: 슬관절근, 광근 내전과 내회전: 치골근, 장/단내전근	앞쪽 고관절이 과도하게 관절 움직임을 일으키는 것에 대한 저항과 내회전 및 내전의 유지: 햄스트링, 중/소둔근(후방 섬유), 대둔근, 이상근, 대내전근, 가자미근, 비복근	내전과 내회전을 유지하면서 고관절의 과신전에 대한 저항: 대요근, 장골근, 대퇴직근, 봉공근, 치골근, 장/단내전근, 박근, 대퇴근막장근

지침

극단적인 이 자세에서는 앞쪽 다리 및 한쪽 골반의 전방 굴곡 동작에 뒤쪽 다리 및 다른 쪽 골반의 후방 굴곡 동작이 대응한다. 그래서 이러한 두 가지 대립하는 동작 사이에서 척추가 균형을 추구할 수 있다.

파스치모타나아사나(184페이지)처럼 대칭형의 전방 굴곡 자세에서는 전방 굴곡 동작의 일부가 척추와 아울러 하지에서 온다. 마찬가지로 우르드바 다누라아사나(urdhva dhanurasana, 301페이지)처럼 후방 굴곡 자세에서도 후방 굴곡 동작은 하지와 척추에서 함께 온다. 그러나 하누만아사나에서 두 다리가 반대의 동작을 취하고 있다는 사실은 전방 굴곡 및 후방 굴곡 동작이 거의 모두 다리로 옮겨져 이들 두 측면이 보다 심해진다는 것을 의미한다.

일반적으로 고관절의 운동범위는 신전에서보다는 굴곡에서 더 크기 때문에, 앞쪽 다리가 대개 더 빨리 굴곡으로 움직이고 뒤쪽 다리의 움직임은 척추를 신전으로 이끈다. 또한 이 때문에 뒤쪽 다리의 굴근에서보다는 앞쪽 다리의 신근에서 흔히 더 많은 작용이 느껴진다. 각각의 다리에서 동작은 반대의 다리에 의해 제한되므로 하누만아사나는 일종의 잠근 자세가 된다. 이러한 제한은 힘이 공간으로 분산되기보다는 잠재적으로 취약한 부위로 쏠린다는 의미이다(이 자세에서는 햄스트링 부착부가 특히 과도하게 작용할 위험이 있다). 이와 같은 우려는 자세를 수동적으로 잡을 경우에 아주 심각해진다.

중력이 존재한다는 것은 이 자세를 잡는 모든 근육을 단축성으로 수축시킬 필요는 없다는 것을 의미한다. 대신 체중 자체가 동작을 심화시킨다. 그러나 안전하게 자세를 잡기 위해서는 몸을 그저 수동적으로 중력에 맡겨서는 안 된다.

신장되는 근육의 신장성 작용에 주의를 기울이면서 하누만아사나 자세를 보다 능동적으로 잡으면 자세의 움직임이 여러 관절에 걸쳐 분산될 수 있다. 많은 곳에서 작은 움직임이 일어나면 힘이 안전하게 분배될 수 있다. 이렇게 하려면 고정시키거나 풀어주는 곳을 지향하는 자신의 경향을 인식해 가동적인 부위를 안정화하고 고정된 부위를 가동화할 수 있도록 해야 한다.

다리를 중립 회전 상태로 두는 것에 대해 마지막으로 지적할 점은 다리의 자세가 내회전 및 외회전 면에서 중립이긴 하지만 이러한 중립 자세를 유지하기 위해서는 사실 능동적인 내회전을 요한다는 것이다. 관절의 중립 자세가 항상 근육 작용을 최소로 요하는 자세는 아니며, 그건 중력 및 나머지 사지의 작용에 따라 다르다. 중립 자세를 유지하는 것은 흔히 근육적으로 아주 격렬한 작용일 수 있다.

이 자세에서는 뒤쪽 다리를 바닥으로 줄곧 내리기 위해 이 다리가 외회전되도록 하는 사람이 많다. 이렇게 뒤쪽 다리가 바깥쪽으로 돌아가도록 하면 요추와 이 다리의 천장관절에 비트는 압력을 가하며, 물론 이러한 압력은 이 다리의 무릎에도 가해진다. 또한 이는 장골근과 대요근 또는 대퇴직근의 신장성 지지가 없는 상태에서 뒤쪽 다리의 내전근(장/단내전근, 치골근과 박근)에 더 많은 압력을 가한다. 그 결과 사타구니가 과도하게 움직일 수 있으며, 대개 지나치게 긴장된 대퇴직근은 그 능력만큼 움직이지 못한다. 가능한 한 몸을 낮추려는 충동을 자제하고 자세의 통합성을 유지하기 위해 필요에 따라 받침대(블록 및 담요)를 사용하는 데에는 또 다른 종류의 수련을 요한다.

호흡

호흡을 자유롭게 할 수 있다면 이 자세를 효과적으로 잡고 있는 셈이다. 굴곡, 신전 및 회전을 일으키는 힘이 모두 중화되고 척추가 쉽게 신전할 수 있을 때까지는 호흡이 힘들고 거친 경향이 있다. 받침대의 사용을 적극 추천한다. 이렇게 하면 호흡의 리듬을 과도하게 방해하지 않는 점진적인 방식으로 자세를 잡을 수 있다.

나바아사나 Navasana

보트 자세 Boat Pose

nah–VAHS–anna

나바(nava) = 보트

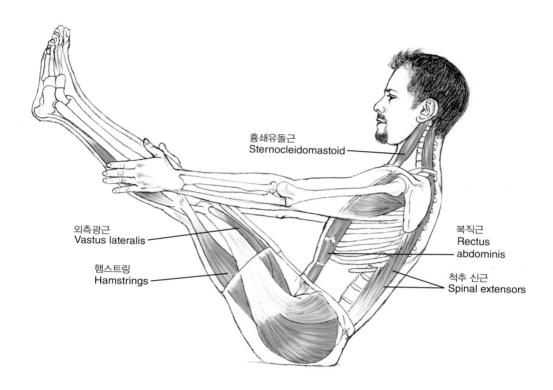

흉쇄유돌근
Sternocleidomastoid

외측광근
Vastus lateralis

햄스트링
Hamstrings

복직근
Rectus
abdominis

척추 신근
Spinal extensors

분류

대칭형의 균형 잡는 전방 굴곡 자세

관절 동작		
척추	상지	하지
중립	어깨관절 굴곡	고관절 굴곡 및 내전, 슬관절 신전
근육 작용		

척추

단축성 수축	신장성 수축
척추 중립 만곡의 유지: 척추 신근	중력의 당김에 대항해 척추 중립의 유지와 요추의 과신전에 대한 저항: 대요근(상부 섬유), 복근

상지

단축성 수축

흉곽 위에 견갑골의 고정: 전거근, 능형근
어깨관절의 굴곡: 오훼완근, 전삼각근
팔꿈치관절의 신전: 상완삼두근, 주근

하지

단축성 수축

고관절의 굴곡: 대요근, 장골근, 대퇴직근
슬관절 신전의 유지: 슬관절근, 광근
내전과 내회전: 치골근, 박근, 장/단내전근

지침

이 자세에서 어려운 점은 자세 자체라기보다는 자세의 중력에 대한 관계이다. 만일 자세를 45도 회전시킨다면, 그건 단다아사나의 수직으로 앉는 자세일 것이다(단다아사나도 분명히 나름의 어려움이 있을 수 있다; 182페이지 참조).

이상적이라면 이 자세에서 체중은 좌골결절과 미골 사이에 분배된다. 체중이 전부 천골에 실려서는 안 된다. 단다아사나가 다리 뒤쪽의 단축 때문에 어렵다면, 그러한 단축이 여기서도 있을 경우에는 다리를 편 채 나바아사나를 올바로 지지하기가 불가능하다. 이러한 경우에 무릎을 구부려 척추가 중립을 유지할 수 있도록 하는 것이 좋다.

이 아사나는 흔히 복근을 단련시킨다고 한다. 이는 사실이나, 복근은 몸을 당겨 자세를 잡게 하지 않는다. 대신 복근은 상체가 중력으로 뒤로 넘어가지 않도록 한다. 이 자세에서 몸을 받치는 동작은 고관절 굴곡이며, 이는 대요근과 장골근이 일으킨다. 대요근과 장골근을 사용하기 어려우면 세운 자세를 유지하려는 대퇴직근 또는 대퇴근막장근을 과다 작용시킬 가능성이 있다.

무릎을 구부리면 아래 지레팔(lower lever arm, 관절축의 아래 구조물)의 길이가 단축되어 이 자세가 보다 쉬워지듯이, 팔을 머리 위로 신전시키면 위 지레팔(관절축의 위 구조물)이 신장되어 자세가 보다 어려워진다.

호흡

이 자세의 안정성과 균형을 유지하기 위해서는 호흡이 매우 절제되고 집중되어야 한다. 이것이 얼마나 중요한지를 실제로 알아보려면 깊은 복식호흡을 하면서 나바아사나를 해보도록 한다.

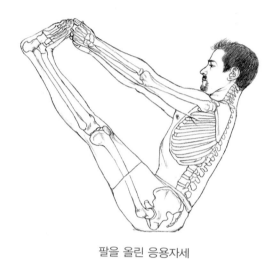

팔을 올린 응용자세

CHAPTER 8
무릎 꿇은 자세

KNEELING POSES

무릎을 꿇을 때에는 체중이 무릎, 정강이와 발등에 실린다. 무릎을 꿇으면 무게중심이 서 있을 때보다 지면에 더 가까워지나, 앉아 있을 때보다는 지면에서 더 멀어진다. 무릎 앉기와 무릎 서기를 모두 포함하는 무릎 꿇기는 앉기에서 서기로 움직이는 법을 배우는 아기들에게 중요한 이행 부분이다.

이 자세는 온순함 또는 숭배라는 의미에서 자신을 낮추는 것과 관련이 있다. 이는 아마도 사람이 무릎을 꿇으면 서 있을 때보다 더 취약하고 특히 머리를 숙이면 그렇다는 사실에서 유래하였을 것이다. 심지어 왕과 파라오의 거만하고 꼿꼿한 자세도 그들이 숭배를 할 때 이러한 겸손한 자세를 취하였다고 묘사되면 그러한 인상이 누그러진다.

또한 무릎 꿇기는 이완된 기민의 자세로, 다음 페이지에 나와 있는 바즈라아사나(vajrasana)와 비라아사나(virasana)에서 보듯이 힘 및 준비와 관련이 있다. 무술들에서 무릎 꿇기는 다리를 괴고 앉는 경우보다 더 빨리 일어설 수 있어 준비 자세로 사용되며, 합기도 연습에서는 무릎을 꿇고 메치기 하는 훈련을 하기도 한다.

아사나에서 무릎 꿇은 자세는 흔히 고관절의 가동을 돕기 위해 사용된다. 발과 하퇴부의 가동성이 지지를 통해 제거되면, 주의가 고관절, 골반 양쪽 및 골반저의 작용에 집중될 수 있다.

아울러 무릎 꿇은 자세는 안정적이고 대칭적인 지지기반을 제공해 이를 기반으로 무게중심을 올려 척추를 완전히 신전시킬 수 있는데, 이는 우스트라아사나(ustrasana, 222페이지)와 에카 파다 라자카포타아사나(eka pada rajakapotasana, 224페이지) 같은 자세들에서 가장 아름답게 표현된다.

바즈라아사나 Vajrasana

번개 자세 Thunderbolt Posture

vahj–RAHS–anna

바즈라(vajra) = 번개, 금강

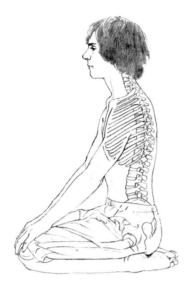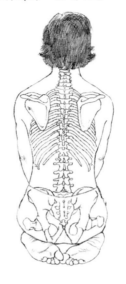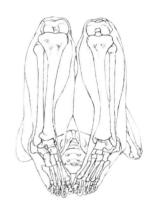

비라아사나 Virasana

영웅 자세 Hero's Posture

veer–AHS–anna

비라(vira) = 남자, 영웅, 대장

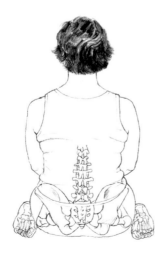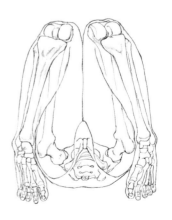

공통적인 관절 동작(앞의 2가지 자세에서)	
척추	하지
중립 또는 축성 신전	고관절 굴곡, 내회전 및 내전; 슬관절 굴곡; 발목관절 족저 굴곡

지침

수카아사나(178페이지), 싯다아사나(178페이지) 및 파드마아사나(179페이지)와 같은 앉은 자세에서처럼, 목표는 안정성과 편안함, 즉 스티라와 수카이다. 이 두 가지는 파탄잘리(Patañjali)가 《요가 수트라(Yoga Sutras)》에서 설명한 바와 같이 모든 아사나의 기본적인 특성이다. 바즈라아사나와 비라아사나는 프라나야마와 명상을 위해 오감을 내면으로 돌릴 수 있도록(178페이지에서 시작되는 앉은 자세들처럼) 척추와 두개골을 지지하기에 아주 좋은 자세이다.

어떤 사람들에게 이와 같은 무릎 꿇은 자세는 다리 괴고 앉는 자세보다 더 쉬운데, 수카아사나 또는 싯다아사나에서 하듯이 고관절을 외회전시키거나 내전시킬 필요가 없기 때문이다.

또한 무릎 꿇은 자세는 두 다리가 동일한 동작을 할 수 있고 어느 다리도 다른 다리의 앞쪽에서 가로지르지 않기 때문에 보다 대칭적이다. 이렇게 다리를 가로지르면 골반과 엉덩이에서 비대칭형의 동작을 일으키고 이는 장기적인 영향을 미칠 수 있다.

발라아사나 Balasana

아기 자세 Child's Pose

bah–LAHS–anna

발라(bala) = 어린, 어린애 같은, 완전히 성숙하거나 발달하지 않은

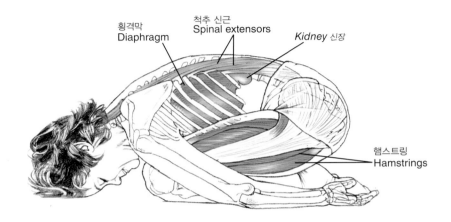

횡격막
Diaphragm

척추 신근
Spinal extensors

Kidney 신장

햄스트링
Hamstrings

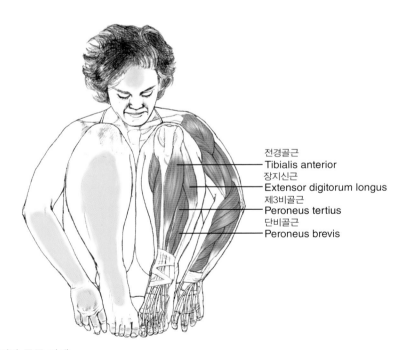

전경골근
Tibialis anterior
장지신근
Extensor digitorum longus
제3비골근
Peroneus tertius
단비골근
Peroneus brevis

분류

대칭형의 무릎 꿇어 전방 굴곡 자세

관절 동작	
척추	하지
굴곡	천장관절 골반 숙이기, 고관절 굴곡 및 내전, 슬관절 굴곡, 발목관절 족저굴곡

지침

중력에 맡겨 몸을 더 깊이 이끌어 이 자세를 잡게 된다.

이 자세의 한 가지 목표는 좌골결절을 발뒤꿈치로 그리고 이마를 바닥으로 가져가는 것이다. 그렇게 하기 위해서는 다음과 같은 많은 근육이 신장되어야 한다: 척추 신근, 대둔근, 이상근과 기타 회전근, 햄스트링, 중/소둔근(고관절 내전 때문에), 전경골근, 제3비골근, 장/단지신근, 그리고 장/단무지신근.

응용자세로는 무릎을 벌리는 것(고관절 외전, 이러한 자세는 척추의 중립 신전을 증가시키고 복부에 공간을 열어줄 수 있다), 양팔을 머리 위로 신전시키는 것, 양손으로 발뒤꿈치를 움켜잡는 것, 이마 밑에서 양팔을 교차시키는 것, 머리를 한쪽으로 돌리는 것 등이 있다.

때로 고관절의 앞쪽에서 충혈이 생긴다. 이는 몸통을 대퇴부로 당겨 내리는 동작에 중력을 이용하는 것이 아니라 고관절 굴근을 사용할 경우에 유발될 수 있다. 받침대를 사용하면 이렇게 중력에 맡기는 데 도움이 될 수 있다.

또한 발가락 신근이 긴장되어 있거나 발 뼈의 가동성이 부족할 경우에 발등에서 제한이 느껴질 수 있다. 아울러 발의 내재근이 약화되어 있는 경우에 흔히 이 자세 및 비슷한 자세(비라아사나, 바즈라아사나 등)에서 경련을 일으킨다.

호흡

고관절이 완전히 굴곡 및 내전되어 있고 몸통의 앞쪽이 대퇴부의 전면에 얹혀 있는 상태에서는 복부와 전방 흉곽에서 호흡운동이 크게 제한된다. 이에 따라 허리 및 흉곽의 뒤쪽에서 움직임이 더 많이 요구된다. 이 때문에 그러한 곳이 긴장되어 있을 경우에는 이 자세에서 숨이 막히는 느낌이 들 수 있다.

숩타 비라아사나 Supta Virasana
누운 영웅 자세 Reclining Hero Pose
soup–tah veer–AHS–anna

숩타(supta) = 기댄, 자려고 누운; 비라(vira) = 용감하거나 특출한 사람, 영웅, 대장

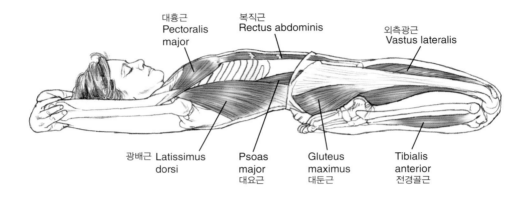

대흉근 Pectoralis major
복직근 Rectus abdominis
외측광근 Vastus lateralis
광배근 Latissimus dorsi
Psoas major 대요근
Gluteus maximus 대둔근
Tibialis anterior 전경골근

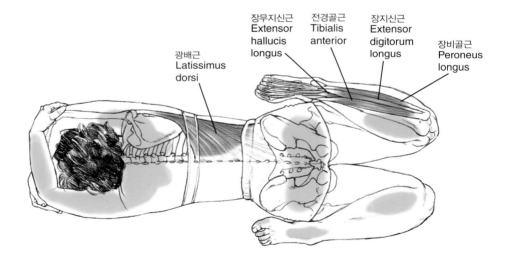

장무지신근 Extensor hallucis longus
전경골근 Tibialis anterior
장지신근 Extensor digitorum longus
장비골근 Peroneus longus
광배근 Latissimus dorsi

분류

대칭형의 무릎 꿇어 후방 굴곡 자세

관절 동작	
척추	**하지**
축성 신전	천장관절 골반 들기; 고관절 신전, 내회전 및 내전; 슬관절 굴곡 및 내회전; 발목관절 족저굴곡
근육 작용	
척추	
단축성 수축	수동적 신장
요추의 과도한 움직임 방지: 소요근, 복근	대요근
하지	
단축성 수축	수동적 신장
무릎을 모은 상태의 유지: 박근, 대내전근	대요근, 대퇴직근, 광근, 봉공근, 전경골근, 장지신근, 장무지신근

지침

이 자세에서는 팔을 몸의 양옆에 두거나, 머리 위로 뻗거나, 팔꿈치로 받치는 등 팔의 위치가 다양한 응용자세가 있다. 광배근이 단축되어 있는 경우에, 이 근육은 등 하부에 부착되어 있기 때문에 양팔을 머리 위로 뻗으면 척추의 과신전을 일으킬 수 있다.

고관절 신전은 일반적으로 외회전에서보다 내회전에서 더 어렵기 때문에, 숩타 비라아사나는 '사타구니'가 정확히 얼마나 열리는지를 드러낸다. 이 자세는 흔히 척추 신전으로 시작되고 특히 고관절 굴근이 긴장되어 있을 경우에 그런데, 다리의 내회전이 체중에 의해 묶여 있기 때문이다.

고관절 신근이 긴장되어 있는 상태에서 자세를 강제로 잡으면 힘이 허리나 무릎으로 전달될 수 있다. 대신 자세는 고관절 신전을 최대한 허용하는 방식으로 지지되어야 하며, 이에 비해 바닥으로 내리는 것은 덜 중요하다.

무릎은 위험한 상태에 있기 때문에, 발의 활성화를 유지하고 발의 회외를 피하는 것이 슬관절의 통합성을 유지하는 데 중요하다.

이 자세는 고관절의 내회전 및 신전에 주의를 기울이면서 수행하면 좌골신경통 및 요통에 아주 좋은 자세가 될 수 있다. 이 자세를 엉성하게 수행하면 요통을 악화시킬 수 있다.

호흡

대요근과 복벽이 팽팽하면 복강의 후방과 전방에서 모두 압력이 생긴다. 이러한 영향은 복근이 활성화되어 요추 만곡이 펴질 때 확대된다. 그에 따른 호흡 패턴은 복압 위 및 아래의 운동을 선호할 것이다.

흉곽 바닥에서 흉식호흡 운동을 강조하면 상부 척추와 견갑대의 가동화에 도움이 된다. 골반저의 움직임에 집중하면 엉덩이, 사타구니와 둔부에서 긴장의 이완에 도움이 된다.

우스트라아사나 Ustrasana

낙타 자세 Camel Pose

oosh–TRAHS–anna

우스트라(ustra) = 낙타

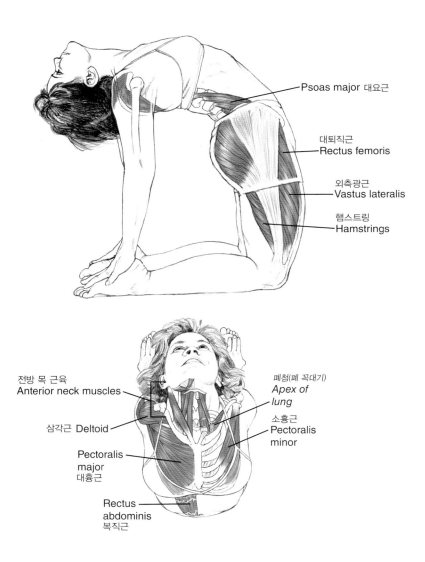

Psoas major 대요근

대퇴직근
Rectus femoris

외측광근
Vastus lateralis

햄스트링
Hamstrings

전방 목 근육
Anterior neck muscles

삼각근 Deltoid

Pectoralis
major
대흉근

Rectus
abdominis
복직근

폐첨(폐 꼭대기)
Apex of lung

소흉근
Pectoralis
minor

분류

대칭형의 무릎 꿇어 후방 굴곡 자세

관절 동작		
척추	상지	하지
신전	견갑골 내전 및 하방 회전, 어깨관절 신전 및 내전, 팔꿈치관절 신전	천장관절 골반 들기, 고관절 신전 및 내전, 슬관절 굴곡, 발목관절 족저굴곡

근육 작용		
척추		
단축성 수축	신장성 수축	수동적 신장
척추의 신전(신전 동작의 대부분이 중력에 의해 일어나지만): 척추 신근	요추의 과도한 움직임 방지: 소요근, 복근 머리를 신전시키면서 경추의 과신전에 대한 저항: 전방 목 근육	대요근
상지		
단축성 수축	수동적 신장	
견갑골의 내전, 상승 및 하방 회전: 능형근, 견갑거근 어깨관절의 안정화와 상완골두의 전인 방지: 회전근개 어깨관절의 신전 및 내전: 상완삼두근(장두), 대원근, 후삼각근 팔꿈치관절의 신전: 상완삼두근	대/소흉근, 상완이두근, 오훼완근	
하지		
단축성 수축	신장성 수축	
고관절의 신전, 내전 및 내회전: 햄스트링, 대내전근, 대둔근	고관절 신전 및 슬관절 굴곡에 대한 저항: 대퇴직근 슬관절 굴곡에 대한 저항: 슬관절근, 광근	

지침

중력이 몸통을 후방 굴곡으로 당기며, 이러한 동작을 팔 동작과 척추 굴근의 신장성 작용이 견제한다.

경추에서 전방 목 근육이 신장성으로 활성화되나, 두개골의 바닥이 환추와 축추로 당겨지는 것을 피하기 위해 흉쇄유돌근은 활성화되지 않아야 한다.

다리의 내회전은 천장관절의 앞쪽이 정렬되도록 촉진해 이 관절의 안정화에 도움이 될 것이다.

목의 바닥이나 흉추의 꼭대기에서 척추의 건강한 신전을 이루는 것은 매우 어려울 수 있다. 보다 깊은 전방 목 근육의 신장성 근력을 이용하여 머리의 무게를 안정화함으로써 흉쇄유돌근의 이완에 집중하면 도움이 된다. 우스트라아사나는 소화계, 특히 식도에게 격렬한 움직임일 수 있다.

호흡

우스트라아사나에서 흉부 구조물들은 들숨 자세로 유지되며, 복벽은 신장된다. 이로 인해 몸이 '정상적으로' 호흡하는 능력이 저하된다. 비결은 보다 심층의 근육조직에서 지지를 받아 보다 천층의 작용이 줄어들 수 있도록 하는 것이다. 그러면 천층 목 근육(사각근)의 가장 깊은 층이 폐첨(apex of the lung, 폐 꼭대기; 내측 사각근과 닿아 있다)의 호흡운동과 이루는 흥미로운 관계를 알 수 있다.

에카 파다 라자카포타아사나 Eka Pada Rajakapotasana

외다리 비둘기의 왕 자세 One-Legged Royal Pigeon Pose

eh-KAH pah-DAH rah-JAH-cop-poh-TAHS-anna

에카(eka) = 하나; 파다(pada) = 발, 다리; 라자(raja) = 왕; 카포타(kapota) = 비둘기

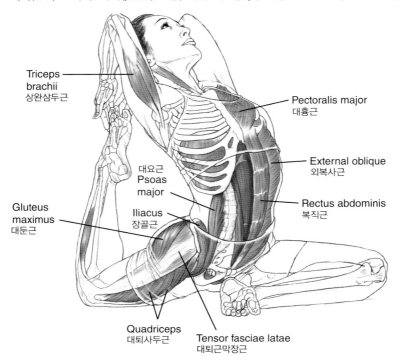

Triceps brachii
상완삼두근

Pectoralis major
대흉근

External oblique
외복사근

대요근 Psoas major

Rectus abdominis
복직근

Gluteus maximus
대둔근

Iliacus
장골근

Quadriceps
대퇴사두근

Tensor fasciae latae
대퇴근막장근

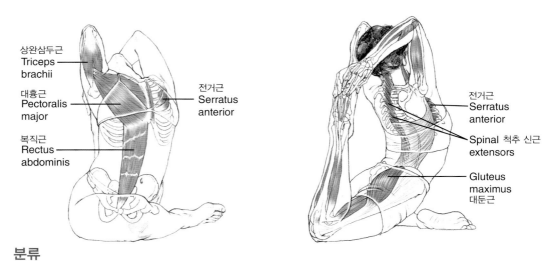

상완삼두근 Triceps brachii

대흉근 Pectoralis major

복직근 Rectus abdominis

전거근 Serratus anterior

전거근 Serratus anterior

Spinal 척추 신근 extensors

Gluteus maximus
대둔근

분류

비대칭형의 무릎 꿇어 후방 굴곡 자세

관절 동작			
척추	상지	하지	
		앞쪽 다리	뒤쪽 다리
신전	견갑골 상방 회전, 외전 및 상승; 어깨관절 굴곡, 내전 및 외회전; 전완 회외; 손 및 손가락 굴곡	천장관절 골반 숙이기, 고관절 굴곡 및 외회전, 슬관절 굴곡, 발목관절 족저굴곡, 발 회외	천장관절 골반 들기; 고관절 신전, 내회전 및 내전; 슬관절 굴곡; 발목관절 족저굴곡

근육 작용		

척추

단축성 수축	신장성 수축
척추의 신전: 척추 신근 뒤쪽 다리의 자세로 인한 비틀림의 중화: 내복사근(앞쪽 다리 측), 외복사근(뒤쪽 다리 측)	요추의 과신전 방지: 소요근, 복근

상지

단축성 수축
견갑골의 외전, 상방 회전 및 상승: 전거근, 상승모근 어깨관절의 안정화, 굴곡 및 내전: 회전근개, 대흉근(상부 섬유), 전삼각근, 상완이두근(단두) 전완 회전과 발 붙잡기: 손 및 손가락의 회외근과 굴근

하지

앞쪽 다리	뒤쪽 다리	
신장성 수축	단축성 수축	수동적 신장
고관절 굴곡에 대한 저항: 햄스트링, 이상근, 내폐쇄근, 상/하쌍자근	고관절의 신전과 슬관절의 굴곡: 햄스트링 고관절의 신전, 내회전 및 내전: 대내전근	장골근, 대요근, 대퇴직근

지침

무너지지 않고 이 자세를 잡는 것이 중요하다. 골반저근, 햄스트링과 둔근이 신장성으로 작용하여 중력의 힘에 의해 생성된 하중이 바로 햄스트링 부착부나 슬관절에 쏠리는 대신 자세의 지지기반 전체에 걸쳐 분산되도록 해야 한다.

모든 자세가 그렇고 복잡한 자세는 더욱 그렇지만, 개개인의 근력, 균형 및 운동범위에 따라 아주 다양한 경험을 얻을 수 있다.

이 자세는 무릎 꿇는 것이 시작 자세이기 때문에 무릎 꿇은 자세로 분류되나, 지지기반으로 보면 사실 무릎 꿇은 자세가 아니다. 이 아사나에서는 지지기반이 앞쪽 다리의 뒷면과 뒤쪽 다리의 앞면으로 독특하다. 이러한 지지기반에서 슬관절을 신전시키면 거의 하누만아사나(208페이지)가 될 것이다.

앞쪽 다리가 외회전되어 있지만, 이 자세는 이상근, 내폐쇄근과 상/하쌍자근 같은 외회전 근육에서 여전히 상당한 길이를 요한다. 그 이유는 이들 근육이 고관절 신근 및 외전근이기도 한데, 앞쪽 다리의 동작은 고관절 굴곡 및 내전이기 때문이다. 앞쪽 다리가 더 많이 내전될수록 아마도 그러한 근육들에서 더 많은 감각이 느껴질 것이다.

앞쪽 다리에서 무릎이 보다 신전되면(90도 굴곡을 향해) 엉덩이의 회전이 심해진다. 이는 무릎에 더 많은 압력을 가하고 특히 고관절에 제한이 있는 경우에 그러하며, 무릎은 굴곡이 90도일 때 비트는 힘에 한층 더 취약하다. 발과 발목의 동작이 무릎의 안정화와 보호에 도움이 될 수 있다.

에카 파다 라자카포타아사나 응용자세
몸을 전방으로 접은 자세 *Folded Forward*

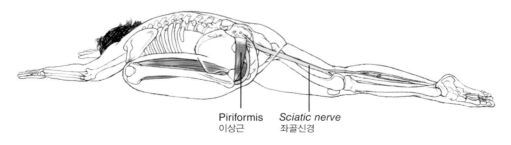

Piriformis
이상근

Sciatic nerve
좌골신경

지침

이 응용자세는 고관절의 굴곡이 더 깊고 앞쪽 다리에 체중이 더 실리기 때문에, 앞쪽 다리에서 햄스트링과 기타 고관절 신근(이상근 등)의 작용을 강화한다. 동시에 이 자세는 뒤쪽 엉덩이와 척추의 작용을 감소시킨다.

이 자세는 이상근 및 좌골신경의 '스트레칭'에 자주 사용된다. 그러나 좌골신경통이 있는 경우에 좌골신경의 스트레칭이 반드시 유용한 것은 아니며, 이상근이 항상 좌골신경통의 원인인 것도 아니다. 이 아사나를 하면 흔히 이 통증의 완화에 도움이 되는 것은 실지로 사실일 수도 있으나, 고관절 및 골반의 가동화와 모든 하체 근육에 미치는 효과가 통증을 완화시킬 가능성이 더 많다.

박스 안의 그림은 좌골신경과 이상근의 관계를 다음과 같이 보여준다.

1. 고관절 중립 자세(그림 a).
2. 고관절 외회전 및 외전, 이는 사실 이상근을 단축시킨다(그림 b).
3. 고관절 굴곡, 이는 이상근과 기타 외회전근의 신장을 시작하게 한다(그림 c).
4. 고관절 굴곡 및 내전, 이는 이상근을 좌골신경과 더불어 최대로 신장시킨다(그림 d).

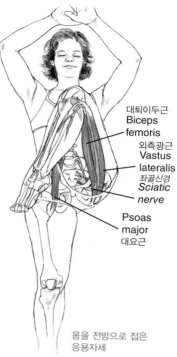

대퇴이두근
Biceps
femoris

외측광근
Vastus
lateralis

좌골신경
*Sciatic
nerve*

Psoas
major
대요근

몸을 전방으로 접은
응용자세

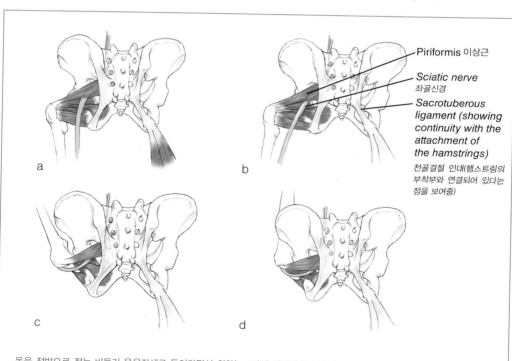

Piriformis 이상근

Sciatic nerve
좌골신경

*Sacrotuberous
ligament (showing
continuity with the
attachment of
the hamstrings)*

천골결절 인대(햄스트링의
부착부와 연결되어 있다는
점을 보여줌)

a

b

c

d

몸을 전방으로 접는 비둘기 응용자세로 들어가면서 취하는 4가지 자세에서 고관절, 좌골신경과 이상근: (a) 중립; (b) 외회전 및 외전; (c) 외회전, 외전 및 굴곡; (d) 외회전, 굴곡 및 내전.

파리가아사나 Parighasana

빗장 자세 Gate-Latch Pose

par-ee-GOSS-anna

파리가(parigha) = 대문을 잠그기 위해 사용하는 쇠막대

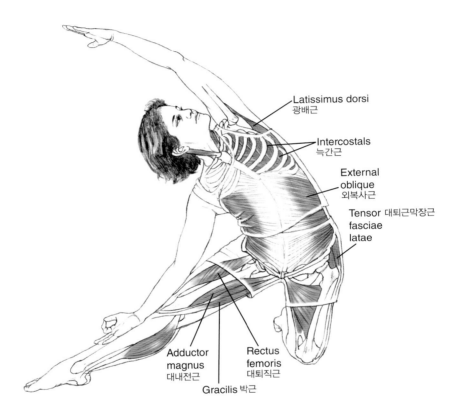

- Latissimus dorsi
  광배근
- Intercostals
  늑간근
- External oblique
  외복사근
- Tensor fasciae latae 대퇴근막장근
- Adductor magnus
  대내전근
- Gracilis 박근
- Rectus femoris
  대퇴직근

분류

비대칭형의 무릎 꿇어 측면 굴곡 자세

관절 동작				
척추	**상지**		**하지**	
	위쪽 팔	아래쪽 팔	무릎 꿇은 다리	신전된 다리
측면 굴곡, 경추 회전 및 신전	견갑골 상방 회전 및 상승, 어깨관절 외전, 팔꿈치관절 신전	어깨관절 외전, 전완 회외	고관절 신전 및 내전, 슬관절 굴곡, 발목관절 족배굴곡	고관절 굴곡, 외회전 및 외전; 슬관절 신전; 발목관절 족저굴곡

근육 작용

척추

단축성 수축	신장성 수축
몸통을 측면으로 향하기; 내복사근(굴곡된 다리 측), 외복사근(신전된 다리 측)	중력으로 무너지는 것에 대한 저항: 외복사근, 요방형근(굴곡된 다리 측)

상지

위쪽 팔

단축성 수축	신장성 수축
견갑골의 상방 회전, 외전 및 상승: 전거근 어깨관절의 안정화: 회전근개 팔꿈치관절의 신전: 상완삼두근, 주근	중력으로 무너지지 않으면서 머리 위로 팔의 신전: 대원근, 광배근

하지

신전된 다리		무릎 꿇은 다리		
단축성 수축	신장성 수축	단축성 수축	신장성 수축	수동적 신장
다리의 회전 및 외전: 봉공근, 이상근, 상/하쌍자근, 내폐쇄근	고관절로 무너지지 않도록 하기: 햄스트링	고관절의 신전, 내전 및 내회전: 햄스트링, 대내전근, 대둔근	고관절 신전 및 슬관절 굴곡에 대한 저항: 대퇴직근 슬관절 굴곡에 대한 저항: 슬관절근, 광근	중/소둔근, 대퇴근막장근

지침

척추는 추골 관절면의 모양과 근육의 나선형 경로 때문에 측면 굴곡하면 자동적으로 회전한다. 척추에서 순수한 측면 굴곡이 일어나도록 하기 위해서는 왼쪽(위쪽) 및 오른쪽(아래쪽) 늑골이 서로에 대해 역회전을 해야 한다. 이 경우에 왼쪽 늑골은 후방으로 회전하고 오른쪽 늑골은 전방으로 회전한다. 이렇게 하려면 왼쪽 내복사근과 오른쪽 외복사근을 동원해야 한다.

또한 무릎 꿇은 다리에서 고관절의 바깥쪽(대퇴근막장근, 중둔근 또는 소둔근)이 긴장되어 있으면 그쪽 엉덩이가 순전히 내전된 채로 있기보다는 굴곡하려 할 것이다. 이를 방지하기 위해서는 무릎 꿇은 다리가 대내전근과 햄스트링을 통해 고관절의 신전을 유지해야 한다.

광배근이 긴장되어 있을 경우에 팔을 머리 위로 들어 올리면 흉곽이 앞으로 밀리거나(부유늑골을 압박하고 호흡 전반을 억제한다), 혹은 팔을 들어 올림에도 견갑골이 아래로 당겨질 수 있고 이로 인해 상완이두근 건 또는 극상근이 견봉돌기(acromion process)에서 충돌을 일으킬 가능성이 있다.

호흡

이 자세에서 어느 쪽 횡격막이 더 움직이는가? 신장된 왼쪽인가, 혹은 압박된 오른쪽인가? 아니면 그 답이 몸의 양측에서 동일한가? 탐구해본다.

심하아사나 Simhasana

사자 자세 Lion Pose

sim–HAHS–anna

심하(simha) = 사자

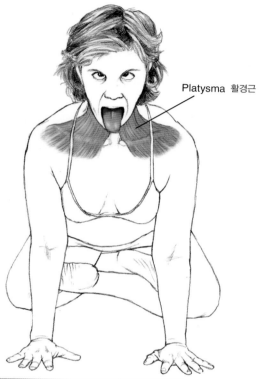

Platysma 활경근

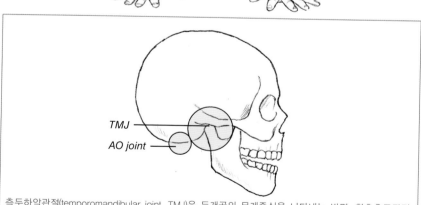

TMJ

AO joint

측두하악관절(temporomandibular joint, TMJ)은 두개골의 무게중심을 나타내는 반면, 환추후두관절
(atlanto-occipital joint, AO joint)은 그 지지기반이다.

분류

대칭형의 무릎 꿇은 자세

척추

환추후두관절 굴곡, 척추 중립, 안구의 내전 및 상승

지침

혀의 신장성 활성화는 설골(hyoid bone)을 들어 올리고, 소화계를 활성화하며, 설골근, 흉골, 복직근, 치골 및 골반저도 활성화한다.

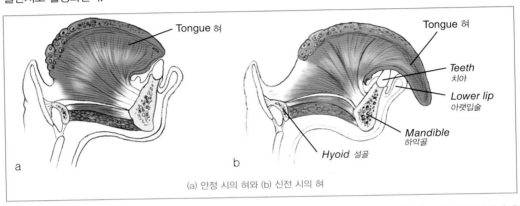

(a) 안정 시의 혀와 (b) 신전 시의 혀

강한 날숨(사자의 포효)은 3가지 격막, 즉 횡격막, 골반 격막과 성대 격막을 활성화한다. 또한 심하아사나에서는 활경근(platysma)도 수축될 수 있다. 눈의 상직근과 내측직근(superior and medial rectus muscles)은 둘 다 수축하여 주시를 안쪽 및 위쪽으로 향하게 한다.

심하아사나는 흔히 간과되는 많은 근육을 자극하고 이완시킨다. 혀와 턱은 목의 앞쪽이라고 생각할 수 있으며, 목의 긴장은 종종 이들 구조물의 긴장과 관련이 있을 수 있다. 아울러 활경근(인두의 앞쪽을 덮고 있는 납작하고 얇은 직사각형의 근육)이 심하아사나를 하는 동안 탄탄해질 수 있다. 미용상 이점(활경근이 약하면 인두 피부에 주름이 생긴다) 외에, 활경근을 의식적으로 수축시키면 숨을 들이쉬는 노력을 하는 동안 이 근육을 이완시키는 능력이 증가한다.

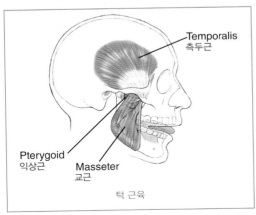

턱 근육

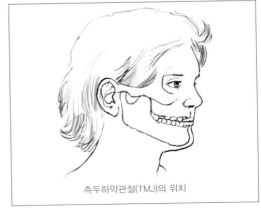

측두하악관절(TMJ)의 위치

CHAPTER 9
바로 누운 자세

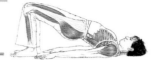

SUPINE POSES

바로 누운 자세(supine pose)란 얼굴을 위로 향해 누운 자세를 의미한다. 이의 반대는 엎드려 누운 자세(prone pose)로, 이는 얼굴을 아래로 향해 누운 자세를 뜻한다. 마찬가지로 회외(supination)는 손, 발 또는 사지를 위로 돌리는 것을 의미하는 반면, 회내(pronation)는 이들을 아래로 돌린다는 것을 말한다.

두 단어 모두 라틴어 supinus와 pronus에서 유래한다. 전자는 '뒤로 기울이는 것' 그리고 후자는 '앞으로 기울이는 것'을 의미한다. 흥미롭게도 이는 각각의 자세에서 통상적으로 일어나는 움직임의 반대이다. 일반적으로 몸을 공간으로 움직이는 동작은 바로 누운 자세에서는 척추 및 사지의 굴곡이며, 엎드려 누운 자세에서는 척추 또는 사지의 신전이다.

타다아사나(124페이지)가 전형적인 선 자세이듯이 사바아사나(savasana, 234페이지)도 바로 누운 자세의 기본이다. 사바아사나에서 신체의 후면은 거의 완벽히 바닥과 접촉해 지지를 받는다. 넘어질 곳이 없으므로 자세근은 중력과의 끊임없는 작용에서 벗어나 이완될 수 있다.

사바아사나는 무게중심이 가장 낮으며 바로 누운 모든 자세의 시작 자세이다. 또한 이 자세는 그러한 아사나들이 대개 종료되는 자세이기도 하다. 바로 누운 자세에서는 몸을 안정화하기 위한 노력이 매우 적게 요구되기 때문에, 이로부터 발전된 자세들은 정의상 거의 랑가나(langhana)이고 무게중심이 더 높이 올라가면서 보다 브라마나(brhmana)가 된다.

사바아사나 Savasana
송장 자세 Corpse Pose
shah-VAHS-anna

사바(sava) = 송장

이 자세는 사망 자세, 즉 므리타아사나(mrtasana)라고 말하기도 한다. 므리타(mrta)는 사망을 의미한다.

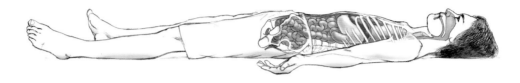

분류

대칭형의 바로 누운 자세

지침

사바아사나는 수행하기가 가장 쉬운 아사나이지만 터득하기가 가장 힘든 자세라고들 한다. 기타 아사나들이 우리의 균형, 근력 또는 유연성에 어떠한 요구를 하든지 간에, 노력이나 분발 없이 인식을 유지하는 도전은 아마도 우리가 수행할 수 있는 육체와 정신의 통합 가운데 가장 흥미로운 탐구일 것이다.

사바아사나에서 바닥과 완전한 체중 부하 접촉을 하는 구조물들은 신체의 1차 만곡을 나타낸다(제2장 71페이지 참조). 여기에는 발뒤꿈치, 종아리, 대퇴부, 둔부, 흉곽, 흉추, 견갑골 및 두개골의 후방 면들이 있다.

바닥에서 떨어져 있는 구조물들은 신체의 2차 만곡을 반영하며, 특히 발목, 슬관절, 요추 부위 및 경추 뒤쪽의 오목한 곳들이 있다.

팔의 접촉점은 사람마다 아주 다양하며, 팔은 다양한 자세로 배치할 수 있다.

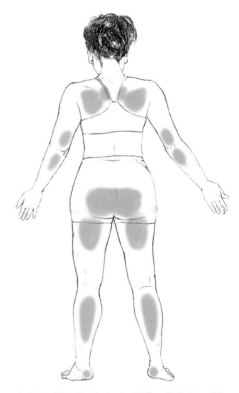

파란색 부위는 대부분의 1차 만곡을 포함해 주요 체중 부하 구조물들을 나타낸다.

대칭

흔히 사바아사나에서는 사지를 외부에서 볼 때 대칭이 되도록 주의해서 거치한다. 이는 신체의 운동감각(kinesthetic), 즉 고유감각(proprioceptive) 피드백과 상충될 수 있는데, 대칭적으로 '보이는' 것이 항상 대칭적으로 '느껴지는' 것은 아니기 때문이다. 우리는 이와 같은 내부 및 외부 경험의 대조를 다양한 방식으로 처리할 수 있다.

때로 구조물들을 가능한 한 대칭적으로 정렬한 다음, 반응할 필요는 없이 비대칭 감각에 관한 운동감각 피드백을 받을 수 있는지 알아보면 유용할 수 있다. 아마도 당신의 고유감각 수용기는 심지어 이러한 새 정보에 적응해 당신의 중립 인식을 다시 정의할 수도 있다.

아니면 사지가 얼마나 비대칭적으로 배치되어 있는지에 상관없이 보다 내부로부터 조직화하고 내면의 편안 및 고요를 추구해도 유용할 수 있다. 우리는 대칭적이지 않으면서도 균형을 찾을 수 있다. 이는 모든 사람이 인식해야 하는 유용한 특성인데, 우리의 내부 구조물들 가운데 아무것도 대칭적이지 않기 때문이다. 그럼에도 불구하고 그들 구조물은 모두 균형과 조화를 찾는 능력이 있다. 모든 인간 신체는 내재적으로 비대칭적이기 때문에, 이러한 사실을 어느 정도 수긍하는 편이 깊이 있는 정서와 육체의 통합을 이루기 위해 필요하다.

호흡

깊은 수준의 고요한 의식은 이 자세에서 흔히 경험하는 수면과는 아주 다르다. 사바아사나에서 몸은 완전한 안정 상태에 있고 신체 대사는 중력과 씨름해야 한다는 요구로부터 자유로워, 가장 어려운 호흡운동의 수행이 가능하다. 그러한 호흡운동은 호흡의 움직임을 완전히 인식하되 조절하지는 않는 행위이다.

대개 자신의 호흡을 인식할 경우에는 어떻게 해서든 호흡의 자연적인 리듬을 변경시킨다. 호흡을 인식하지 않을 경우에는 자율신경 자극과 무의식적인 습관이 결합되어 호흡을 추진한다. 호흡의 자연적인 움직임을 적극적으로 인식하는 것과 그러한 움직임에 순응하는 것이 동반하면 진정한 순응이 의지에 의한 행위라는 사실을 절실히 깨달을 수 있다.

아파나아사나 Apanasana

아파나 자세, 바람 방출 자세 Apana Pose, Wind Release Pose

ap-an-AHS-anna

아파나(apana) = 신체에서 노폐물을 배출하는 중요한 공기

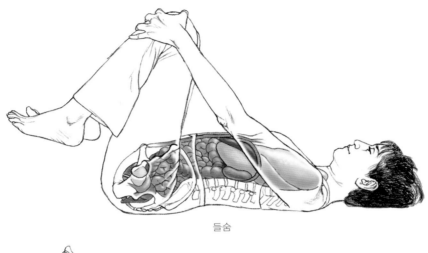

들숨

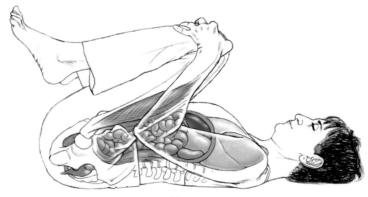

날숨

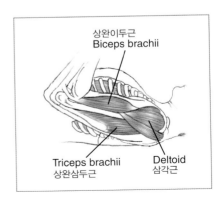

상완이두근
Biceps brachii

Triceps brachii
상완삼두근

Deltoid
삼각근

분류

대칭형의 바로 누워 전방 굴곡 빈야사

지침

아파나아사나는 호흡과 신체 움직임을 직접 연결하는 단순하고도 이용하기 쉬운 수행이기 때문에 치료적 요가의 주요 방법들 중 하나이다. 이 단순한 빈야사, 즉 연속동작에서 손은 무릎 위에 있으며, 들숨과 함께 다리가 몸통의 반대쪽으로 움직인다. 날숨과 함께 다리는 몸통 쪽으로 움직인다. 이러한 움직임은 다양한 방식으로, 즉 아주 부드러운 호흡 움직임, 단순한 사지 움직임, 또는 보다 격렬한 척추 움직임을 통해 일어날 수 있다.

호흡

아파나아사나는 날숨 시에 횡격막이 위로 쏠리도록 자극하는데, 무릎이 몸통으로 당겨지기 때문이다. 무릎을 몸통으로 당기는 동작은 복근과 고관절 굴근을 능동적으로 사용하거나, 아니면 팔을 사용하여 대퇴부를 복부로 압박하고 복근과 고관절 굴근은 수동적으로 놔두어 이루어진다.

요추부 긴장은 횡격막의 긴장으로 인해 발생할 수 있다. 아파나아사나의 수행은 복부 내장을 가동화함으로써 그리고 횡격막의 공간을 증가시켜 복근이 자세를 지지하도록 함으로써 요추를 돕는 단순하고도 효과적인 방법이다.

드뷔 파다 피탐(Dwi Pada Pitham, 240페이지)과 아파나아사나는 함께 역자세를 잡는 움직임으로 강력한 짝이 되어 현저한 변화와 치유를 촉진할 수 있다.

세투 반다아사나 Setu Bandhasana

교각 자세 Bridge Pose

SET–too–bahn–DAHS–anna

세투(setu) = 댐, 제방, 교각; 반다(bandha) = 잠금;

세투반다(setubandha) = 둑길 또는 교각 만들기, 혹은 댐이나 교각

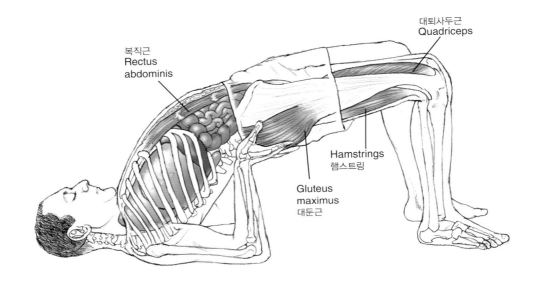

분류

대칭형의 바로 누워 전도 자세

관절 동작		
척추	상지	하지
경추 및 상부 흉추 굴곡, 하부 흉추 및 요추 신전	견갑골 내전, 하방 회전 및 상승; 어깨관절 신전 및 내전; 팔꿈치관절 굴곡; 전완 회외; 손목 배측굴곡	천장관절 골반 들기, 고관절 신전, 슬관절 신전, 발목관절 족배굴곡

근육 작용	
척추	
단축성 수축	신장성 수축
하부 흉추 및 요추의 신전: 척추 신근	요추 과신전에 대한 저항: 소요근, 복근

상지	
단축성 수축	신장성 수축
견갑골의 내전, 상승 및 하방 회전: 능형근, 견갑거근 어깨관절의 안정화와 상완골두의 전인 방지: 회전근개 어깨관절의 신전 및 내전: 상완삼두근(장두), 대원근, 후삼각근 팔꿈치관절의 굴곡과 전완의 회외: 상완이두근, 상완근	골반의 하중을 받고 지지하기: 손목 및 손 굴근

하지	
단축성 수축	수동적 신장
고관절의 신전: 햄스트링, 대둔근 고관절의 신전, 내전 및 내회전: 대내전근, 박근 슬관절의 신전: 슬관절근, 광근	대요근, 장골근

지침

이 자세에서 고관절을 내전시키거나 외회전시키지 않으면서 완전히 신전시키는 것은 어려울 수 있다. 햄스트링과 대내전근이 충분히 강하지 않으면, 대둔근이 지나치게 작용해 다리를 당겨 외회전시키거나, 기타 내전근(치골근 등)이 활성화되어 무릎을 모으지만 엉덩이를 굴곡시키거나, 혹은 대퇴직근이 작용하여 무릎을 신전시키지만 엉덩이를 신전시키는 능력을 방해할 수 있다.

척추 신근(특히 요추 신근)이 유용할 수 있지만 지나친 요추 신전은 도움이 되지 않는데, 그렇게 되면 요근 복합체에 긴장을 가해 고관절 신전을 제한할 수 있기 때문이다.

무릎의 최종 자세는 사실 굴곡된 형태이지만 그러한 자세로 가는 동작은 일종의 신전인데, 무릎이 더 많은 굴곡에서 더 적은 굴곡으로 움직이기 때문이다.

견갑골의 상승은 견갑골을 바닥으로 움직인 다음 흉곽을 바닥에서 반대쪽으로 들어 올린다. 이 자세에서는 견갑골이 하강되거나 등 아래로 당겨지지 않는 것이 중요한데, 그러면 견갑골이 경추에서 반대쪽으로 움직여 굴곡된 목이 상체의 하중을 지지하기 때문이다.

팔의 동작은 살람바 사르반가아사나(salamba sarvangasana, 242페이지)와 비파리타 카라니(viparita karani, 248페이지)를 위한 기초가 되기도 하며, 엉덩이와 다리의 동작은 우르드바 다누라아사나(urdhva dhanurasana, 301페이지)로 들어 올리기 위한 것과 동일하다.

요컨대 이 자세를 위해 균형이 이루어져야 하는 많은 근육 작용을 고려한다면, 이 기초 자세를 지탱하는 데에는 실질적으로 고도의 근육 협동이 요구된다.

호흡

이 자세는 3가지 반다를 모두 경험하는 기회를 제공한다: 하복부에서 물라 반다 작용, 흉곽의 바닥에서 웃디야나 반다의 열림(손 자세에 의해 지지받음), 그리고 경추 굴곡과 관련된 턱 잠금에서 잘란다라 반다.

드뷔 파다 피탐 Dwi Pada Pitham

양다리 탁자 자세 Two-Legged Table

dvee PA-da PEET-ham

드뷔(dwi) = 둘; 파다(pada) = 발; 피탐(pitham) = 의자, 좌석, 벤치

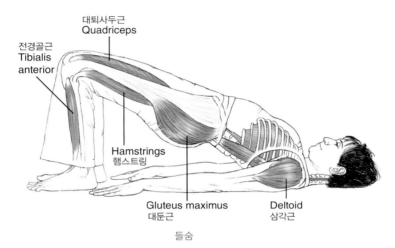

대퇴사두근
Quadriceps

전경골근
Tibialis
anterior

Hamstrings
햄스트링

Gluteus maximus
대둔근

Deltoid
삼각근

들숨

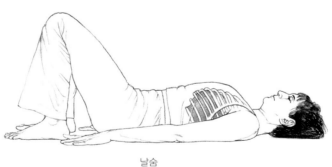

날숨

분류

대칭형의 바로 누워 빈야사

지침

팔 자세를 제외하면, 이 자세에서 근육, 척추 및 관절 작용은 세투 반다아사나의 경우와 거의 동일하다. 세투 반다아사나와 드뷔 파다 피탐 사이에 주요 차이점은 드뷔 파다 피탐이 빈야사, 즉 들숨 및 날숨과 조화를 이루는 동적 움직임이라는 것이다.

단순하지만 변형하기 쉬운 이 아사나는 다양한 방식으로 사용하여 척추와 호흡 구조물의 긴장을 풀어주고, 세투 반다아사나와 우르드바 다누라아사나(urdhva dhanurasana, 301페이지)처럼 이와 비슷한 자세를 지지하는 다리와 엉덩이의 작용이 균형을 이루도록 도와줄 수 있다.

호흡

몸을 들어 올리는 동작은 들숨 시에 그리고 내리는 동작은 날숨 시에 시행되는 것이 보통이나, 이러한 패턴은 다양한 효과를 내기 위해 변화시킬 수 있다. 예를 들어 날숨의 종료 시에 호흡을 정지한 상태(바야 쿰바카[bhaya kumbaka], external retention)에서 내리는 동작을 함으로써 3가지 반다를 아주 쉽게 활성화할 수 있다. 이렇게 바야 쿰바카를 사용하면서 척추를 내리면 골반저와 복부 내장이 흉강에서 압력이 낮아진 부위로 자연스레 들린다. 그런 다음 들숨을 쉬면 골반저가 아래로 현저히 쏠리고 흔히 긴장되어 있는 이 부위에서 뚜렷한 이완감이 생길 수 있다.

살람바 사르반가아사나 Salamba Sarvangasana

지지형 어깨로 서기 자세 Supported Shoulder Stand

sah–LOM–bah sar–van–GAHS–anna

살람바(salamba) = 지지받는(sa = ~가 있는, alamba = 지지);

사르바(sarva) = 모든; 앙가(anga) = 사지

다음에 소개되는 아사나도 어깨로 서기 자세이지만 지지받는(salamba) 이번 아사나와 달리 지지받지 않는(niralamba) 아사나란 점에서 차이가 있다.

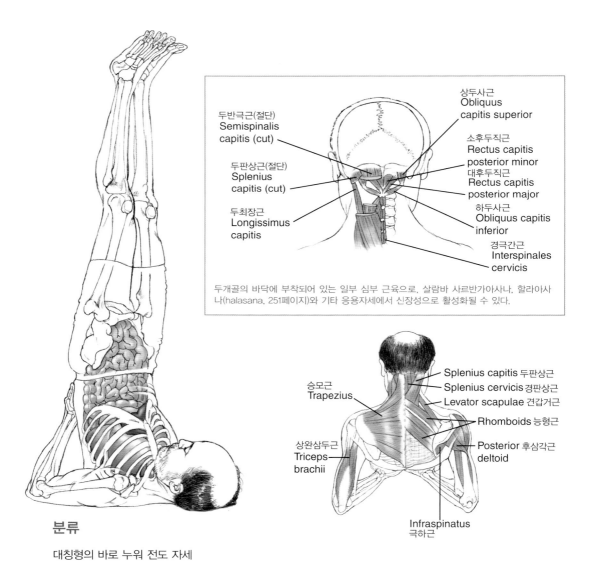

두개골의 바닥에 부착되어 있는 일부 심부 근육으로, 살람바 사르반가아사나, 할라아사나(halasana, 251페이지)와 기타 응용자세에서 신장성으로 활성화될 수 있다.

분류

대칭형의 바로 누워 전도 자세

관절 동작		
척추	**상지**	**하지**
경추 및 상부 흉추 굴곡, 하부 흉추 및 요추 신전	견갑골 내전, 하방 회전 및 상승; 어깨관절 신전 및 내전; 팔꿈치관절 굴곡; 전완 회외; 손목 배측굴곡	고관절 신전 및 내전, 슬관절 신전, 발목관절 족배굴곡

근육 작용	
척추	
척추를 지지하기 위한 단축성 및 신장성 수축의 보정: 척추 신근 및 굴근	신장성 수축
	체중으로 인한 굴곡에 대한 저항: 경추 신근

상지

단축성 수축

견갑골의 내전, 상승 및 하방 회전: 능형근, 견갑거근
어깨관절의 안정화와 상완골두의 전인 방지: 회전근개
어깨관절의 신전 및 내전: 상완삼두근(장두), 대원근, 후삼각근
팔꿈치관절의 굴곡과 전완의 회외: 상완이두근, 상완근
흉곽의 지지: 손목과 손의 굴근

하지

단축성 수축

다리가 얼굴 쪽으로 넘어가는 것에 대한 저항: 햄스트링, 대둔근
고관절의 신전, 내전 및 내회전: 대내전근, 박근
슬관절의 신전: 광근

지침

세투 반다아사나(238페이지)에서처럼 이 자세의 토대는 견갑대이다 (목이 아니다). 진정으로 어깨로 서기 자세가 되기 위해서는 견갑골을 상승, 내전 및 하방 회전시키는 근육이 견갑골에 전신의 체중이 얹혀 있음에도 불구하고 견갑골을 그러한 자세로 유지시킬 정도로 강해야 한다. 이 자세를 준비할 때에는 견갑골이 기타 작용과 함께 반드시 상승되어 있어야 한다. 견갑골이 하강되어 있으면 경추가 굴곡 자세에서 전신의 체중을 받아 손상에 매우 취약해진다.

할라아사나(halasana, 251페이지)에서 이 자세로 들어가면 척추, 특히 흉추의 신근이 더 힘든데, 이러한 신근이 신장된 상태에서 수축해야 하기 때문이다. 세투 반다아사나에서 이 자세로 들어가면 어깨 관절 신근과 척추 굴근(요근과 복근)이 더 힘들다.

척추 및 복부 근육의 관점에서 보면 이 자세로 들어가는 것이 이 자세를 유지하는 것보다 더 어렵다. 그러나 견갑골의 근육 면에서는 이 자세를 유지하는 것이 더 어려운데, 그들 근육은 정적 체중 부하를 지탱하기 때문이다.

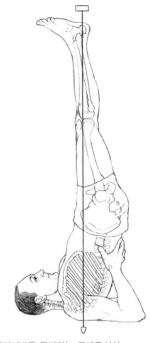

지지기반을 통과하는 무게중심선

호흡

이 자세에서는 견갑골의 가동성이 클수록(또는 흉부의 기타 근육으로부터 저항이 적을수록) 호흡이 장애를 덜 받는다. 이 자세는 견갑대 전체에서 유연성과 근력을 모두 대단히 필요로 한다. 견갑대의 통합성이 없으면 체중이 흉부로 내려앉아 횡격막이 방해를 받게 된다.

흉곽의 바닥이 열린 상태를 유지하면 횡격막과 복부 내장이 머리 쪽으로 효과적으로 이동할 수 있어 전도 자세의 완전한 효과를 볼 수 있다.

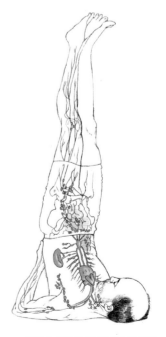

어깨로 서기 자세에서 림프액 배출
(lymph drainage)

니랄람바 사르반가아사나 Niralamba Sarvangasana

비지지형(팔 안 대고) 어깨로 서기 자세 Unsupported(No-Arm) Shoulder Stand

neera–LOM–bah sar–van–GAHS–anna

니랄람바(niralamba) = 지지 없는, 독립적인, 스스로 지지하는;

사르바(sarva) = 모든; 앙가(anga) = 사지

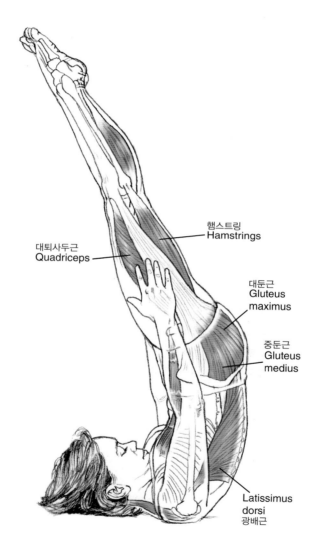

햄스트링
Hamstrings

대퇴사두근
Quadriceps

대둔근
Gluteus
maximus

중둔근
Gluteus
medius

Latissimus
dorsi
광배근

분류

대칭형의 바로 누워 전도 자세

관절 동작		
척추	**상지**	**하지**
경추 및 상부 흉추 굴곡, 하부 흉추 및 요추 신전	견갑골 내전, 상방 회전 및 상승; 어깨관절 내전; 팔꿈치관절 신전; 전완 회내	고관절 신전 및 내전, 슬관절 신전, 발목관절 족배굴곡

근육 작용		

척추

척추를 지지하기 위한 단축성 및 신장성 수축의 보정: 척추 신근 및 굴근	신장성 수축
	체중으로 인한 굴곡에 대한 저항: 경추 신근

상지

단축성 수축

견갑골의 내전, 상승 및 상방 회전: 승모근, 견갑거근
견갑골의 상방 회전: 전거근
중력의 당김에 대항해 어깨관절의 굴곡 및 내전: 소원근, 오훼완근
어깨관절의 안정화와 상완골두의 전인 방지: 회전근개
어깨관절의 내전과 팔꿈치관절의 신전: 상완삼두근

하지

단축성 수축

다리가 얼굴 쪽으로 넘어가는 것에 대한 저항: 햄스트링, 대둔근
고관절의 신전, 내전 및 내회전: 대내전근, 박근
슬관절의 신전: 광근

지침

이 자세에서 견갑골은 상승 및 내전되고 약간 상방 회전된다. 이는 팔의 지레작용이 없으므로 흉곽 위에서 견갑골을 움직이는 근육이 강하게 작용하도록 요구한다. 내전, 상승 및 상방 회전을 동시에 수행하는 것은 모순되는 작용처럼 생각될 수도 있다. 하지만 그건 정말로 가능하고 사실 이 자세에서는 목을 보호하기 위해 필요하다. 견갑골의 내전이 유지되지 못하면 체중이 척추로 쏠리고, 견갑골이 상방 회전되지 못하면 팔을 몸과 나란히 두기가 어렵다. 팔을 무릎으로 신전시킬 때 견갑골은 중립 회전 위치에 있으나, 팔은 사르반가아사나의 하방 회전으로부터 오게 되므로 팔을 무릎으로 가져가는 작용은 상방 회전이다.

이 자세에서는 대요근 및 복근의 상부 섬유가 매우 강하게 작용하여 흉추의 굴곡을 유지한다. 아울러 요추 굴곡이 더 일어나 다리를 머리 뒤쪽으로 더욱 기울이고 중력의 당김과 균형을 맞춘다. 이렇게 요추 굴곡으로 치우치는 경향에 저항하면 척추 굴근이 훨씬 더 신장성으로 작용해 체중이 바닥으로 쏠리는 경향에 대항한다.

이와 같은 척추 굴근 및 신근 간의 균형 작용에서 대개 감지할 수 없는 불균형이 나타나는데, 팔의 지레작용을 이용하여 균형을 잡을 수 없기 때문이다. 이에 따라 토크가 생기면 이 자세에서 균형을 잡기가 그만큼 훨씬 더 어려워진다.

호흡

니랄람바 사르반가아사나에서 몸통 굴근 및 신근군의 강한 작용은 호흡의 형태 변화를 매우 어렵게 한다. 이 자세는 복부 및 흉부 근육조직의 안정화 작용을 많이 요하는 어려운 균형 자세이기 때문에, 전신에서 이들 주요 근육군의 활성화로 현저한 산소공급이 요구됨에도 심호흡을 시도하면 자세가 불안정해질 것이다.

효율성을 확보하면(자세를 유지하기 위해 필요한 최소한의 작용을 찾으면) 제한된 호흡운동으로도 자세를 지탱할 정도의 에너지를 공급할 수 있다.

비파리타 카라니 Viparita Karani
전도 자세 *Inverted Pose*
vip−par−ee−tah car−AHN−ee

비파리타(viparita) = 반전된, 뒤집힌, 전도된; 카라니(karani) = 하기, 수행하기, 동작

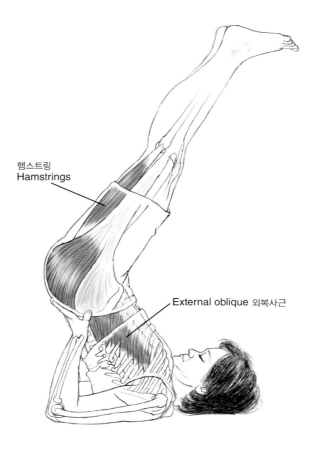

햄스트링
Hamstrings

External oblique 외복사근

분류

대칭형의 바로 누워 전도 자세

관절 동작		
척추	**상지**	**하지**
경추 및 상부 흉추 굴곡, 하부 흉추 및 요추 신전	견갑골 내전, 하방 회전 및 상승; 어깨관절 신전 및 내전; 팔꿈치관절 굴곡; 전완 회외; 손목 배측굴곡	고관절 굴곡 및 내전, 슬관절 신전, 발목관절 족배굴곡

근육 작용	

척추

단축성 수축	신장성 수축
하부 흉추의 신전: 척추 신근	요추 과신전에 대한 저항과 다리의 하중에 대한 대항: 대/소요근, 복근

상지

단축성 수축	신장성 수축
견갑골의 내전, 상승 및 하방 회전: 능형근, 견갑거근 어깨관절의 안정화와 상완골두의 전인 방지: 회전근개 어깨관절의 신전 및 내전: 상완삼두근(장두), 대원근, 후삼각근 팔꿈치관절의 굴곡과 전완의 회외: 상완이두근, 상완근	골반의 하중을 받고 지지하기: 손목 및 손 굴근

하지

단축성 수축	신장성 수축
슬관절의 신전: 광근	다리가 얼굴 쪽으로 넘어가는 것에 대한 저항: 햄스트링, 대둔근 고관절의 신전, 내전 및 내회전: 대내전근, 박근

지침

앞서 소개한 살람바 사르반가아사나(242페이지)에서는 척추기립근이 이번의 비파리타 카라니에서보다 더 활성화된다. 이번과 같이 몸을 들어 올린 형태의 비파리타 카라니(오른쪽 그림과 비교)에서는 복근이 척추 근육보다 더 큰 역할을 하여 골반이 손으로 내려앉지 않도록 한다. 엉덩이의 굴곡 때문에 다리의 하중은 골반의 하중이 뒤로 쏠려 척추를 더욱 신전시키도록 놓인다.

비파리타 카라니에서는 복근이 신장성 수축으로 강하게 활성화된다. 복근에 신장을 조절하는 능력이 없으면 골반의 하중이 손이나 손목으로 내려앉는다. 이 자세로 들어가고 나오는 능력을 기르면 복근의 신장성 조절을 요하는 기타 동작들에 도움이 될 수 있다. 그러한 동작들로는 머리로 서기나 손으로 서기 자세(headstand or handstand pose)에서 다리를 내려 우르드바 다누라아사나(urdhva dhanurasana, 301페이지)를 취하는 것, 브릭샤아사나(138페이지)를 제어하는 것, 타다아사나(124페이지)에서 등을 내려 우르드바 다누라아사나를 취하는 것 등이 있다.

신체 비율 및 상체와 하체 간 체중 분포의 개인차가 이 자세의 경험에 큰 영향을 미친다. 대표적인 예가 이

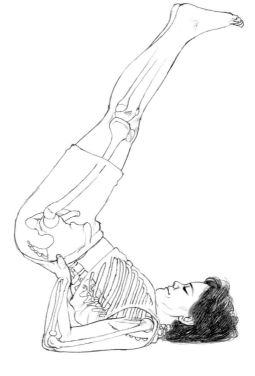

몸을 내려뜨린 형태의 비파리타 카라니

자세로 들어가는 움직임의 제어가 여성에게 얼마나 어려울 수 있는지인데, 여성은 하체 체중의 비율이 더 높고 일반적으로 척추의 유연성이 더 크기 때문이다.

호흡

비파리타 카라니는 전도된 특성으로 인해 아파나의 상향 이동과 관련된 정화 및 배출 효과도 있다. 지지 형태의 이 자세는 회복적 요가 수행에서 유용한 주요 자세이다.

할라아사나 Halasana

쟁기 자세 Plow Pose

hah–LAHS–anna

할라(hala) = 쟁기

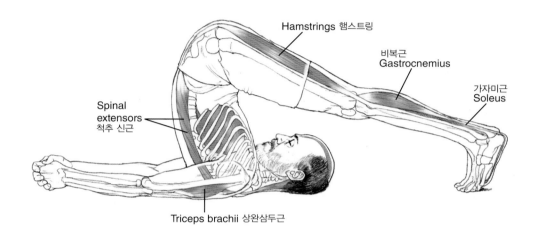

Hamstrings 햄스트링

비복근
Gastrocnemius

가자미근
Soleus

Spinal
extensors
척추 신근

Triceps brachii 상완삼두근

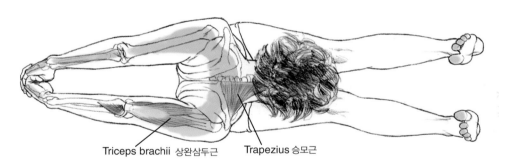

Triceps brachii 상완삼두근

Trapezius 승모근

분류

대칭형의 바로 누워 전방 굴곡 전도 자세

관절 동작		
척추	상지	하지
굴곡	견갑골 내전, 하방 회전 및 상승; 어깨 관절 신전 및 내전; 팔꿈치관절 신전; 전완 회내; 손목 신전; 손 및 손가락 굴곡	천장관절 골반 숙이기, 고관절 굴곡 및 내전, 슬관절 신전, 발목관절 족배 굴곡, 발가락 신전

근육 작용

척추

신장성 수축

체중으로 인한 굴곡에 대한 저항: 척추 신근

상지

단축성 수축

견갑골의 내전, 상승 및 하방 회전: 능형근, 견갑거근
어깨관절의 안정화와 상완골두의 전인 방지: 회전근개
어깨관절의 신전 및 내전: 상완삼두근(장두), 대원근, 후삼각근
팔꿈치관절의 신전: 상완삼두근
손 붙잡기: 손과 손가락의 굴근

하지

단축성 수축	신장성 수축	수동적 신장
슬관절의 신전: 광근 발목관절의 족배굴곡과 발가락 밀어 넣기: 전경골근, 발가락 신근	다리의 정렬 유지: 햄스트링, 대내전근, 박근	비복근, 가자미근

지침

이 자세에는 많은 응용자세가 있어, 척추를 다소 신전시키거나, 팔을 머리 위로 두거나, 혹은 살람바 사르반가아사나(242페이지)에서처럼 손으로 등을 받칠 수도 있다. 예를 들어 팔을 머리 위로 뻗고 발가락을 서로 붙이면 견갑골이 상방 회전하고 척추에서 멀어지며, 체중이 상부 척추로 쏠린다. 이러한 응용자세는 흉추와 경추를 과도하게 움직일 수 있으며, 발의 미는 동작으로 인해 해로운 압력이 가해질 가능성이 있고 햄스트링과 둔근이 긴장되어 있을 경우에도 고관절 굴곡의 제한으로 척추 굴곡이 더 커질 수밖에 없어 그러한 압력이 생길 가능성이 있다.

이 자세는 척추, 특히 경추 부위에 매우 심한 굴곡을 일으킬 수 있기 때문에, 다리를 바닥으로 가져가는 것보다는 견갑골과 경추 및 흉추의 통합성을 유지하는 것이 더 중요하다. 필요하다면 다리를 지지하여 목을 보호한다.

호흡

살람바 사르반가아사나에서처럼 흉곽의 바닥이 열린 상태를 유지하면 횡격막과 복부 내장이 머리 쪽으로 효과적으로 이동해 전도 자세의 완전한 효과를 볼 수 있다. 이 자세에서는 이것이 훨씬 더 어려울 수 있는데, 고관절 굴곡이 복강내압을 증가시키는 경향이 있기 때문이다.

할라아사나는 수행자가 얼마나 자유로이 호흡할 수 있는지를 가늠하는 데 아주 좋은 자세이다. 운동범위와 유연성을 통해 이 자세를 잡는 것은 횡격막과 장기를 자유롭게 하여 이동시킨 곳에 유지하고 편안하게 호흡하는 것과 전혀 별개이다.

카르나피다아사나 Karnapidasana

귀로 무릎 닿기 자세 *Ear-to-Knee Pose*

KAR–na–peed–AHS–anna

카르나(karna) = 귀; 피다나(pidana) = 조임, 압력

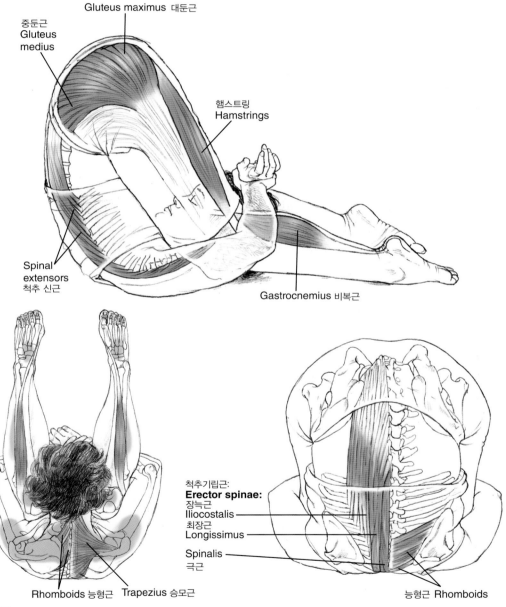

Gluteus maximus 대둔근

중둔근
Gluteus
medius

햄스트링
Hamstrings

Spinal
extensors
척추 신근

Gastrocnemius 비복근

Rhomboids 능형근 Trapezius 승모근

척추기립근:
Erector spinae:
장늑근
Iliocostalis
최장근
Longissimus

Spinalis
극근

능형근 Rhomboids

분류

대칭형의 바로 누워 전방 굴곡 전도 자세

관절 동작		
척추	**상지**	**하지**
굴곡	견갑골 외전 및 상방 회전, 어깨관절 굴곡, 팔꿈치관절 굴곡, 손 및 손가락 굴곡	천장관절 골반 숙이기, 고관절 굴곡, 슬관절 굴곡, 발목관절 족저 굴곡

근육 작용	
척추	
수동적 신장	
척추 신근	
상지	
단축성 수축	수동적 신장
팔꿈치관절의 굴곡: 상완이두근 손 붙잡기: 손과 손가락의 굴근	능형근, 승모근
하지	
수동적 신장	
대둔근	

지침

척추 신근이 모두 고르게 신장되어 열린 상태가 척추 전체에 걸쳐 분포하도록 한다. 팔이 머리 위로 움직이고 견갑골이 척추로부터 벌어질 때 체중 부하는 견갑골에서 흉추의 극돌기로 이동한다.

이 자세는 다리와 골반의 하중으로 인해 흉추와 경추를 과다 신장시켜 목과 등 상부의 취약한 근육에 압력이 가해질 수 있다.

이 자세에서는 사르반가아사나(242 및 245페이지)에서와 역으로 척추가 굴곡되고 견갑골이 외전된다는 점에서 어깨로 서기 자세와 반대이므로, 활성화되었던 근육이 이제는 신장된다. 그러나 너무 수동적으로 신장되면 근육이 과다 신장될 수 있다.

호흡

이 자세에서는 하체의 체중 부하가 최대로 굴곡되어 있는 몸통으로 가해지므로, 날숨이 기본적으로 전도된 자세에서 체중 부하에 의해 일어난다.

이 자세에서 근육이 긴장되어 있을 경우에는 관절과 근육이 충분히 유연할지라도 호흡이 억제된다. 이러한 제한으로 인해 곧 근육은 자신의 활동에 연료를 공급할 수 없는데, 이 시점에서는 아사나를 풀어줘야 한다.

자타라 파리브리티 Jathara Parivrtti

배 비틀기 Belly Twist

JAT–hara par–ee–VRIT–ti

자타라(jathara) = 위, 배, 복부, 장, 어떤 것의 내부; 파리브리티(parivrtti) = 회전시키기, 돌리기

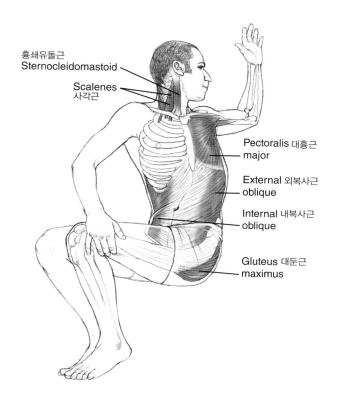

흉쇄유돌근
Sternocleidomastoid

Scalenes
사각근

Pectoralis 대흉근
major

External 외복사근
oblique

Internal 내복사근
oblique

Gluteus 대둔근
maximus

분류

비대칭형의 바로 누워 몸통 비틀기 자세

관절 동작			
척추	**상지**		**하지**
	다리 반대 측 팔	다리 붙잡는 팔	
회전	견갑골 내전, 어깨관절 외전 및 외회전, 팔꿈치관절 굴곡	견갑골 외전, 어깨관절 외전 및 내회전, 팔꿈치관절 굴곡	고관절 굴곡, 슬관절 굴곡

근육 작용
척추
수동적 신장
외복사근, 늑간근, 횡돌극근(위쪽 다리 측); 내복사근, 늑간근, 척추기립근의 사근(아래쪽 다리 측)
상지
수동적 신장
대/소흉근, 오훼완근, 광배근(다리 반대 측 팔)
하지
수동적 신장
대/중/소둔근, 이상근, 상/하쌍자근, 내폐쇄근(위쪽 다리 측)

지침

이 자세에서 비틀기가 척추 전체에 고르게 분포되도록 하려면 척추의 중립을 유지해야 한다. 이는 양 무릎을 구부린 상태에서 어려운데, 요추 굴곡으로 움직여 회전을 심화시키기가 훨씬 더 쉽기 때문이다. 그러나 이렇게 하면 요추 추골 및 추간판에 과도한 압력이 가해질 수 있다. 척추에 균형 잡힌 가동성이 결여되어 있을 경우에는 11번 및 12번 흉추 사이 추간판 또는 어깨관절의 앞쪽과 같은 취약한 부위에 과도한 힘이 쏠릴 수 있다.

호흡

몸은 바닥이 지지하고 주요 작용은 중력이 제공하기 때문에, 자타라 파리브리티에서는 호흡 및 자세 근육이 자유로이 이완된다. 그러므로 호흡을 다양한 방식으로 전환하여 특정한 효과를 볼 수 있다. 예를 들어 호흡 운동을 복부로 가져가면 복벽과 골반저에서 긴장을 풀어주고, 요추 부위에서 외인성 근육 긴장의 감소에 도움이 된다. 들숨 중 복벽을 죄는 반대의 패턴은 횡격막의 작용을 흉부 구조물로 돌려 늑추관절을 가동화한다. 앉아서 비틀기를 해도 비슷한 효과를 볼 수 있다(제7장의 202페이지에 소개된 아르다 마첸드라아사나에 관한 설명 참조).

자타라 파리브리티 응용자세

다리를 신전시킨 자세 With Legs Extended

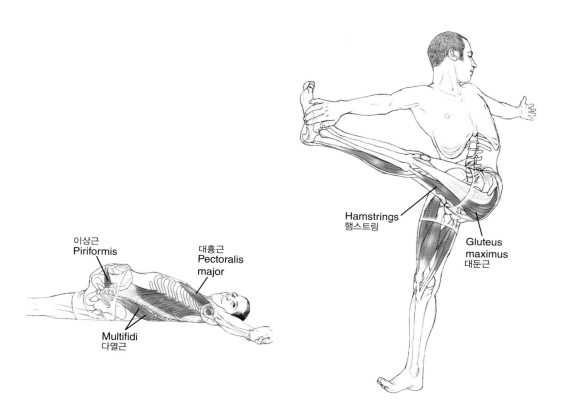

이상근
Piriformis

대흉근
Pectoralis
major

Multifidi
다열근

Hamstrings
햄스트링

Gluteus
maximus
대둔근

지침

이 응용자세에서는 위쪽 다리의 햄스트링이 신장되는데, 이 근육이 긴장되어 있으면 척추 굴곡을 촉진할 수 있다. 아래쪽 다리의 햄스트링이 활성화되고 신근 작용을 통해 척추 굴곡에 대항하도록 돕는다.

아래쪽 다리를 신전시킨 상태에서는 위쪽 다리의 내전과 아마도 내회전이 더 일어나고, 이는 장경인대, 소/중/대둔근, 이상근, 상/하쌍자근과 내폐쇄근의 길이를 증가시킨다.

마츠야아사나 Matsyasana
물고기 자세 *Fish Pose*
mots–YAHS–anna

마츠야(matsya) = 물고기

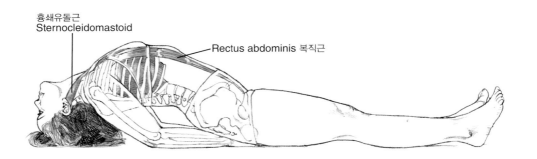

흉쇄유돌근
Sternocleidomastoid

Rectus abdominis 복직근

분류

대칭형의 바로 누워 후방 굴곡 자세

관절 동작		
척추	**상지**	**하지**
신전	견갑골 하방 회전 및 내전, 어깨관절 신전 및 내전, 팔꿈치관절 굴곡, 전완 회내	고관절 굴곡 및 내전, 슬관절 신전

근육 작용	
척추	
단축성 수축	신장성 수축
신전으로 바닥에서 척추 들어 올리기: 척추 신근 척추의 신전(과 고관절의 굴곡): 대요근	경추와 요추의 과신전에 대한 저항: 전방 목 근육, 소요근, 복근
상지	
단축성 수축	수동적 신장
어깨관절의 안정화: 회전근개 어깨관절에서 팔의 내회전, 신전 및 내전: 광배근 어깨관절의 신전과 손을 바닥으로 누르기: 상완삼두근 견갑골의 내전: 승모근, 능형근 손을 바닥 쪽으로 돌리기: 방형회내근, 원회내근	오훼완근, 대/소흉근
하지	
단축성 수축	
고관절의 굴곡(과 척추의 신전): 대요근, 장골근 다리의 접지: 햄스트링 고관절의 굴곡과 슬관절의 신전: 대퇴사두근	

지침

이 자세는 척추 신근(척추의 앞쪽에 있는 대요근을 포함해)을 사용하거나 팔꿈치로 지지하는 데 집중하면서 수행할 수 있다. 팔꿈치의 지지를 이용하면 몸통 근육의 작용이 줄며 아마도 호흡이 더 쉽고 흉곽이 보다 확장될 것이다.

척추를 신전시키는 근육에 집중하면서 이 자세를 수행하면 팔을 바닥에서 들어 올릴 때 목을 더 잘 보호한다. 또한 이 자세는 척추 밑에 블록을 받치거나 밧다 코나아사나(196페이지) 또는 파드마아사나(179페이지)에 서처럼 발을 위치시켜 수행할 수도 있다.

이 자세는 고관절 굴곡과 척추 신전에 모두 대요근이 역할을 한다는 사실을 아주 잘 드러내는 자세이다.

이 자세는 살람바 사르반가아사나(242페이지)에 대한 즉각적인 역자세로 자주 사용되는데, 경추의 자세를 극단적인 굴곡에서 극단적인 신전으로 역전시키기 때문이다. 그러나 하나의 정적 극단에서 다른 극단으로 가는 것이 살람바 사르반가아사나의 스트레스를 보상하는 가장 유익한 방법은 아닐 수도 있다. 보다 동적인 접근법은 부장가아사나(bhujangasana, 264페이지)로 이어지는 단순한 빈야사를 통해 목의 움직임을 점진적으로 역전시키는 방법일 것이다.

호흡

마츠야아사나에서 가슴은 확장되나, 보다 어려운 자세에서 팔의 지지를 받는 우르드바 다누라아사나(urdhva dhanurasana, 301페이지)에서처럼 최대로 확장되지는 않는다. 그 결과 팔을 지레로 사용해 들숨 작용이 흉곽을 더욱 확장시킬 여지가 여전히 있다.

보다 진정시키는 효과를 얻기 위해서는(특히 마츠야아사나를 역자세로 사용할 경우에는) 부드러운 복식호흡에 초점을 두면 아주 유용할 수 있다.

마츠야아사나 응용자세
팔과 다리를 들어 올린 자세 With Arms and Legs Lifted

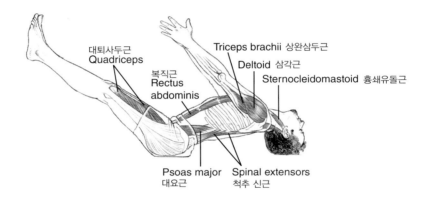

대퇴사두근 Quadriceps
Triceps brachii 상완삼두근
복직근 Rectus abdominis
Deltoid 삼각근
Sternocleidomastoid 흉쇄유돌근
Psoas major 대요근
Spinal extensors 척추 신근

지침

다리를 바닥에서 들어 올리면 다리에서 작용이 크게 증가하며, 특히 대요근, 장골근과 대퇴직근이 그렇다.

팔의 자세가 변화하므로 오훼완근은 더 이상 신장되지 않고 이제 팔을 굴곡시키고 내전시키는 작용을 하며, 흉근과 전삼각근도 마찬가지이다. 전거근이 동원되어 견갑골을 외전시키며, 상완삼두근이 팔꿈치를 신전시킨다.

아난타아사나 Anantasana

누운 비슈누 소파 자세 Reclining Vishnu Couch Pose

anan-TAHS-anna

아난타(ananta) = 끝없는, 영원한(anta = 끝, an = ~이 없는)

아난타는 비슈누 신이 소파처럼 기대는 신화 속의 뱀에 붙여진 이름이기도 하다.

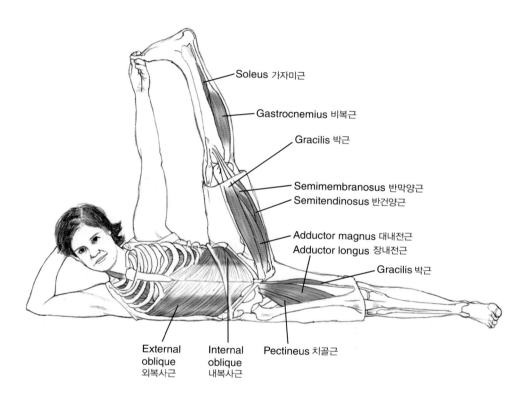

Soleus 가자미근

Gastrocnemius 비복근

Gracilis 박근

Semimembranosus 반막양근
Semitendinosus 반건양근

Adductor magnus 대내전근
Adductor longus 장내전근

Gracilis 박근

External
oblique
외복사근

Internal
oblique
내복사근

Pectineus 치골근

분류

비대칭형의 옆으로 누워 균형 잡는 자세

관절 동작				
척추	상지		하지	
	위쪽 팔	아래쪽 팔	위쪽 다리	아래쪽 다리
측면 굴곡	어깨관절 외전, 팔꿈치 관절 신전	견갑골 상방 회전 및 상승, 어깨관절 굴곡, 팔꿈치관절 굴곡	고관절 굴곡, 외전 및 외회전; 슬관절 신전	고관절 중립 신전, 슬관절 신전

근육 작용		
척추		
단축성 수축	신장성 수축	수동적 신장
측면 굴곡: 척추 신근, 내/외복사근, 요방형근(위쪽 측면)	척추 만곡의 안정화: 척추 신근, 내/외복사근(아래쪽 측면)	요방형근(아래쪽 측면)
하지		
위쪽 다리		아래쪽 다리
단축성 수축	수동적 신장	단축성 수축
외회전과 외전: 중/소둔근(후방 섬유), 이상근, 내폐쇄근, 상/하쌍자근 고관절의 굴곡: 대요근, 장골근 고관절의 굴곡과 슬관절의 신전: 대퇴사두근	햄스트링, 대내전근, 비복근, 가자미근	고관절 굴곡에 대한 저항: 햄스트링 안정성을 위해 하퇴부를 바닥으로 누르기: 중/소둔근

지침

다리를 들어 올리면 골반과 하체가 흔히 뒤로 돌아간다. 여기서 어려운 점은 척추 회전을 통해서보다는 고관절의 외전근 및 외회전근을 통해서 균형을 잡는 움직임을 취하는 것이다.

호흡

진정으로 옆으로 누운 자세는 몇 안 되는데, 아난타아사나는 그 중 하나이다. 옆으로 누운 자세에서는 바닥에 가까운 횡격막의 돔이 두측으로(머리 쪽으로) 이동하는 반면 반대쪽 돔은 미측으로(꼬리 쪽으로) 이동한다. 이러한 현상은 주로 중력이 복강 장기에 미치는 영향 때문에 일어나는데, 이들 장기는 바닥으로 밀리고 횡격막도 딸려간다. 아울러 바닥에 가까운 폐(아래쪽 폐)는 더 지지를 받게 되고 그 조직이 보다 유연해지는데, 이는 아래쪽 폐가 기계적 장력을 덜 받고 횡격막의 작용에 더 쉽게 반응한다는 의미이다.

이러한 호흡 메커니즘의 비대칭을 의식적으로 조장하면 고질적인 호흡 습관을 타파하는 데 유용할 수 있다. 예를 들어 이 자세는 몸의 한쪽 측면으로만 누워 자는 습관이 있어 이를 고치고자 하는 사람들에게 유익할 수 있다.

CHAPTER 10
엎드려 누운 자세

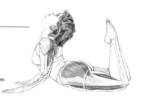

PRONE POSES

엎드려 누운 자세(prone pose)는 '얼굴을 아래로 향해 누운 자세'를 의미한다. 이는 모든 사람이 태어날 때 유지할 수 있는 자세이나, 성인은 흔히 불편함을 느낀다. 때로 그러한 불편은 목과 등 상부에서 움직임이 제한되어 머리를 측면으로 돌리기가 어려워지기 때문에 생긴다. 또한 이 자세는 숨 막히는 느낌이 들 수도 있는데, 복부의 움직임이 체중에 의해 억제되고 편하게 호흡하기 위해서는 신체의 뒤쪽이 더 가동적이어야 하기 때문이다.

일부 사람들에게는 이 자세가 무릎을 꿇는 것보다 한층 더 굴복을 함축한다. 많은 종교적 전통에서 신체의 전면 전체를 바닥에 대는 것은 완전한 굴복으로 알려져 있다.

다른 일부에게는 이 자세가 바로 누운 자세보다 더 안전하다고 느껴지는데, 취약한 앞쪽 신체 및 장기가 보다 보호를 받기 때문이다.

엎드려 누운 자세에서 가장 쉬운 동작은 척추와 사지의 신전이며, 이러한 동작은 신체의 후방 근육조직을 사용한다. 이 때문에 등을 강화하는 많은 운동이 이 자세에서 시작된다. 이 자세에서 무게중심은 바닥에 가깝지만, 신체를 바닥에서 반대쪽으로 들어 올리는 데 노력이 요구되기 때문에 여기서 발전하는 자세들은 거의 브라마나(50페이지 참조)이다.

부장가아사나 Bhujangasana

코브라 자세 Cobra Pose

boo–jang–GAHS–anna

부장가(bhujanga) = 뱀(bhuja = 팔 또는 어깨; anga = 사지)

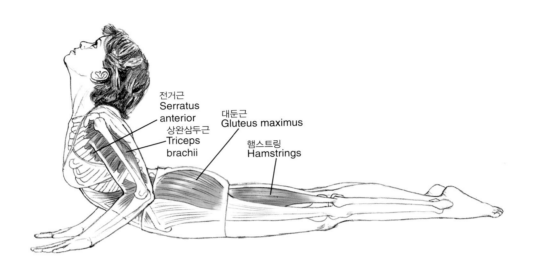

전거근
Serratus
anterior
상완삼두근
Triceps
brachii

대둔근
Gluteus maximus

햄스트링
Hamstrings

분류

대칭형의 엎드려 누워 후방 굴곡 자세

관절 동작		
척추	**상지**	**하지**
신전	팔꿈치관절 신전, 전완 회내	천장관절 골반 들기, 고관절 신전 및 내전, 슬관절 신전, 발목관절 족저굴곡

근육 작용	

척추

단축성 수축	신장성 수축
척추의 신전: 척추 신근 흉추의 신전과 밑에 있는 일부 척추 신근과의 협력: 상후거근 (serratus posterior superior)	요추의 과도한 움직임 방지: 소요근, 복근

상지

단축성 수축
흉곽 위에서 견갑골의 안정화와 팔의 밀기를 쇄골로 전달하기: 전거근 어깨관절의 안정화: 회전근개 팔꿈치관절의 신전: 상완삼두근 전완의 회내: 방형회내근, 원회내근

하지

단축성 수축
고관절의 신전, 내전 및 내회전: 햄스트링, 대내전근 슬관절의 신전: 광근 발목관절의 족저굴곡: 가자미근

지침

이 자세에서는 등에서 척추 신전 작용을 하는 심층 내재근을 동원하는 것이 중요하다. 광배근과 기타 천층 근육을 사용하면 견갑골과 흉곽에 영향을 미치고 늑골의 움직임을 억제해 호흡을 방해한다.

이 자세에서 전거근은 팔의 밀기에 대항해 견갑골을 중립 위치로 유지하기 위해 활성화된다. 팔을 밀 때 어깨는 상승하지 않지만 척추는 들린다.

광배근은 척추 신근으로 유용하지 않은데, 등 상부의 굴곡과 팔의 내회전을 일으키기 때문이다.

코브라 자세에서 다리는 수동적이어야 한다고 생각하는 사람이 많으나, 관절의 정렬을 유지하기 위해서는 다리의 수많은 작용이 요구된다. 햄스트링, 특히 반건양근과 반막양근은 고관절을 신전시키고 내전과 내회전을 유지한다. 또한 대내전근의 신근 부분은 대둔근의 심부 내측 섬유와 함께 다리를 외회전시키지 않으면서 고관절을 신전시킨다. 외측광근, 내측광근과 중간광근은 슬관절을 신전시키는 작용을 한다. 내측 햄스트링이 약화되어 있으면 대둔근이 고관절 신전에서 자신의 몫 이상을 수행할 수 있으며, 이 경우에 다리는 외회전 또는 외전이나 이 둘을 모두 일으킨다.

전완의 회내근이 약화되어 있거나 회외근(또는 골간막[interosseus membrane])이 단축되어 있으면 팔꿈치가 몸의 양옆으로 벌어지고 팔꿈치관절과 어깨관절에 모두 영향을 미친다. 팔을 통해 척추로 동작이 가장 잘 정렬되어 일어나기 위해서는 전완이 서로 평행을 유지해야 한다.

호흡

표준 지침은 후방 굴곡으로 들어가면서 숨을 들이쉬라는 것이지만, 날숨 시에 이러한 기초적인 후방 굴곡으로 들어가면 아주 유용할 수 있다. 복식호흡 패턴이 습관화된 많은 사람에서 들숨은 사실 흉추 신전과 흉곽 확장을 제한한다(이는 복식호흡이 횡격막이 수축하면서 늑골의 움직임을 제한해 이루어지기 때문이다).

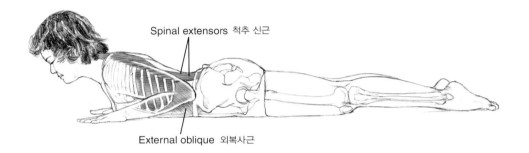

Spinal extensors 척추 신근

External oblique 외복사근

부장가아사나 응용자세
무릎을 구부린 자세 *With Knees Flexed*

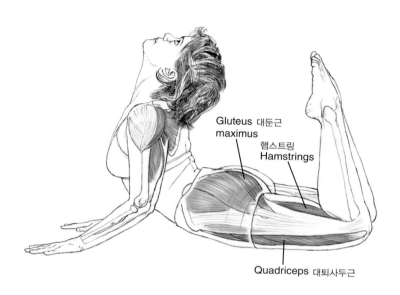

Gluteus 대둔근
maximus

햄스트링
Hamstrings

Quadriceps 대퇴사두근

지침

이 자세에서는 햄스트링이 고관절 신전과 슬관절 굴곡이란 2가지 동작에 모두 사용된다. 이러한 다리 자세로 인해 햄스트링의 작용 길이가 매우 짧으며, 이로 인해 근육이 경련을 일으킬 가능성이 크게 증가한다.

또한 이 자세에서는 대둔근의 바깥쪽 섬유가 활성화되어 고관절 신전을 도울 가능성이 증가하며, 이는 다시 다리를 외회전시키고 외전시킬 것이다. 흔히 슬관절이 신전되어 있을 때 다리의 내전과 평행을 유지할 수 있는 수련생은 슬관절이 굴곡되어 있을 때 이의 유지가 훨씬 더 어려울 것이다. 이 자세에서는 대퇴사두근이 모두 신장되며, 대퇴직근의 운동범위가 슬관절 굴곡의 운동범위도 제한할 수 있다.

다누라아사나 Dhanurasana

활 *자세 Bow Pose*

don–your–AHS–anna

다누(dhanu) = 활

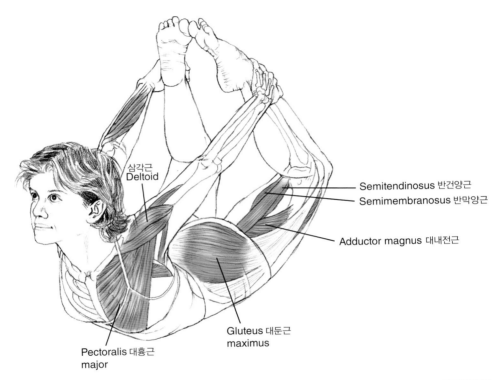

삼각근
Deltoid

Semitendinosus 반건양근
Semimembranosus 반막양근

Adductor magnus 대내전근

Gluteus 대둔근
maximus

Pectoralis 대흉근
major

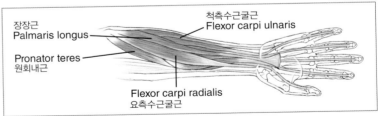

장장근
Palmaris longus

Pronator teres
원회내근

척측수근굴근
Flexor carpi ulnaris

Flexor carpi radialis
요측수근굴근

분류

대칭형의 엎드려 누워 후방 굴곡 자세

관절 동작		
척추	상지	하지
신전	견갑골 내전; 어깨관절 내회전, 신전 및 내전; 팔꿈치관절 신전; 전완 회내; 손가락 및 손 굴곡	천장관절 골반 들기, 고관절 신전 및 내전, 슬관절 굴곡, 발목관절 족저굴곡

근육 작용	
척추	
단축성 수축	신장성 수축
척추의 신전: 척추 신근	요추의 과도한 움직임 방지: 소요근, 복근
상지	
단축성 수축	신장성 수축
견갑골의 내전: 능형근 어깨관절의 안정화: 회전근개 어깨관절의 신전: 후삼각근, 대원근, 상완삼두근 전완의 회내: 방형회내근, 원회내근	팔의 견갑골 당김에 대한 저항: 대/소흉근, 오훼완근, 전삼각근
하지	
단축성 수축	
고관절의 신전, 내전 및 내회전과 슬관절의 굴곡: 햄스트링, 대내전근, 대둔근 발목관절의 족저굴곡: 가자미근	

지침

이 자세에서는 어깨관절의 앞쪽이 구조적으로 취약하다. 견갑골이 내전 및 상승 방향으로 움직이지 않으면 전방 어깨관절에 지나친 압력이 가해져 견갑하근이 과도하게 움직이거나 관절낭이 손상을 입을 수 있다. 이는 잠근 자세이기 때문에 이들 취약한 관절에 가해지는 압력이 더 크다.

이 자세는 서로 다른 동작을 강조함으로써 다양한 방식으로 수행할 수 있다. 즉 척추의 동작을 심화시키거나, 고관절 신전을 증가시키거나, 혹은 슬관절 신전을 이용하여 척추 및 고관절 신전을 심화시켜 수행하는 방식이 있다. 햄스트링이나 대퇴사두근 중 어느 근육이 더 활성화되느냐에 따라 고관절과 슬관절 간 동작의 균형에 영향을 미치게 된다. 이 자세는 손으로 발목을 붙잡는 잠근 자세이기 때문에 무릎에 지나친 압력이 가해질 가능성도 있다. 그러므로 엉덩이에서 다리의 정렬과 발의 활성화가 무릎의 통합성을 유지하는 데 중요하다.

호흡

이 자세에서는 숨을 들이쉴 때마다 배를 바닥으로 밀게 되어 몸통이 앞뒤로 흔들리는 경우가 흔하다. 이러한 들숨을 이미 확장된 가슴 부위로 돌려 몸통이 흔들리지 않게 수행하는 것도 흥미롭다.

살라바아사나 Salabhasana

메뚜기 자세 Locust Pose

sha–la–BAHS–anna

살라바(salabha) = 메뚜기

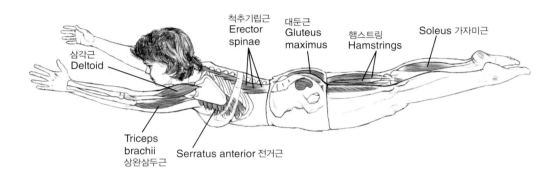

삼각근
Deltoid

척추기립근
Erector
spinae

대둔근
Gluteus
maximus

햄스트링
Hamstrings

Soleus 가자미근

Triceps
brachii
상완삼두근

Serratus anterior 전거근

분류

대칭형의 엎드려 누워 후방 굴곡 자세

관절 동작		
척추	**상지**	**하지**
신전	견갑골 상방 회전, 상승 및 외전; 어깨 관절 굴곡; 팔꿈치관절 신전	천장관절 골반 들기, 고관절 신전 및 내전, 슬관절 신전, 발목관절 족저굴곡

근육 작용

척추

단축성 수축

척추의 신전: 척추 신근

상지

단축성 수축

견갑골의 상방 회전 및 상승: 전거근
어깨관절의 안정화: 회전근개
어깨관절의 굴곡: 전삼각근, 상완이두근(장두)
팔꿈치관절의 신전: 상완삼두근
전완의 회내: 방형회내근, 원회내근

하지

단축성 수축

고관절의 신전, 내전 및 내회전: 햄스트링, 대내전근, 대둔근
슬관절의 신전: 광근
발목관절의 족저굴곡: 가자미근

지침

척추가 신전된 상태에서 이러한 중력과의 관계 속에 팔을 들어 올리는 것은 어려울 수 있다. 광배근을 사용하여(심층의 척추 내재근 대신) 척추를 신전시키면 이 근육이 팔의 움직임을 억제할 것이다.

이와 같은 다리 자세는 내전근, 내회전근과 고관절 신근 사이의 복잡한 상호작용을 이용한다. 이는 이 자세에서 몸을 들어 올리고 지지하는 많은 근육 작용이 기타 작용을 일으키고, 그러한 기타 작용은 대립근(opposing muscle)이나 협력근(synergistic muscle)에 의해 중화되어야 하기 때문이다. 예를 들어 강력한 고관절 신근인 대둔근은 다리를 외회전시키기도 하기 때문에 고관절 신전에 가급적 햄스트링을 사용하는 것이 좋다. 사람들은 시작하는 수준 그리고 강함과 약함 및 유연과 긴장의 기존 패턴에 따라 우선사항, 즉 과제가 다를 것이다.

호흡

흔들 것인가, 흔들지 않을 것인가? 이 자세에서 체중 부하는 모두 배에 실린다. 자세를 유지하면서 여러 번 호흡을 해보면, 주요 호흡 패턴이 복식호흡인 경우에 횡격막의 작용으로 몸이 앞뒤로 흔들린다. 흥미로운 도전은 이러한 흔들림을 막는 것인데, 그렇게 하려면 흉부 구조물과 횡격막을 이완시켜 복부가 바닥으로 미는 것이 아니라 바닥이 복부로 밀도록 해야 한다.

비파리타 살라바아사나 Viparita Salabhasana
완전한 메뚜기 자세 *Full Locust Pose*
vip–par–ee–tah sha–la–BAHS–anna

비파리타(viparita) = 뒤집힌, 전도된; 살라바(salabha) = 메뚜기

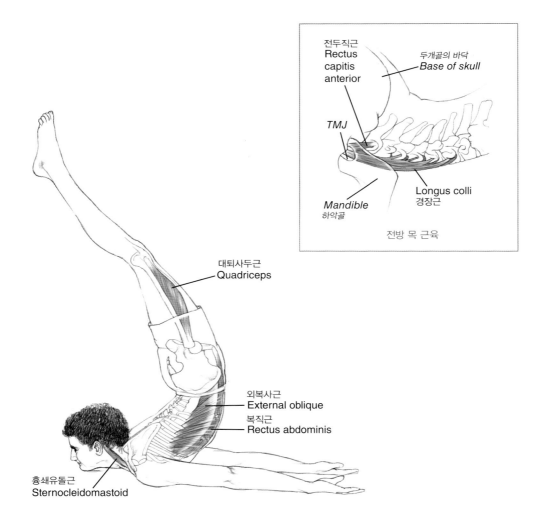

전두직근
Rectus
capitis
anterior

두개골의 바닥
Base of skull

TMJ

Longus colli
경장근

Mandible
하악골

전방 목 근육

대퇴사두근
Quadriceps

외복사근
External oblique

복직근
Rectus abdominis

흉쇄유돌근
Sternocleidomastoid

분류

대칭형의 엎드려 누워 후방 굴곡 자세

관절 동작		
척추	**상지**	**하지**
신전	견갑골 하방 회전, 상승 및 외전; 어깨 관절 내회전, 굴곡 및 내전; 팔꿈치관절 신전	천장관절 골반 들기, 고관절 신전 및 내전, 슬관절 신전, 발목관절 족저굴곡
근육 작용		
척추		

신장성 수축

골반과 다리가 바닥으로 처지지 않도록 하기: 복근, 소요근
경추의 과도한 움직임 방지: 전방 목 근육

상지

단축성 수축

어깨관절의 안정화: 회전근개
견갑골의 외전: 전거근
어깨관절의 굴곡과 체중 들어 올리기: 대흉근, 전삼각근, 상완이두근, 오훼완근

하지

신장성 수축

다리가 머리 뒤로 처지지 않도록 하기: 대요근, 광근

지침

이 자세로 들어가는 데 요구되는 작용은 이 자세를 유지하는 데 요구되는 작용과 거의 완전히 반대이다. 체중을 들어 올려 척추를 신전시키려면 팔과 척추 신근의 강하고도 통합된 작용이 요구된다. 일단 몸이 수직 위치를 지나면, 중력이 체중을 당겨 신전시키므로 몸통 굴근이 작용하여 과신전을 막아야 한다. 근력 및 유연성 면에서 신근 및 굴근군의 균형에 따라, 사람들 중 일부는 완전한 메뚜기 자세를 잡지만 유지하는 능력은 없을 수도 있는 반면, 다른 일부는 스스로 자세를 잡지 못하지만 도움을 받아 자세를 잡으면 유지하는 능력은 있을 수도 있다.

호흡

후방 굴곡으로 들어가면서 숨을 들이쉬라는 표준 지침은 여기서 역효과를 낳을 수 있다. 왜냐하면 횡격막의 강한 수축이 흉곽의 바닥과 요추를 중심건 쪽으로 당기기 때문이다. 이는 몸의 깊은 전방 라인에서 일어나는 신장에 상당한 저항을 초래할 수 있다. 몸을 들어 올려 자세를 잡으면서 숨을 내쉬는 것이 많은 사람에게 더 효과적이다.

이 자세를 유지하기 위해서는 복벽이 신장되고 아울러 활성화되어야 하는데, 이는 복식호흡 운동을 제한할 수 있다. 반면 팔을 바닥으로 미는 데 협력하는 근육의 작용은 흉식호흡 운동을 제한하는 경향이 있다. 또한 체중 부하로 목이 신전되면 기도에 저항이 가해질 수 있다. 물론 이 모두는 전도된 자세에서 일어난다. 요컨대 이는 호흡하기가 매우 어려운 자세이다. 작용의 효율성이 관건이다.

CHAPTER 11
팔로 지지한 자세

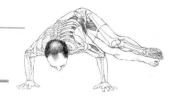

ARM SUPPORT POSES

인체의 상지와 하지는 확실히 비슷함에도 서로 다른 기능을 수행하도록 진화했다. 발, 무릎, 엉덩이와 골반의 구조를 보면 그들의 기능이 지지와 보행임을 알게 된다.

가동성이 뛰어난 구조물인 손, 팔꿈치와 견갑대는 내뻗고 붙잡도록 진화하였고 체중 지지에 대한 적합성은 덜 이상적이다. 실제로 손과 발 구조물에서 비율을 비교해보면 체중 지지와 관절 구조물 간에 반비례 관계가 성립한다는 사실을 알게 된다.

발에서 무겁고 치밀한 족근골(tarsal bone, 발목뼈)은 발 구조물 길이의 절반을 차지한다. 여기에 중족골(metatarsal bone, 발허리뼈)의 체중 지지 기능을 더하면 발 구조물의 4/5가 체중 지지에 기여하는 셈이다. 족지골(phalangeal bone, 발가락뼈)은 단지 발 전체 길이의 1/5만 차지한다.

이와 같은 비율은 손에서 완전히 반대로 나타난다. 여기서는 손 구조물 길이의 절반이 고도로 가동적인 수지골(phalangeal bone, 손가락뼈)로 이루어져 있다. 손의 중수골(metacarpal bone, 손허리뼈)도 매우 가동적이다(중족골에 비해). 반면 상대적으로 비가동적인 수근골(carpal bone, 손목뼈)은 단지 손 전체 길이의 1/5만 차지한다. 이는 팔을 지지하기 위해 중수골을 효과적으로 동원한다고 해도 여전히 체중 지지에 이용할 수 있는 손 구조물의 길이는 절반에 불과하다는 의미이다.

체중 지지 자세들에서 상지를 사용할 때에는 상지가 구조적으로 불리한 상태에 있어 준비와 수행에 각별한 주의가 요구된다는 사실을 고려해야 한다.

반면 시간을 가지고 손과 상지를 통해 지지하는 방법을 배우면 사람들이 책상 앞에 앉아 컴퓨터를 사용하면서 손, 팔, 어깨와 등 상부에 스트레스를 주는 생활방식에 훌륭한 회복 방안이 될 수 있다.

아도 무카 스바나아사나 Adho Mukha Svanasana

얼굴 아래로 향한 개 자세 Downward-Facing Dog Pose

AH-doh MOO-kah shvah-NAHS-anna

아도(adho) = 아래로; 무카(mukha) = 얼굴; 스바나(shvana) = 개

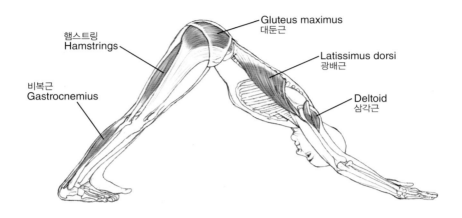

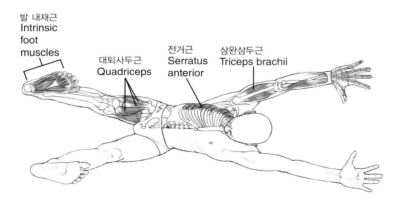

분류

대칭형의 팔로 지지하는 전도 자세

관절 동작		
척추	상지	하지
중립	견갑골 상방 회전 및 상승, 어깨관절 굴곡, 팔꿈치관절 신전, 전완 회내, 손목 배측굴곡	천장관절 골반 숙이기, 고관절 굴곡, 슬관절 신전, 발목관절 족배굴곡

근육 작용

척추

척추의 중립 정렬을 유지하기 위한 단축성 및 신장성 수축의 보정: 척추 신근 및 굴근

상지

단축성 수축

흉곽 위에서 견갑골의 상방 회전 및 외전: 전거근
어깨관절의 안정화: 회전근개
어깨관절의 굴곡: 삼각근, 상완이두근(장두)
팔꿈치관절의 신전: 상완삼두근
전완의 회내: 방형회내근, 원회내근
손의 통합성 유지: 손목과 손의 내재근

하지

단축성 수축	신장성 수축
고관절의 내회전, 내전 및 고관절 소켓에서 대퇴골을 뒤로 이동시키기: 대내전근 슬관절의 신전: 슬관절근, 광근 발목관절의 족배굴곡을 억제하지 않으면서 족궁의 유지: 발의 내재근	고관절의 과다 관절 방지: 햄스트링

지침

이 자세로 운동하는 방법은 다양하다. 기본적으로 이 자세는 팔과 다리가 척추에 미치는 영향을 관찰할 수 있는 아주 좋은 기회이다.

척추가 중립 신전 또는 축성 신전 상태라고 가정하면 어깨관절과 고관절에서는 굴곡 그리고 팔꿈치관절과 슬관절에서는 신전이 있다.

광배근은 흔히 팔의 동작을 도우려 하나, 이 근육은 어깨를 하강 및 내회전시키고 이는 견봉돌기에서 충돌을 일으킬 수 있다.

회내근이 전완에서 활성화되나, 요골과 척골 사이에 회전이 부족하면 팔꿈치나 손목에서 과도한 관절 움직임 또는 어깨관절에서 팔의 내회전이 일어날 수 있다. 이들 부위는 모두 태양경배 자세에서 얼굴 아래로 향한 개 자세를 반복해서 취하는 빈야사 스타일의 요가를 수행하는 사람들이 흔히 손상을 일으키는 부위이다.

발과 다리에서처럼 손에서도 내재근의 작용이 팔 전체의 통합성에 필수적이다. 본질적으로 손은 그 수궁을 유지함으로써 가능한 한 발과 흡사하게 작용해야 한다.

호흡

호흡의 관점에서 보면 이는 전도 자세이다. 전도 자세에서는 자연히 횡격막이 두측으로 이동하기 때문에 복근의 날숨 작용이 아주 깊을 수 있다. 들숨을 시작할 때 하복부의 작용을 유지하면(물라 반다) 흉부 구조물의 가동화가 촉진되는데, 이는 팔로 지지하는 자세에서 매우 어려울 수 있다.

우르드바 무카 스바나아사나 Urdhva Mukha Svanasana

얼굴 위로 향한 개 자세 Upward-Facing Dog Pose

OORD–vah MOO–kah shvah–NAHS–anna

우르드바(urdhva) = 오르거나 위로 향하는, 올린, 상승된; 무카(mukha) = 얼굴; 스바나(shvana) = 개

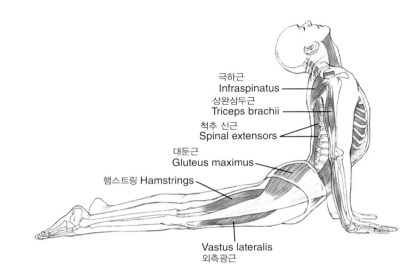

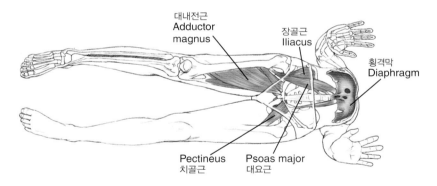

분류

대칭형의 팔로 지지하는 후방 굴곡 자세

관절 동작		
척추	상지	하지
신전	어깨관절 신전 및 내전, 팔꿈치관절 신전, 전완 회내	천장관절 골반 들기, 고관절 신전 및 내전, 슬관절 신전, 발목관절 족저굴곡

근육 작용	
척추	
단축성 수축	신장성 수축
척추, 특히 흉추 만곡의 신전: 척추 신근	요추의 과도한 움직임 방지: 소요근, 복근 머리가 신전되면서 경추의 과신전에 대한 저항: 전방 목 근육
상지	
단축성 수축	
흉곽 위에서 견갑골의 안정화와 팔의 밀기를 쇄골로 전달하기: 전거근 어깨관절의 안정화: 회전근개 어깨관절의 신전: 후삼각근 어깨관절과 팔꿈치관절의 신전: 상완삼두근 전완의 회내: 방형회내근, 원회내근	
하지	
단축성 수축	
고관절의 신전, 내전 및 내회전: 햄스트링, 대내전근 슬관절의 신전: 슬관절근, 광근 발목관절의 족저굴곡: 가자미근	

지침

목표가 신전을 척추 전체에 걸쳐 분배하는 것이라면 동작이 흉추 부위에서 더 일어나고 요추 및 경추 부위에서 덜 일어나야 할 것이다. 이는 흉추에서 신근의 단축성 작용과 경추 및 요추에서 굴근의 신장성 작용을 요한다.

광배근은 이 자세에서 그리 도움이 되지 않는데, 이 근육은 견갑골을 흉곽에 고정시키고 흉추의 신전을 억제할 수 있기 때문이다. 또한 광배근은 상완골의 내회전과 견갑골의 하방 회전을 일으키며, 이는 위 자세의 동작과 반대되는 것이다.

제한이 어디에 있느냐에 따라 상완골은 내회전이나 외회전으로 당겨질 수 있다.

전완의 회내근과 손의 내재근이 압력을 손 전체로 분산시켜 손 뒤꿈치를 보호하고 손목에서 압력을 감소시킨다.

호흡

이 자세는 흔히 숨을 내쉬면서 수행하는 얼굴 아래로 향한 개 자세의 역자세이므로 들숨의 확장 작용과 관련이 있다. 이 자세를 유지하면서 여러 번 호흡을 하면 들숨 작용은 흉추의 신전을 심화시킬 수 있는 반면 날숨 작용은 요추 및 경추 만곡의 안정화에 도움이 될 수 있다.

아도 무카 브릭샤아사나 Adho Mukha Vrksasana

얼굴 아래로 향한 나무 자세 Downward-Facing Tree Pose

AH-doh MOO-kah vrik-SHAHS-anna

아도(adho) = 아래로; 무카(mukha) = 얼굴; 브릭샤(vrksa) = 나무

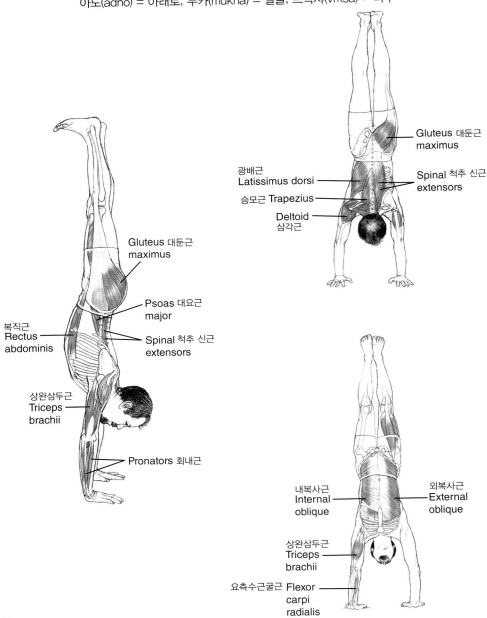

Gluteus 대둔근 maximus

광배근 Latissimus dorsi

Spinal 척추 신근 extensors

승모근 Trapezius

Deltoid 삼각근

Gluteus 대둔근 maximus

Psoas 대요근 major

복직근 Rectus abdominis

Spinal 척추 신근 extensors

상완삼두근 Triceps brachii

Pronators 회내근

내복사근 Internal oblique

외복사근 External oblique

상완삼두근 Triceps brachii

요측수근굴근 Flexor carpi radialis

분류

대칭형의 팔로 지지하며 균형 잡는 전도 자세

관절 동작		
척추	**상지**	**하지**
경추 신전, 약간의 흉추 및 요추 신전	견갑골 상방 회전 및 외전, 어깨관절 굴곡, 팔꿈치관절 신전, 전완 회내, 손목 배측굴곡	고관절 중립 신전 및 내전, 슬관절 신전, 발목관절 족배굴곡

근육 작용	
척추	
척추의 중립 정렬을 유지하기 위한 단축성 및 신장성 수축의 보정: 척추 신근 및 굴근	
상지	
단축성 수축	
흉곽 위에서 견갑골의 상방 회전 및 외전: 전거근 어깨관절의 안정화: 회전근개 어깨관절의 굴곡: 삼각근, 상완이두근(장두) 팔꿈치관절의 신전: 상완삼두근 전완의 회내: 방형회내근, 원회내근 손의 통합성 유지: 손목과 손의 내재근	
하지	
단축성 수축	신장성 수축
중립으로 다리의 신전, 내전 및 내회전: 햄스트링, 대내전근, 대둔근	다리가 뒤로 넘어가는 것에 대한 저항: 대요근, 장골근

지침

광배근이 긴장되어 있으면 팔의 굴곡과 견갑골의 상방 회전이 억제되고 대신 요추가 과신전될 수 있다.

손으로 체중 전체를 받치면서 균형을 잡는 상태에서 손의 통합성을 유지하기는 아주 어렵다. 그러나 이는 이 자세에서 필수적인데, 손목이나 손 뒤꿈치로 무너지면 수근관(carpal tunnel)과 여기를 지나가는 신경에 매우 위험하기 때문이다.

움직임이 과도한 수련생인 경우에 심부 내재근의 근력을 동원하는 것이 특히 중요하다. 그래야 자세가 경직되는 것이 아니라 안정적이면서도 유연하다. 다시 말해 자세를 호흡에 이용할 수 있다.

호흡

이 자세는 효과적으로 호흡하기가 가장 어려운 자세의 하나인데, 균형 잡기, 전도 및 강한 상체 작용의 어려움들 때문이다.

많은 사람이 이 자세에서 본능적으로 호흡을 멈춘다. 이는 부분적으로 두려움에서이긴 하지만 척추의 움직임을 안정화할 필요성 때문이기도 하다. 물론 이러한 균형을 몇 초 이상 유지하기 위해서는 호흡이 자세와 통합되어야 한다. 여기서 호흡은 꼭 깊고 완전한 호흡이어야 하는 것은 아니며, 중심부 근육조직이 균형을 잡거나 안정화하는 작용을 방해하지 않는 효율적인 호흡이면 된다.

차투랑가 단다아사나 Chaturanga Dandasana

사지 막대 자세 Four-Limbed Stick Pose

chaht–tour–ANG–ah dan–DAHS–anna

차투르(chatur) = 넷; 앙가(anga) = 사지; 단다(danda) = 막대기, 지팡이

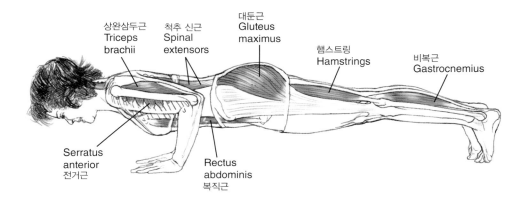

상완삼두근 Triceps brachii
척추 신근 Spinal extensors
대둔근 Gluteus maximus
햄스트링 Hamstrings
비복근 Gastrocnemius
Serratus anterior 전거근
Rectus abdominis 복직근

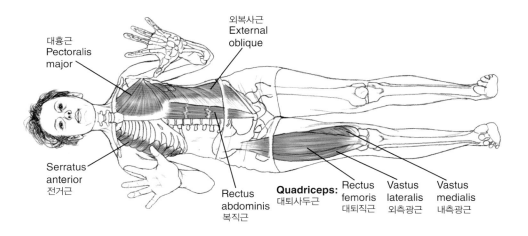

대흉근 Pectoralis major
외복사근 External oblique
Serratus anterior 전거근
Rectus abdominis 복직근
Quadriceps: 대퇴사두근
Rectus femoris 대퇴직근
Vastus lateralis 외측광근
Vastus medialis 내측광근

분류

대칭형의 팔로 지지하는 자세

관절 동작		
척추	상지	하지
중립	견갑골 외전, 팔꿈치관절 굴곡, 전완 회내, 손목 배측굴곡	고관절 중립 신전 및 내전, 슬관절 신전, 발목관절 족배굴곡
근육 작용		

척추

척추의 중립 정렬을 유지하기 위한 단축성 및 신장성 수축의 보정: 척추 신근 및 굴근

상지

단축성 수축	신장성 수축
견갑골 익상 현상(scapular winging, 견갑골이 날개처럼 들리는 현상)의 방지: 전거근 어깨관절의 안정화 및 보호: 회전근개, 삼각근 전완의 회내: 방형회내근, 원회내근 손의 통합성 유지: 손목과 손의 내재근	중력의 당김으로 인한 어깨관절의 신전에 대한 저항: 대/소흉근, 오훼완근 팔꿈치관절의 신전: 상완삼두근

하지

단축성 수축

고관절 중립 신전 및 내전의 유지: 햄스트링, 대내전근, 대둔근
고관절의 내전: 박근
슬관절의 신전: 슬관절근, 광근
발목관절의 족배굴곡: 전경골근
발가락으로 다리 하중의 지지: 발의 내/외재근

지침

이 자세에서 약화는 하체에서 고관절 굴곡과 함께 요추 과신전으로 나타날 수 있다. 이에 대항하기 위해서는 햄스트링의 고관절 신전 작용이 중요하다.

상체에서 상완삼두근과 전거근의 약화는 견갑골의 하방 회전과 대/소흉근의 과다 사용으로 나타날 수 있다.

광배근을 동원해 견갑골을 하강시키면 등에서 힘이 생기는 느낌이 들 수 있으나, 이는 요추의 과신전과 견갑골의 하방 회전을 촉진한다.

호흡

중력에 대해 이 자세를 유지하려면 팔 및 견갑대 근육과 함께 거의 모든 호흡 근육의 작용을 요한다. 이 정도의 근육 작용은 횡격막의 움직임에 강한 안정화 효과를 일으키므로, 횡격막은 상당한 저항에 대항해 작용한다. 이 자세에서 진전을 이루려면 근육 작용을 가능한 한 효율화해야 하며, 그러면 점점 더 오래 정렬과 부드러운 호흡을 모두 유지하는 능력을 얻게 된다.

바카아사나 Bakasana

까마귀 자세, 두루미 자세 Crow Pose, Crane Pose

bak–AHS–anna

바카(baka) = 까마귀, 두루미, 왜가리

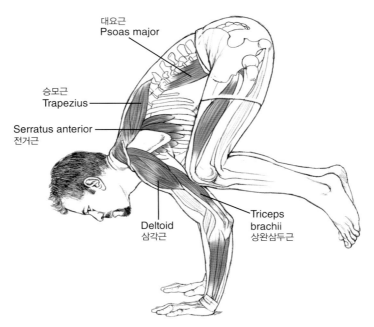

대요근
Psoas major

승모근
Trapezius

Serratus anterior
전거근

Deltoid
삼각근

Triceps
brachii
상완삼두근

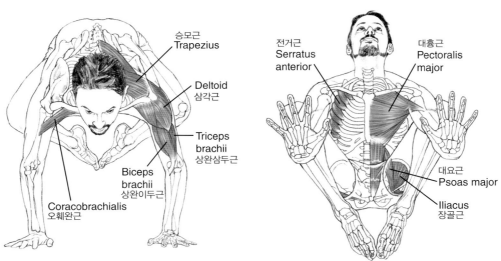

승모근
Trapezius

Deltoid
삼각근

Triceps
brachii
상완삼두근

Biceps
brachii
상완이두근

Coracobrachialis
오훼완근

전거근
Serratus
anterior

대흉근
Pectoralis
major

대요근
Psoas major

Iliacus
장골근

분류

대칭형의 팔로 지지하며 균형 잡는 자세

관절 동작		
척추	**상지**	**하지**
경추 신전, 흉추 및 요추 굴곡	견갑골 외전, 어깨관절 굴곡 및 내전, 팔꿈치관절 굴곡 후 신전으로 움직임, 전완 회내, 손목 배측굴곡	천장관절 골반 숙이기, 고관절 굴곡 및 내전, 슬관절 굴곡
근육 작용		
척추		

단축성 수축

경추의 신전: 후두직근, 상두사근
요추의 깊은 굴곡: 대요근(상부 섬유), 소요근, 복근, 골반저

상지

단축성 수축

견갑골의 외전: 전거근, 대/소흉근, 오훼완근
어깨관절의 안정화 및 보호: 회전근개, 삼각근
팔꿈치관절의 신전: 상완삼두근
전완의 회내: 방형회내근, 원회내근
손의 통합성 유지: 손목과 손의 내재근

하지

단축성 수축

고관절의 굴곡: 대요근, 장골근
고관절의 내전 및 굴곡: 치골근, 장/단내전근
슬관절의 굴곡: 하부 햄스트링

지침

새 자세들(까마귀, 독수리, 수탉, 공작 등)에서 공통 요소는 흉추의 굴곡, 견갑골의 외전과 경추의 신전이다. 이들 동작은 승모근을 동원하지 않으면서 경추를 신전시키기 위해 척추 근육의 정밀성과 근력을 요하는데, 승모근의 동원은 견갑골과 팔의 작용을 방해한다.

이 자세로 들어가기 위해 무릎이 처음에는 넓어지지만 다리의 최종 동작은 내전인데, 무릎을 상완의 측면 또는 외측 어깨로 갖다 대기 위함이다.

호흡

이 자세에서는 흉부가 굴곡 상태로 유지되기 때문에 흉곽에서 호흡운동이 최소화된다. 하복부도 깊은 복부 및 엉덩이 굴근의 작용으로 어느 정도 안정화되나, 상복부는 비교적 자유로이 움직인다.

파르스바 바카아사나 Parsva Bakasana

옆 까마귀 자세, 옆 두루미 자세 Side Crow Pose, Side Crane Pose

parsh–vah bak–AHS–anna

파르스바(parsva) = 옆; 바카(baka) = 까마귀, 두루미, 왜가리

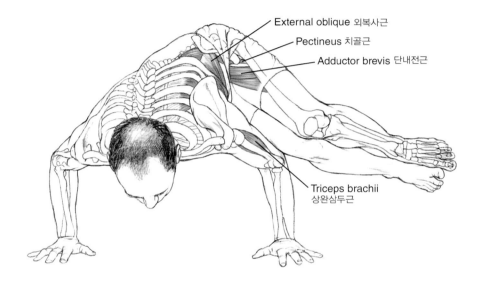

External oblique 외복사근

Pectineus 치골근

Adductor brevis 단내전근

Triceps brachii
상완삼두근

분류

비대칭형의 팔로 지지하며 몸통 비틀어 균형 잡는 자세

관절 동작		
척추	**상지**	**하지**
경추 신전, 척추 회전	견갑골 외전, 어깨관절 굴곡 및 내전, 팔꿈치관절 굴곡 후 신전으로 움직임, 전완 회내, 손목 배측굴곡	고관절 굴곡 및 내전, 슬관절 굴곡

근육 작용
척추
단축성 수축
경추의 신전: 후두직근, 상두사근 척추의 회전: 내복사근, 척추기립근(아래쪽 측면); 외복사근, 다열근, 회선근(위쪽 측면)
상지
단축성 수축
견갑골의 외전: 전거근, 대/소흉근, 오훼완근 어깨관절의 안정화 및 보호: 회전근개, 삼각근 팔꿈치관절의 신전: 상완삼두근 전완의 회내: 방형회내근, 원회내근 손의 통합성 유지: 손목과 손의 내재근
하지
단축성 수축
고관절의 굴곡: 대요근, 장골근 고관절의 내전 및 굴곡: 치골근, 장/단내전근

지침

회전된 이 자세에서 척추는 이전의 바카아사나에서보다 더 신전된다. 이 자세에서 무릎이 벌어지면 척추에서 보다 고관절에서 회전이 더 일어난다.

호흡

이 자세에서 호흡은 바카아사나의 경우와 비슷하나, 척추가 비틀어져 있기 때문에 훨씬 더 제한된다.

아스타바크라아사나 Astavakrasana

팔각 자세 Eight-Angle Pose

AHSH–tak–vah–KRAHS–anna

아스타(ashta) = 여덟; 바크라(vakra) = 구부러진, 휜, 굽은

아스타바크라(Astavakra)는 아주 박식한 현인으로, 그의 어머니가 임신 중 베다 암송(Vedic chanting) 수업에 다녔다. 어머니의 뱃속에 있는 동안 그는 자신의 아버지가 베다 기도문을 여덟 군데나 잘못 발음하는 것을 듣고 움찔하였으며, 그래서 몸의 여덟 곳이 굽은 채로 태어났다.

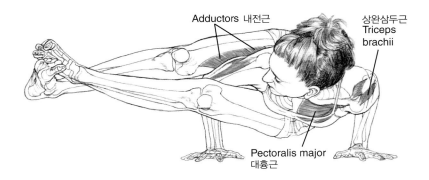

분류

비대칭형의 팔로 지지하며 몸통 비트는 자세

관절 동작		
척추	**상지**	**하지**
경추 신전, 척추 회전	견갑골 외전, 어깨관절 굴곡 및 내전, 팔꿈치관절 굴곡 후 신전으로 움직임, 전완 회내, 손목 배측굴곡	고관절 굴곡 및 내전, 슬관절 신전, 발목관절 족배굴곡, 발 외번
근육 작용		
척추		

단축성 수축

경추의 신전: 후두직근, 상두사근
척추의 회전: 내복사근, 척추기립근(아래쪽 측면); 외복사근, 다열근, 회선근(위쪽 측면)

단축성 수축

견갑골의 외전: 전거근, 대/소흉근, 오훼완근
어깨관절의 안정화 및 보호: 회전근개, 삼각근
팔꿈치관절의 신전: 상완삼두근
전완의 회내: 방형회내근, 원회내근
손의 통합성 유지: 손목과 손의 내재근

하지

단축성 수축

고관절의 굴곡: 대요근, 장골근
고관절의 내전 및 굴곡: 치골근, 장/단내전근
슬관절의 신전: 슬관절근, 광근
발목관절의 족배굴곡: 전경골근
발의 외반: 비골근

지침

이 자세는 이전의 파르스바 바카아사나와 동일한 척추 동작을 요한다. 하지만 아스타바크라아사나에서는 척추가 흔히 약간 더 신전되며(중립으로), 이에 따라 회전이 척추에 훨씬 더 고르게 분포될 수 있다.

이 자세에서는 발을 포개므로 다리의 대칭이 유지된다. 다리와 고관절에서 이러한 대칭은 회전이 척추에서 더 일어나고 고관절에서 덜 일어나야 한다는 것을 의미한다. 다리가 팔을 감싼 상태에서는 파르스바 바카아사나에서보다 비틀기가 덜 필요한데, 아래쪽 다리가 팔의 꼭대기로 움직일 필요가 없고 그 밑으로 머무르기 때문이다.

아르다 마첸드라아사나(202페이지)에서처럼, 척추가 회전하지 않으면 흉곽 위에서 견갑골의 과도한 움직임을 통해 잠재적으로 위험한 보상 비틀림이 일어날 수 있다.

또한 다리로 팔을 감싸면 상당히 안정적인 회전축이 생긴다. 이 자세에서 어려운 점은(파르스바 바카아사나를 할 수 있는 사람이라면) 근력보다는 균형 및 유연성과 더 관련이 있다. 이 자세에서 신전된 다리는 팔의 지지로 균형을 맞추는 것을 어렵게 할 수 있다.

호흡

체중을 들어 올려 상완으로 지지하는 파르스바 바카아사나에 비해 아스타바크라아사나에서는 하체의 하중을 상완의 지지에 매달리게 해야 한다. 어느 자세에서 호흡이 더 쉬운지를 알아보면 흥미로울 것이다. 어느 자세에서 에너지의 소모가 더 많거나 적은가, 또 어느 자세에서 횡격막의 움직임이 보다 자유로운가?

마유라아사나 Mayurasana

공작 자세 Peacock Pose

ma–your–AHS–anna

마유라(mayura) = 공작

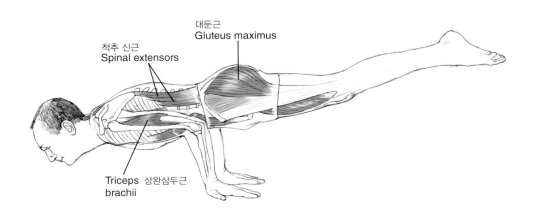

척추 신근
Spinal extensors

대둔근
Gluteus maximus

Triceps 상완삼두근
brachii

분류

대칭형의 팔로 지지하는 자세

관절 동작		
척추	**상지**	**하지**
경추 신전, 흉추 굴곡, 요추 신전	견갑골 외전, 어깨관절 내전, 팔꿈치관절 굴곡, 전완 회외, 손목 배측굴곡	고관절 신전 및 내전, 슬관절 신전, 발목관절 족저굴곡

근육 작용

척추

단축성 수축

경추의 신전: 후두직근, 상두사근
하부 흉추의 굴곡: 대요근(상부 섬유)
요추의 신전: 척추 신근(하부 섬유)

상지

단축성 수축	신장성 수축
견갑골의 외전: 전거근, 대/소흉근, 오훼완근 어깨관절의 안정화 및 보호: 회전근개, 삼각근 팔꿈치관절의 안정화: 상완이두근, 상완근 전완의 회외: 회외근 손의 통합성 유지: 손목과 손의 내재근	팔꿈치관절의 안정화: 상완삼두근

하지

단축성 수축

고관절의 신전, 내전 및 내회전: 햄스트링, 대내전근, 대둔근
슬관절의 신전: 슬관절근, 광근
발목관절의 족저굴곡: 가자미근

지침

기타 새 자세들(독수리, 까마귀, 수탉 등)에서처럼 마유라아사나도 흉추의 굴곡, 견갑골의 외전과 경추의 신전을 요한다. 전완이 회외된 상태에서 팔로 균형을 잡는 것은 이례적인 자세이다. 이러한 자세는 팔꿈치의 작용을 변화시키며, 상완이두근을 훨씬 더 많이 사용하게 한다.

다리의 자세를 파드마아사나(179페이지)에서처럼 잡는 마유라아사나의 응용자세는 일반적으로 하기가 더 쉬운데, 다리를 접어들임으로써 다리의 지레팔이 단축되기 때문이다.

호흡

복부에 가해지는 팔꿈치의 압력은 장기를 자극한다. 전통적으로 이러한 효과에는 유익한 점이 많은 것으로 생각되어 왔다. 모든 복근이 활성화되어 내장에 가해지는 팔꿈치의 압력에 저항한다. 복강 장기는 호흡 격막과 골반 격막에 의해 앞뒤로, 아울러 위아래로 강하게 조인다.

이 자세를 유지하기 위해 얼마나 많은 근육 에너지가 소모되는지와 이 자세가 허용하는 최소한의 호흡량을 고려한다면, 호흡을 몇 차례 이상 하면서 자세를 유지하는 경우는 당연히 드물다. 호흡량이 제한된 폐는 도저히 그 정도의 근육 작용에 충분한 산소를 공급할 수 없다.

핀차 마유라아사나 Pincha Mayurasana

깃털 편 공작 자세 Feathered Peacock Pose

pin—cha ma—your—AHS—anna

핀차(pincha) = 꼬리 깃털; 마유라(mayura) = 공작

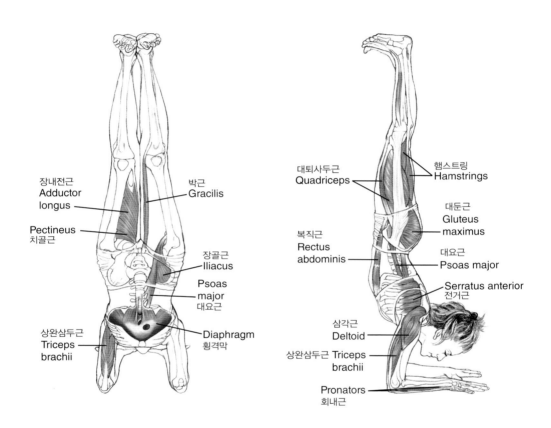

장내전근
Adductor
longus

박근
Gracilis

Pectineus
치골근

장골근
Iliacus

Psoas
major
대요근

상완삼두근
Triceps
brachii

Diaphragm
횡격막

대퇴사두근
Quadriceps

햄스트링
Hamstrings

대둔근
Gluteus
maximus

복직근
Rectus
abdominis

대요근
Psoas major

Serratus anterior
전거근

삼각근
Deltoid

상완삼두근 Triceps
brachii

Pronators
회내근

분류

대칭형의 팔로 지지하며 균형 잡는 전도 자세

관절 동작		
척추	상지	하지
신전	견갑골 상방 회전, 상승 및 외전; 어깨 관절 굴곡 및 내전; 팔꿈치관절 굴곡; 전완 회내	고관절 내전 및 중립 신전, 슬관절 신전, 발목관절 족배굴곡

근육 작용	
척추	
단축성 수축	신장성 수축
바닥 반대쪽으로 머리 들어 올리기: 후두직근, 상두사근 척추의 신전 유지와 굴곡으로 떨어지지 않도록 하기: 척추 신근	신전으로 넘어가지 않도록 하기: 대요근(상부 섬유), 소요근, 복근
상지	
단축성 수축	신장성 수축
견갑골의 상방 회전, 외전 및 상승: 전거근 어깨관절의 안정화 및 보호: 회전근개, 삼각근 어깨관절 신전에 대한 저항: 전삼각근 어깨관절의 굴곡 및 내전: 상완이두근, 전삼각근 전완의 회내: 방형회내근, 원회내근 손의 통합성 유지: 손목과 손의 내재근	팔꿈치관절이 굴곡되는 것과 얼굴로 무너지는 것에 대한 저항: 상완삼두근
하지	
단축성 수축	신장성 수축
고관절 중립 신전 및 내전의 유지: 햄스트링, 대내전근, 대둔근 고관절의 내전: 박근 슬관절의 신전: 슬관절근, 광근 발목관절의 족배굴곡: 전경골근	다리가 뒤로 넘어가는 것의 방지: 대요근

지침

회전근개의 동원을 통해 어깨관절 자체에 안정성이 생기면, 견갑골이 흉곽 위에서 자유로이 움직이며, 흉추에서 신전하고 흉곽에서 호흡할 여지가 더 많아질 수 있다. 흉추의 가동성이 중요하며, 우르드바 무카 스바나아사나(278페이지)에서와 흡사하게 흉추의 신전이 클수록 요추와 경추에서 신전할 필요가 줄어든다.

전완(회외근 또는 요골과 척골 사이 골간막)의 긴장이 완전한 회내를 제한하면 팔꿈치가 돌아가 벌어지거나 손이 모아진다. 이는 흔한 전완 문제인데, 종종 어깨의 긴장 또는 손목의 약화로 해석된다.

또한 광배근의 단축이 상완골을 내회전시킴으로써 팔꿈치를 당겨 벌릴 수 있다. 이는 어깨의 긴장처럼 느껴질 수 있으나, 사실 광배근을 신장시키는 측면 굴곡과 기타 동작으로 해결할 수 있다. 아울러 이 근육의 단축은 요추를 지나치게 신전시키고 호흡을 방해한다.

호흡

이 자세의 지지기반은 전완, 흉곽과 흉추에 의해 형성되며, 이들 구조물은 균형을 유지하기 위해 매우 안정적이어야 한다. 이 때문에 과도한 흉식호흡은 전완으로 서는 자세의 지지를 방해할 수 있다. 반면 다리 및 골반의 하중과 요추의 만곡은 복근으로 안정화해야 하므로, 복부의 움직임이 지나치면 역효과를 낸다. 이러한 요인들 때문에 몸 전체에 걸쳐 동등하고 부드럽게 움직이는 호흡 패턴이 요구된다.

살람바 시르샤아사나 Salamba Sirsasana

지지형 머리로 서기 자세 Supported Headstand

sah–LOM–bah shear–SHAHS–anna

사(sa) = ~가 있는; 알람바(alamba) = 의지하거나 기대는 대상, 지지; 시르샤(sirsa) = 머리

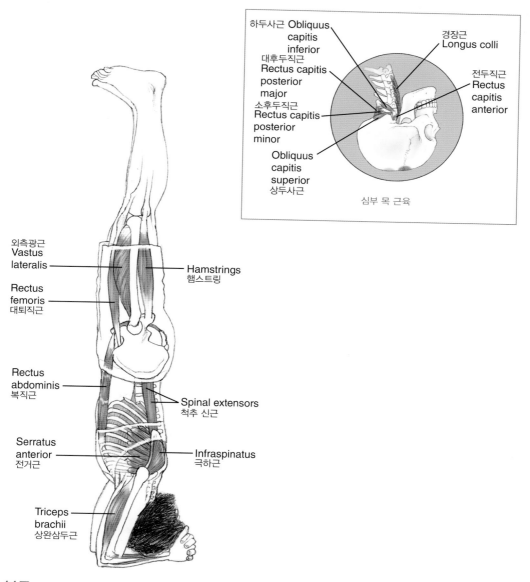

하두사근 Obliquus capitis inferior

대후두직근 Rectus capitis posterior major

소후두직근 Rectus capitis posterior minor

Obliquus capitis superior 상두사근

경장근 Longus colli

전두직근 Rectus capitis anterior

심부 목 근육

외측광근 Vastus lateralis

Rectus femoris 대퇴직근

Rectus abdominis 복직근

Serratus anterior 전거근

Triceps brachii 상완삼두근

Hamstrings 햄스트링

Spinal extensors 척추 신근

Infraspinatus 극하근

분류

대칭형의 팔로 지지하며 균형 잡는 전도 자세

관절 동작		
척추	**상지**	**하지**
중립	견갑골 상방 회전, 어깨관절 굴곡 및 내전, 팔꿈치관절 굴곡, 전완 및 손 중립, 손가락 굴곡	고관절 내전 및 중립 신전, 슬관절 신전, 발목관절 족배굴곡

근육 작용		

척추

척추의 중립 정렬을 유지하기 위한 단축성 및 신장성 수축의 보정: 척추 신근 및 굴근
환추축추관절과 환추후두관절의 균형 및 안정화: 전두직근, 대/소후두직근, 상/하두사근, 두장근, 경장근

상지

단축성 수축	신장성 수축
견갑골의 상방 회전: 전거근 어깨관절의 안정화 및 보호: 회전근개, 삼각근 손의 통합성 유지: 손목과 손의 내재근	팔꿈치관절 굴곡에 대한 저항: 상완삼두근

하지

단축성 수축	신장성 수축
고관절 중립 신전 및 내전의 유지: 햄스트링, 대내전근, 대둔근 고관절의 내전: 박근 슬관절의 신전: 슬관절근, 광근 발목관절의 족배굴곡: 전경골근	다리가 뒤로 넘어가는 것의 방지: 대요근

지침

일부 사람들의 경우에 두개골에서 체중을 거치하기에 이상적인 지점은 정수리점(bregma), 즉 관상 봉합(coronal suture)과 시상 봉합(sagittal suture)의 교차점이다. 여기는 전두골과 2개의 두정골이 만나는 지점이다. 이렇게 거치하면 최종 자세가 약간 더 아치를 이룬다. 체중을 보다 두정부 쪽으로 거치하면 척추가 더 중립이 되고 몸의 앞쪽과 뒤쪽 간 작용이 더 균형을 이룬다.

척추가 비대칭이고 약간 회전되어 있는 사람이 많은데, 이러한 체형이 이 자세에서는 보다 뚜렷해진다. 아래 그림은 살람바 시르샤아사나 자세를 취한 저자를 나타내는데, 회전 이동과 기타 비대칭에 주목한다.

이 자세에서 완전한 고관절 신전을 이루기는 어려울 수 있다. 복근이 충분히 강하지 않으면 엉덩이가 굴곡되어 앞쪽 대신 뒤쪽의 근육으로 자세를 유지할 수 있다.

주: 전도 자세에서는 뇌로 흐르는 혈액 또는 산소가 증가한다는 일반인들의 생각과 달리, 인체는 중력에 대한 방향과 상관없이 어느 특정 부위에도 전달되는 혈액의 양을 조절하는 매우 강한 메커니즘을 보유하고 있다는 사실을 알아야 한다.

체위로 인해 발생하는 주요 혈관의 전도 또는 압박에 따라 혈압의 국소적인 변화가 관찰되나, 이는 혈액량의 이동 및 따라서 산소 공급과는 별개의 문제이다.

그렇긴 하지만 전도 자세는 하체로부터 정맥 환류를 증가시키고 아울러 림프액 배출을 향상시키는 아주 유익한 기회를 제공한다(물론 횡격막의 작용이 전도되어 얻는 유익한 점도 있다).

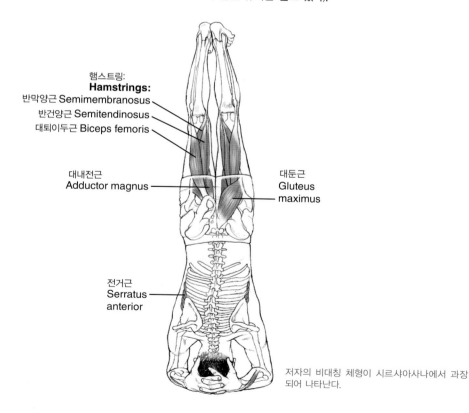

햄스트링:
Hamstrings:
반막양근 Semimembranosus
반건양근 Semitendinosus
대퇴이두근 Biceps femoris

대내전근
Adductor magnus

대둔근
Gluteus
maximus

전거근
Serratus
anterior

저자의 비대칭 체형이 시르샤아사나에서 과장되어 나타난다.

이 자세에서 정수리점으로 체중을 지지하는 방식을 선호해 보다 아치를 이룬 자세로 종료하려고 다리를 편 채 자세로 들어간다고 해도, 살람바 시르샤아사나를 안전하게 유지하기 위해 필요한 근력과 근육 협동은 특정한 기술을 요한다. 이러한 기술은 다리를 굽힌 채 자세로 들어가는 연습을 하면 터득하기가 가장 쉬울 수 있다. 주된 시험은 점프를 하지 않으면서 발을 때서 체중을 들어 올리고 아쿤차나아사나(acunchanasana, 다리 굽혀 머리로 서기; 오른쪽 그림 참조)라는 어려운 자세를 여러 번 호흡하면서 유지할 수 있는지 여부이다.

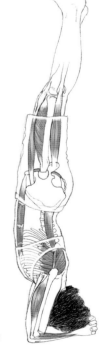

아쿤차나아사나

호흡

살람바 시르샤아사나 자세를 척추의 심부 내재근으로, 아울러 햄스트링, 광근, 소요근, 내복사근, 복횡근과 전거근의 협동 작용으로 지지하면, 체중의 힘이 중력 속에서 보다 중화된다. 그러면 이 자세에서 나머지 근육의 작용이 최소화되며, 호흡은 진정되고 효율화된다. 그 시점에서 복근과 골반 격막의 강한 작용 때문에 횡격막 작용의 전도된 특성이 강조되며, 이는 지지기반 위로 무게중심을 안정화하도록 돕는다. 횡격막의 중심건에 고정되어 있는 모든 내부 장기는 전도 자세에서 다르게 움직일 수 있다.

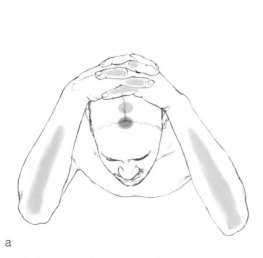

a
b

정수리점(bregma, 그림 a에서 짙은 파란색 반점)으로 체중을 지지하면 그림 b에서처럼 약간 더 아치를 이룬 자세가 나온다. 두정부(그림 a에서 옅은 파란색 반점) 근처로 체중을 지지하면 척추가 보다 중립 자세가 된다.

브르스치카아사나 Vrschikasana

전갈 자세 Scorpion Pose

vrs–chee–KAHS–anna

브르스차나(vrschana) = 전갈

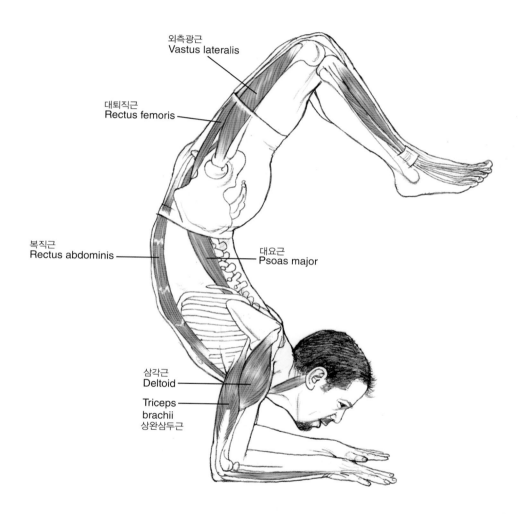

외측광근
Vastus lateralis

대퇴직근
Rectus femoris

복직근
Rectus abdominis

대요근
Psoas major

삼각근
Deltoid

Triceps
brachii
상완삼두근

분류

대칭형의 팔로 지지하는 후방 굴곡 전도 자세

관절 동작		
척추	**상지**	**하지**
신전	견갑골 상방 회전, 상승 및 내전; 어깨관절 굴곡 및 내전; 팔꿈치관절 굴곡; 전완 회내	고관절 신전 및 내전, 슬관절 굴곡, 발목관절 족저굴곡

근육 작용	
척추	
단축성 수축	신장성 수축
바닥 반대쪽으로 머리 들어 올리기: 후두직근, 상두사근 척추의 신전 극대화: 척추 신근	신전으로 넘어가지 않도록 하기: 대요근(상부 섬유), 소요근, 복근
상지	
단축성 수축	신장성 수축
어깨관절의 안정화 및 보호: 회전근개, 삼각근 어깨관절 신전에 대한 저항과 어깨관절의 내전: 상완이두근, 전삼각근 전완의 회내: 방형회내근, 원회내근 손의 통합성 유지: 손목과 손의 내재근	견갑골이 내전하면서 이 뼈의 안정화: 전거근 팔꿈치관절이 굴곡되는 것과 얼굴로 무너지는 것에 대한 저항: 상완삼두근
하지	
단축성 수축	
고관절의 신전, 내전 및 내회전과 슬관절의 굴곡: 햄스트링, 대내전근, 대둔근 고관절의 내전과 슬관절의 굴곡: 박근	

지침

핀차 마유라아사나(292페이지)는 브르스치카아사나의 준비 자세로 여겨지지만, 브르스치카아사나는 무게중심이 더 낮기 때문에 균형을 잡기가 보다 쉬운 자세일 수 있다.

핀차 마유라아사나에서 브르스치카아사나로 심화시키기 위해서는 견갑골이 등 위에서 함께 밀려야 하며, 이는 흉곽을 바닥 쪽으로 내리고 흉추의 가동성을 증가시킨다. 그러면 머리를 들어 올리고 흉추를 더 신전시킬 수 있다. 또한 이는 균형을 잡기 위한 회전축을 어깨 사이에서 척추의 천골 쪽으로 더 가까이 이동시키는데, 그렇지 않으면 다리로 인해 자세가 뒤로 균형을 잃어 후방 굴곡으로 무너질 수 있다.

무릎을 구부리고 발을 머리 쪽으로 움직이면서 햄스트링의 작용 길이는 가장 짧아진다. 이 때문에 이러한 동작을 하려 하면서 햄스트링이 흔히 경련을 일으킨다.

이 자세로 들어가는 동작만큼 중요한 것이 그러한 자세에서 나와 다시 핀차 마유라아사나의 상대적인 중립성을 찾는 능력이다. 관리 가능한 범위에서 이 자세를 수행하고, 절제해 자세로 들어가고 나오는 것이 좋다.

우르드바 다누라아사나 Urdhva Dhanurasana

상향 활 자세, 수레바퀴 자세 Upward Bow Pose, Wheel Pose

OORD–vah don–your–AHS–anna

우르드바(urdhva) = 위로; 다누(dhanu) = 활

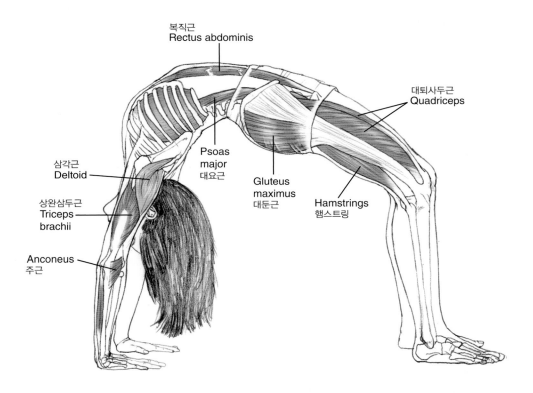

복직근
Rectus abdominis

대퇴사두근
Quadriceps

삼각근
Deltoid

Psoas
major
대요근

Gluteus
maximus
대둔근

Hamstrings
햄스트링

상완삼두근
Triceps
brachii

Anconeus
주근

분류

대칭형의 팔로 지지하는 후방 굴곡 자세

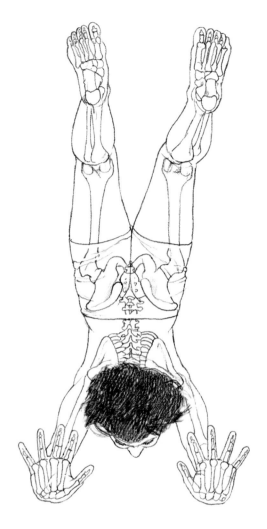

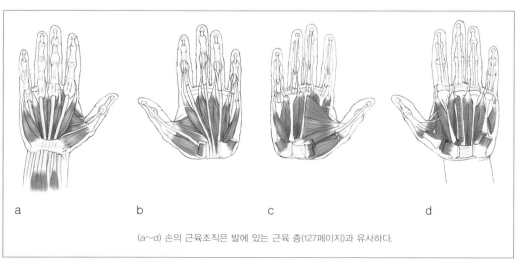

a   b   c   d

(a~d) 손의 근육조직은 발에 있는 근육 층(127페이지)과 유사하다.

관절 동작		
척추	상지	하지
신전	견갑골 상방 회전 및 상승, 어깨관절 굴곡, 팔꿈치관절 신전, 전완 회내, 손목 배측굴곡, 손 및 손가락 신전	고관절 신전 및 내전, 슬관절 굴곡, 발목관절 족저굴곡

근육 작용	

척추

단축성 수축	신장성 수축
바닥 반대쪽으로 머리 들어 올리기: 후두직근, 상두사근 척추의 신전 극대화: 척추 신근	요추의 과신전 방지: 소요근, 복근

상지

단축성 수축
견갑골의 상방 회전 및 상승: 전거근 어깨관절의 안정화 및 보호: 회전근개, 삼각근 어깨관절의 굴곡: 상완이두근, 전삼각근 팔꿈치관절의 신전: 상완삼두근 전완의 회내: 방형회내근, 원회내근 손의 통합성 유지: 손목과 손의 내재근

하지

단축성 수축
고관절의 신전: 햄스트링, 대둔근 고관절의 신전, 내전 및 내회전: 대내전근, 박근 슬관절의 신전: 슬관절근, 광근

지침

올바른 다리 동작이 이 자세로 들어가는 데 유용하다. 사람들은 대퇴사두근을 사용하여 슬관절을 신전시키려 하는데, 그러면 미는 동작을 일으켜 하중이 머리와 팔 쪽으로 쏠려 상체를 바닥에서 올리기가 한층 더 어려워질 수 있다. 고관절 신전에 보다 주의를 기울이면서 골반을 들어 올리기 시작하면 체중을 다리 위로 당겨 상지의 작용이 줄어들 수 있다.

내전근군 중에서도 대내전근이 이 자세에 가장 유용한데, 이 근육은 고관절 신전 및 내회전과 함께 내전을 일으키고 이들 동작은 모두 자세의 정렬을 지지하기 때문이다. 대둔근은 이 자세에서 고관절 신전에 덜 유용한데, 이 근육은 외회전을 일으키고 이는 천골에서 압박과 요통을 초래할 수 있기 때문이다.

팔은 머리 위로 자유롭게 움직여야 하며, 견갑골을 가동화하는 작용과 회전근개로 어깨관절의 회전을 안정화하는 작용이 함께 일어나면 필요한 균형이 이루어진다. 광배근이 단축되거나 과다 활성화되면 견갑골의 상방 회전 능력이 제한된다. 이에 따라 척추나 어깨관절로 동작이 과도하게 쏠릴 수 있다.

마찬가지로 고관절의 신전이 수월하지 않으면 움직임이 요추로 지나치게 쏠릴 수 있다.

호흡

이 자세에서 완전한 심호흡을 할 수 없어 좌절하는 수련생이 많다. 그 이유는 간단하다. 즉 이러한 형태에서는 몸이 최대의 들숨으로 안정화되고 깊이 숨을 들이쉬려 해도 더 확장시킬 여지가 매우 적기 때문이다. 고요하고 이완된 호흡이 더 낫다. 이 자세에서는 근육 작용이 효율적일수록 그러한 작용에 연료를 공급하기 위해 필요로 하는 산소가 줄 것이다.

바시스타아사나 Vasisthasana

옆 널빤지 자세, 현인 바시스타의 자세 Side Plank Pose, Sage Vasistha's Pose

vah–sish–TAHS–anna

바시스타(vasistha) = 현인; 가장 훌륭한, 최고의, 가장 부유한

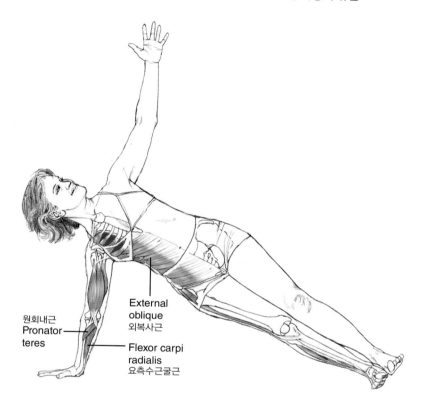

원회내근
Pronator
teres

External
oblique
외복사근

Flexor carpi
radialis
요측수근굴근

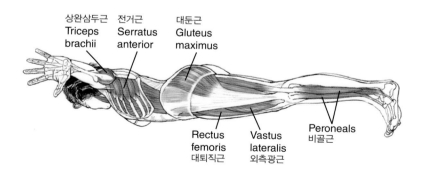

상완삼두근
Triceps
brachii

전거근
Serratus
anterior

대둔근
Gluteus
maximus

Rectus
femoris
대퇴직근

Vastus
lateralis
외측광근

Peroneals
비골근

분류

비대칭형의 팔로 지지하며 균형 잡는 자세

관절 동작				
척추	상지	아래쪽 팔	위쪽 팔	하지
중립	견갑골 중립, 어깨관절 외전, 팔꿈치관절 신전	전완 회내, 손목 배측 굴곡	전완 및 손목 중립	고관절 중립 신전 및 내전, 슬관절 신전, 발목관절 족배굴곡

근육 작용

척추

단축성 및 신장성 수축의 교대	단축성 수축	신장성 수축
척추 중립 정렬의 유지: 척추 신근 및 굴근	위쪽 엉덩이가 앞으로 비틀리는 것에 대한 저항: 외복사근(위쪽 측면), 내복사근(아래쪽 측면) 머리를 위로 돌리기: 두판상근(위쪽 측면), 흉쇄유돌근(아래쪽 측면) 엉덩이가 바닥으로 처지는 것에 대한 저항: 요방형근(아래쪽 측면)	엉덩이가 뒤로 넘어가는 것에 대한 저항: 내복사근(위쪽 측면), 외복사근(아래쪽 측면)

상지

단축성 수축

흉곽 위에서 견갑골 위치의 유지: 전거근
어깨관절의 안정화 및 보호: 회전근개
어깨관절의 외전: 삼각근
팔꿈치관절의 신전: 상완삼두근
전완의 회내: 방형회내근, 원회내근
손의 통합성 유지: 손목과 손의 내재근

하지

단축성 수축

고관절 중립 신전 및 내전의 유지: 햄스트링, 대내전근, 대둔근
슬관절의 신전: 슬관절근, 광근
발목관절의 족배굴곡: 전경골근
발의 외번: 발의 내/외재근

지침

이 자세에서 어려운 점은 유연성과 관련된 것이 아니라 중력의 작용에 대항해 척추 및 다리의 중립 정렬과 팔의 단순한 자세를 유지하는 방법이다. 중력과의 비대칭적인 관계는 근육이 비대칭적으로 작용하여 몸의 대칭적인 정렬을 만들어야 한다는 것을 의미하며, 본질적으로 측면으로 기울인 타다아사나(124페이지 참조)로 만들어야 한다.

이 자세에서 중력은 여러 가지 방식으로 신체를 당겨 타다아사나 자세를 흐트러뜨린다. 즉 척추가 비틀리고, 엉덩이가 앞으로 넘어가거나 어깨가 뒤로 넘어가고(혹은 이와 반대로), 아래쪽 견갑골 및 다리가 모두 내전되고, 또는 골반이 바닥으로 처질 수 있다. 이 경우에 엉덩이를 너무 높이 들어 올림으로써 과다 보상하거나, 중력에 맡기거나 이에 과도하게 저항함으로써 어느 방향으로든 척추의 측면 굴곡을 일으키기 쉽다.

옆 널빤지 자세는 단순하지만 쉽지는 않다.

호흡

호흡의 관점에서 이 자세는 니랄람바 사르반가아사나(245페이지)와 공통점이 많다. 또한 이 자세는 균형 잡기가 어려운 자세로 복부 및 흉부 근육조직의 안정화 작용을 많이 요한다. 옆 널빤지 자세는 팔을 사용해 지지하고 균형을 잡을 수 있기 때문에 다소 더 쉬우나, 심호흡을 하면 여전히 자세가 불안정해지는 결과가 초래될 것이다.

효율성을 확보하면(자세를 유지하기 위해 필요한 최소한의 작용을 찾으면) 제한된 호흡운동으로도 자세를 지탱할 정도의 에너지를 공급할 수 있다.

차투스 파다 피탐 Chatus Pada Pitham

네발 탁자 자세 Four-Footed Tabletop Pose

CHA-toos PA-da PEE-tham

차투르(chatur) = 넷; 파다(pada) = 발; 피탐(pitham) = 의자, 좌석, 벤치

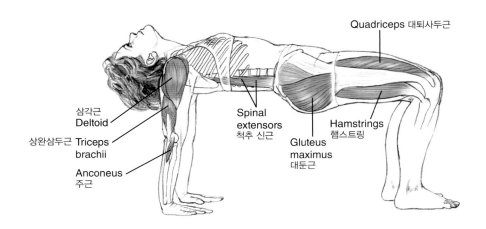

Quadriceps 대퇴사두근

삼각근
Deltoid

상완삼두근 Triceps
brachii

Anconeus
주근

Spinal
extensors
척추 신근

Gluteus
maximus
대둔근

Hamstrings
햄스트링

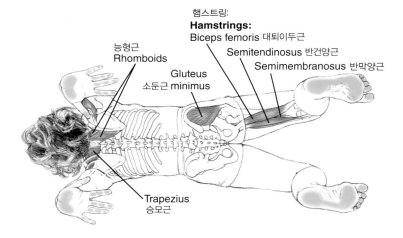

햄스트링:

Hamstrings:
Biceps femoris 대퇴이두근
Semitendinosus 반건양근
Semimembranosus 반막양근

능형근
Rhomboids

Gluteus
소둔근 minimus

Trapezius
승모근

분류

대칭형의 팔로 지지하는 자세

관절 동작		
척추	**상지**	**하지**
경추 신전, 약간의 흉추 및 요추 신전	견갑골 하방 회전, 상승 및 내전; 어깨관절 신전; 팔꿈치관절 신전; 손목 배측굴곡	천장관절 골반 들기, 고관절 신전 및 내전, 슬관절 굴곡, 발목관절 족배굴곡

근육 작용	
척추	
단축성 수축	신장성 수축
척추, 특히 흉추 만곡의 신전: 척추 신근	경추와 요추의 과신전에 대한 저항: 전방 목 근육, 소요근, 복근

상지

단축성 수축

견갑골의 내전, 상승 및 하방 회전: 능형근, 견갑거근
어깨관절의 안정화와 상완골두의 전인 방지: 회전근개
어깨관절의 신전 및 내전: 상완삼두근(장두), 대원근, 후삼각근
팔꿈치관절의 신전: 상완삼두근
전완의 회내: 방형회내근, 원회내근
손의 통합성 유지: 손목과 손의 내재근

하지

단축성 수축

고관절의 신전: 햄스트링, 대둔근
고관절의 신전, 내전 및 내회전: 대내전근, 박근
슬관절의 신전: 슬관절근, 광근

지침

햄스트링이 약화되어 있을 경우에 고관절의 중립 신전이 어려워지므로, 많은 사람이 대퇴사두근을 사용하여 무릎을 신전시키고 발을 바닥으로 민다. 여기서 문제는 이렇게 하면 고관절 굴곡도 일으키는 경향이 있다는 것이며, 이는 고관절의 앞쪽이 열리는 것을 방해한다. 또한 대둔근을 과다 사용하면 고관절이 외회전되며, 이에 내전근이 대항하면 고관절의 동작은 한층 더 제한된다.

흉근 부위가 지나치게 긴장되어 있을 경우에는 견갑골이 내전으로 움직이지 못하고 어깨관절의 지나친 움직임이나 척추의 굴곡을 초래한다.

호흡

우르드바 다누라아사나(231페이지)와 달리 차투스 파다 피탐은 흉강 뒤쪽의 움직임을 제한할 수 있는 극단적인 척추 신전은 아니다. 그러나 어깨관절에서 팔의 신전은 흉강 앞쪽의 움직임을 제한할 수 있으며, 특히 흉근을 가로질러 긴장이 있을 경우에 그렇다. 이는 호흡이 보다 복부로 이동하도록 촉진할 수 있다. 이 자세에서는 몸의 뒤쪽을 들어 올리는 작용과 몸의 앞쪽을 이완시키는 작용이 결합되어 있어 호흡을 복부 및 흉부로 옮기는 실험을 할 수 있는 흥미로운 기회가 된다. 일부 호흡 패턴은 자세의 안정성에 보다 영향을 미치는 반면, 다른 일부는 상부 흉곽의 개방에 도움이 될 수 있다.

푸르보타나아사나 Purvottanasana

상향 널빤지 자세 Upward Plank Pose

POOR-vo-tan-AHS-anna

푸르바(purva) = 앞쪽, 동쪽; 웃(ut) = 강한; 탄(tan) = 신전하다, 신장하다

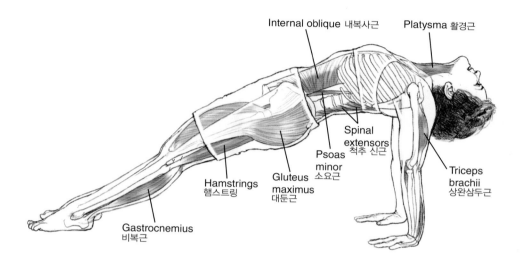

Internal oblique 내복사근   Platysma 활경근

Spinal extensors 척추 신근

Psoas minor 소요근

Spinal extensors 척추 신근

Triceps brachii 상완삼두근

Hamstrings 햄스트링

Gluteus maximus 대둔근

Gastrocnemius 비복근

분류

대칭형의 팔로 지지하는 후방 굴곡 자세

관절 동작		
척추	**상지**	**하지**
신전	견갑골 하방 회전, 상승 및 내전; 어깨관절 신전; 팔꿈치관절 신전; 손목 배측굴곡	천장관절 골반 들기, 고관절 신전 및 내전, 슬관절 신전, 발목관절 족저굴곡
근육 작용		
척추		
단축성 수축	신장성 수축	
척추, 특히 흉추 만곡의 신전: 척추 신근	경추와 요추의 과신전에 대한 저항: 전방 목 근육, 소요근, 복근	

상지

단축성 수축

견갑골의 내전, 상승 및 하방 회전: 능형근, 견갑거근
어깨관절의 안정화와 상완골두의 전인 방지: 회전근개
어깨관절의 신전 및 내전: 상완삼두근(장두), 대원근, 후삼각근
팔꿈치관절의 신전: 상완삼두근
전완의 회내: 방형회내근, 원회내근
손의 통합성 유지: 손목과 손의 내재근

하지

단축성 수축

고관절의 신전, 내전 및 내회전: 햄스트링, 대내전근, 대둔근
슬관절의 신전: 슬관절근, 광근
발목관절의 족저굴곡: 가자미근

지침

이 자세에서는 요추가 지나치게 신전되고 엉덩이가 충분히 신전되지 않는 경우가 흔하며, 고관절이 굴곡으로 처질 수도 있다. 여기서는 햄스트링이 고관절의 주요 신근이 되어야 하나, 이 근육이 약하면 대둔근이 활성화 될 수 있다. 하지만 대둔근을 사용할 경우에 문제는 이 근육이 외회전을 일으켜 허리를 더 힘들게 한다는 것이다.

햄스트링이 너무 약해 푸르보타나아사나를 수행할 수 없다면 이전의 차투스 파다 피탐이 아주 좋은 준비 자세가 된다.

광배근은 이 자세에서 그리 도움이 되지 않는데, 견갑골을 흉곽 위에 고정시키고 흉추의 신전을 억제할 수 있기 때문이다.

견갑골, 어깨관절과 등 상부에서 필요한 작용은 살람바 사르반가아사나(242페이지)의 경우와 매우 비슷하며, 다만 중력과의 관계가 다르고 머리를 앞으로 기울이는 목의 경추 굴곡이 없다.

호흡

차투스 파다 피탐에서처럼 이 자세에서도 어깨관절에서 팔의 신전은 흉강 앞쪽의 움직임을 제한할 수 있으며, 특히 흉근을 가로질러 긴장이 있을 경우에 그렇다. 이는 호흡이 보다 복부로 이동하도록 촉진할 수 있으며, 그러면 고관절 및 슬관절 신전의 유지에 필요한 작용에 어려움이 될 수 있다.

참고 문헌

BIBLIOGRAPHY

These are the references used for working on the poses:

Adler, S.S., D. Beckers, and M. Buck. 2003. *PNF in Practice*. 2nd ed. New York: Springer.

Clemente, C.D. 1997. *Anatomy: A Regional Atlas of the Human Body*. 4th ed. Philadelphia, PA: Lippincott Williams & Wilkins.

Gorman, David. 1995. *The Body Moveable*. 4th ed. Guelph, Ontario: Ampersand Press.

Kapit, W., and L.M. Elson. 1993. *The Anatomy Coloring Book*. 2nd ed. New York: HarperCollins College Publishers.

Kendall, F.P., E.K. McCreary, and P.G. Provance. 1993. *Muscles, Testing and Function*. 4th ed. Philadelphia, PA: Lippincott Williams & Wilkins.

Laban, R. 1966. *The Language of Movement: A Guidebook to Choreutics*. Great Britain: Macdonald and Evans.

Myers, Tom. 2001. *Anatomy Trains: Myofascial Meridians for Manual and Movement Therapists*. Philadelphia, PA: Churchill Livingstone.

Netter, F.H. 1997. *Atlas of Human Anatomy*. 2nd ed. East Hanover, NJ: Novartis.

Platzer, W. 2004. *Color Atlas and Textbook of Human Anatomy. Volume 1: Locomotor System*. 5th ed. New York: Thieme.

For conventional spellings of Sanskrit pronunciation, *Yoga Journal's* online resource "Pose Finder," http://www.yogajournal.com/poses/finder/browse_categories.

For scholarly translations of Sanskrit terms, *The Cologne Digital Sanskrit Lexicon*, http://www.sanskrit-lexicon.uni-koeln.de/.

Resources

The Breathing Project, Inc.—Educational nonprofit organization led by Leslie Kaminoff and Amy Matthews, providing advanced studies for movement educators and therapeutic classes to the public. New York, NY: www.breathingproject.org

Leslie Kaminoff's Yoga Anatomy website—The author's website, containing biographical and contact information, international teaching schedule, booking information, online training information, and his eSutra blog and other writing projects: www.yogaanatomy.org

Amy Matthews' Embodied Asana website—The author's website, containing biographical and contact information and full teaching schedule: www.embodiedasana.com

Krishnamacharya Yoga Mandiram—The yoga of T. Krishnamacharya and his teachings, founded by T.K.V. Desikachar, Chennai, India: www.kym.org

Bonnie Bainbridge Cohen's School for Body—Mind Centering—Embodied anatomy, developmentally—based movement reeducation and hands—on repatterning, El Sobrante, CA: www.bodymindcentering.com

Gil Hedley's Somanautics Human Dissection Intensives and DVD series— Workshops taught internationally: www.somanautics.com

Tom Myers' Anatomy Trains and Kinesis Myofascial Integration— Workshops and trainings taught internationally: www.anatomytrains.com

Ron Pisaturo—An actor, a writer, and a philosopher in the tradition of Aristotle and Ayn Rand: www.ronpisaturo.com

아사나 색인

(산스크리트어 이름 및 한글 번역 명 색인)

산스크리트어 이름 색인

한글 번역 명 색인

선 자세 STANDING POSES

엎드려 누운 자세 PRONE POSES

팔로 지지한 자세 ARM SUPPORT POSES

관절 색인

주: 별표(*)는 그림이나 글만 참조하라는 뜻이다.

근육 색인

주: 별표(*)는 그림이나 글만 참조하라는 뜻이다.

근육 이름

주: 주요 근육 이름을 영어, 한자어와 한글명으로 정리하였습니다. (건, 인대 등 포함)

A.

Abductor digiti minimi	소지외전근	새끼벌림근
Abductor digiti minimi brevis	단소지외전근	짧은새끼벌림근
Abductor hallucis	무지외전근	엄지벌림근
Abductor pollicis longus	장무지외전근	긴엄지벌림근
Achilles tendon	아킬레스건	발꿈치힘줄
Adductor brevis	단내전근	짧은모음근
Adductor hallucis	무지내전근	엄지모음근
Adductor longus	장내전근	긴모음근
Adductor magnus	대내전근	큰모음근
Adductors	내전근	모음근
Anconeus	주근	팔꿈치근
Anterior deltoid	전삼각근	앞어깨세모근
Anterior longitudinal ligament	전종인대	앞세로인대
Anterior tibialis	전경골근	앞정강근

B.

Biceps	이두근	두갈래근
Biceps brachii	상완이두근	위팔두갈래근
Biceps femoris	대퇴이두근	넙다리두갈래근
Brachialis	상완근	위팔근
Brachioradialis	상완요골근	위팔노근

C.

Calcaneus	종골(踵骨)	발꿈치뼈
Central tendon	중심건	중심널힘줄
Coracobrachialis	오훼완근	부리위팔근

D.

Deltoid	삼각근	어깨세모근
Diaphragm	횡격막	가로막
Dorsal interosseous	배측골간근	등쪽뼈사이근

E.

Erector spinae	척추기립근	척주세움근
Extensor carpi radialis brevis	단요측수근신근	짧은노쪽손목폄근
Extensor carpi radialis longus	장요측수근신근	긴노쪽손목폄근
Extensor carpi ulnaris	척측수근신근	자쪽손목폄근
Extensor digiti minimi	소지신근	새끼폄근
Extensor digitorum	지신근	손가락폄근
Extensor digitorum brevis	단지신근	짧은발가락폄근
Extensor digitorum communis	총지신근	온손가락폄근
Extensor digitorum longus	장지신근	긴발가락폄근
Extensor hallucis brevis	단무지신근	짧은엄지폄근
Extensor hallucis longus	장무지신근	긴엄지폄근
Extensor indicis	시지신근	집게폄근
Extensor pollicis brevis	단무지신근	짧은엄지폄근
Extensor pollicis longus	장무지신근	긴엄지폄근
External intercostal	외늑간근	바깥갈비사이근
External oblique	외복사근	배바깥빗근

F.

Flexor carpi radialis	요측수근굴근	노쪽손목굽힘근
Flexor carpi ulnaris	척측수근굴근	자쪽손목굽힘근
Flexor digiti minimi	소지굴근	새끼굽힘근
Flexor digiti minimi brevis	단소지굴근	짧은새끼굽힘근
Flexor digitorum brevis	단지굴근	짧은발가락굽힘근
Flexor digitorum longus	장지굴근	긴발가락굽힘근
Flexor digitorum profundus	심지굴근	깊은손가락굽힘근
Flexor digitorum superficialis	천지굴근	얕은손가락굽힘근
Flexor hallucis brevis	단무지굴근	짧은엄지굽힘근
Flexor hallucis longus	장무지굴근	긴엄지굽힘근
Flexor pollicis longus	장무지굴근	긴엄지굽힘근

G.

Gastrocnemius	비복근	장딴지근
Gemellus	쌍자근	쌍둥이근
Gluteus maximus	대둔근	큰볼기근
Gluteus medius	중둔근	중간볼기근
Gluteus minimus	소둔근	작은볼기근
Gracilis	박근	두덩정강근

Obliquus capitis inferior	하두사근	아래머리빗근
Obliquus capitis superior	상두사근	위머리빗근
Obturator externus	외폐쇄근	바깥폐쇄근
Obturator internus	내폐쇄근	속폐쇄근

P.

Palmaris longus	장장근	긴손바닥근
Pectineus	치골근	두덩근
Pectoralis major	대흉근	큰가슴근
Pectoralis minor	소흉근	작은가슴근
Pelvic diaphragm	골반격막	골반가로막
Pelvic floor muscles	골반저근	골반바닥근
Peroneals	비골근	종아리근
Peroneus brevis	단비골근	짧은종아리근
Peroneus longus	장비골근	긴종아리근
Peroneus tertius	제3비골근	셋째종아리근
Piriformis	이상근	궁둥구멍근
Plantar interosseous	족저골간근	바닥쪽뼈사이근
Plantaris	족저근(족척근)	발바닥근(장딴지빗근)
Platysma	활경근	넓은목근
Popliteus	슬와근	오금근
Posterior deltoid	후삼각근	뒤어깨세모근
Posterior longitudinal ligament	후종인대	뒤세로인대
Posterior tibialis	후경골근	뒤정강근
Pronator quadratus	방형회내근(사각회내근)	네모엎침근
Pronator teres	원회내근	원엎침근
Pronators	회내근	엎침근
Psoas	요근	허리근
Psoas major	대요근	큰허리근
Psoas minor	소요근	작은허리근
Pterygoids	익상근	날개근

Q.

Quadratus femoris	대퇴방형근	넙다리네모근
Quadratus lumborum	요방형근	허리네모근
Quadratus plantae	족저방형근(족저사각근)	발바닥네모근
Quadriceps	대퇴사두근	넙다리네갈래근

R.

Rectus abdominis	복직근	배곧은근
Rectus capitis anterior	전두직근	앞머리곧은근
Rectus capitis posterior major	대후두직근	큰뒤머리곧은근
Rectus capitis posterior minor	소후두직근	작은뒤머리곧은근
Rectus femoris	대퇴직근	넙다리곧은근
Rhomboids	능형근	마름모근
Rotatores	회선근	돌림근

S.

Sacrotuberous ligament	천골결절인대	엉치결절인대
Sartorius	봉공근	넙다리빗근
Scalene	사각근	목갈비근
Semimembranosus	반막양근	반막모양근
Semispinalis capitis	두반극근	머리반가시근
Semitendinosus	반건양근	반힘줄모양근
Serratus anterior	전거근	앞톱니근
Soleus	가자미근	가자미근
Spinal extensors	척추 신근	척추 폄근
Spinalis	극근	가시근
Spinalis thoracis	흉극근	등가시근
Splenius capitis	두판상근	머리널판근
Splenius cervicis	경판상근	목널판근
Sternocleidomastoid	흉쇄유돌근	목빗근
Subclavius	쇄골하근	빗장밑근
Subscapularis	견갑하근	어깨밑근
Subtalar joint	거골하관절	목말밑관절
Superior gemellus	상쌍자근	위쌍둥이근
Supinator	회외근	손뒤침근
Supraspinatus	극상근	가시위근
Supraspinous ligament	극상인대	가시끝인대

T.

Temporalis	측두근	관자근
Tensor fascia latae	대퇴근막장근	넙다리근막긴장근
Teres major	대원근	큰원근
Teres minor	소원근	작은원근
Trapezius	승모근	등세모근
Triceps	삼두근	세갈래근

Triceps brachii	상완삼두근	위팔세갈래근
Triceps surae	하퇴삼두근	종아리세갈래근

U.

Upper trapezius	상승모근	위등세모근

V.

Vastus intermedius	중간광근	중간넓은근
Vastus lateralis	외측광근	가쪽넓은근
Vastus medialis	내측광근	안쪽넓은근

모든 운동은 신체를 아는 것으로부터!!

내 손 안 최고의 운동 코치-해부학적으로 쉽게 배우는 운동 시리즈

요가, 필라테스, 스트레칭, 보디빌딩, 보디웨이트 트레이닝, 골프, 달리기, 수영, 무술, 축구, 댄스, 사이클링 아나토미

요가 아나토미 개정판
해부학적으로 쉽게 배우는 요가

요가 아나토미는 완전히 새로운 관점에서 각각의 요가 동작을 보여준다. 즉, 정확한 요가 자세뿐만 아니라 요가 동작을 할 때 호흡의 흐름과 근육, 관절 움직임의 해부구조를 엑스레이 필름을 보듯이 투영해서 볼 수 있도록 정리한 요가 교재이다.

저자: 레슬리 카미노프 · 에이미 매튜스
역자: 한유창 이종하 오재근
가격: 24,000원

▶ 원정혜 박사 추천도서

필라테스 아나토미 개정판
해부학적으로 쉽게 배우는 필라테스

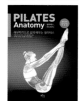

상세한 설명과 단계적인 지침, 그리고 명쾌한 해부 그림을 통해 필라테스 운동과 프로그램의 내부를 들여다보게 한다.

저자: 라엘 아이자코비츠 · 캐런 클리핑어
역자: 이지혜 오재근 최세환 한유창
가격: 25,000원

스트레칭 아나토미 3판 개정
해부학적으로 쉽게 배우는 스트레칭

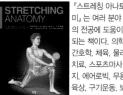

『스트레칭 아나토미』는 여러 분야의 전공에 도움이 되는 책이다. 의학, 간호학, 체육, 물리치료, 스포츠마사지, 에어로빅, 무용, 육상, 구기운동, 보디빌딩 등 자신의 전공에 맞게 이 책을 응용할 수 있다.

저자: 아놀드 G. 넬슨 · 주코 코코넨
역자: 오재근 이종하 한유창
가격: 23,000원

보디빌딩 아나토미 개정판
신체 기능학적으로 배우는 웨이트트레이닝

보디빌딩 아나토미는 스포츠 지도자는 물론이고 사회체육을 전공하는 대학생, 보디빌더, 보디피트니스 선수, 퍼스널 트레이너, 그리고 야구, 축구 등 각 종목 체력 담당 트레이너 및 1·2급 생활스포츠지도사 및 전문스포츠지도사 자격을 취득하기 위해 준비하는 수험생들의 필독서이다.

저자: 닉 에반스
역자: 창용찬
가격: 25,000원

골프 아나토미 개정판
신체 기능학적으로 배우는 골프

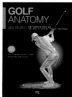

비거리 향상과 정확한 샷은 게임 능력 향상, 그리고 부상 없이 골프를 즐기는 것 이는 모든 골퍼들의 바람일 것이다. 『골프 아나토미』는 이러한 골퍼들의 바람을 충족시켜 줄 수 있는 몸을 만드는 데 큰 도움이 되는 책이다.

저자: 크레이그 데이비스 · 빈스 디사이아
역자: 박영민 오재근 이종하 한유창
가격: 28,000원

보디웨이트 트레이닝 아나토미
신체 기능학적으로 배우는 보디웨이트 트레이닝

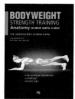

보디웨이트 트레이닝의 과학과 운동방법을 배울 수 있는 특별한 책으로, 언제 어디서나 할 수 있는 가장 효과적인 보디웨이트 운동 156가지가 컬러 해부 그림, 단계적인 운동 설명 및 상세한 운동 지침을 통해 소개되어 있다.

저자: 브렛 콘트레이레즈
역자: 정태석 홍정기 오재근 권만근
가격: 22,000원

달리기 아나토미 개정판
신체 기능학적으로 배우는 달리기의 모든 것

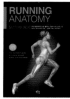

달리기에 적합한 근력, 스피드, 지구력을 향상시키는 비법과 동작의 효율성을 최적화하는 법, 부상을 최소화하는 법, 장비에 관한 것 등 달리기에 대한 모든 것을 알려준다.

저자: 조 폴리오 · 패트릭 밀로이
역자: 최세환 오재근 한유창
가격: 24,000원

수영 아나토미
신체 기능학적으로 쉽게 배우는 수영

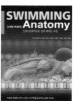

수영에 적합한 근력, 스피드, 지구력을 길러주는 운동과 4가지 영법에서의 근골격계 역할을 그림으로 보여준다.

저자: 이안 맥클라우드
역자: 오재근 육현철 이종하 최세환 한규조
가격: 19,000원

▶ 최일욱, 지상준, 김진숙 감독 추천도서

무술 아나토미
신체 해부학적으로 배우는 무술

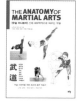

태권도 용무도 합기도 유도 검도 쿵푸 무에타이 등 무술 수련자를 위한 최고의 훈련 지침서로서 차기 메치기 넘기기 등에 사용되는 근육에 대한 해부학적 운동 가이드이다.

저자: 노먼 링크 · 릴리 쵸우
역자: 오재근 조현철 김형돈 이재봉 최세환
가격: 19,000원

축구 아나토미 개정판
신체 기능학적으로 쉽게 배우는 축구

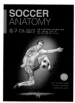

근력, 스피드, 민첩성과 순발력을 길러 축구 경기력을 향상시키는 비법을 알려준다. 선수, 코치 혹은 팬이든, 진정한 축구인이라면 반드시 읽어야 할 책이다.

저자: 도널드 T. 커켄달 · 애덤 L. 세이어즈
역자: 이용수 오재근 천성용 정태석 한유창
가격: 27,000원

댄스 아나토미
해부학적으로 쉽게 배우는 댄스

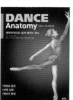

무용을 배우는 학생뿐만 아니라 무용교사, 안무가, 댄서를 치료하는 의료인에게 매우 유용한 책이다.

저자: 재키 그린 하스
역자: 제임스 전 오재근 김현남 이종하 장지훈 황향희
가격: 21,000원

▶ (사)서울발레시어터 단장 김인희 추천도서

사이클링 아나토미 개정판
신체 기능학적으로 배우는 자전거 라이딩

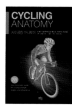

사이클링에서 파워를 최대화하고 부상을 최소화하며, 운동 수행능력을 최고로 향상시킬 수 있는 89가지의 가장 효과적인 운동법이 담겨 있다.

저자: 섀넌 소븐덜
역자: 이종하 오재근 한유창
가격: 28,000원